JN120823

スパイク
spike

ウイルス *vs* 人類
インサイドストーリー

ジェレミー・ファラー

アニヤナ・アフージャ

末松 誠 訳

アドスリー

Spike – The Virus vs The People: The Inside Story

by Jeremy Farrar & Anjana Ahuja

Copyright @ Jeremy Farrar & Anjana Ahuja

Japanese translation rights arranged with Andrew Nurenberg Associates Ltd, London
through Tuttle-Mori Agency, Inc., Tokyo

訳者まえがき

　SPIKE の筆者の一人である Jeremy Farrar 氏は感染症を専門領域とする医師であり、英国の有数の財団であるウェルカム・トラストの総帥である。訳者は、2015 年 4 月に発足した日本医療研究開発機構（AMED）の初代理事長を 2020 年 3 月末まで務めたが、彼は世界の Funding agency のトップが集まる Heads of International Organizations（HIROs）の現在の議長であり、AMED の発足から現在に至るまで大変お世話になった。

　日本の医療研究開発のしくみにはすでに領域ごとの構造的課題が多数山積していた。数ある課題のうち、「2000 年に入ってから地球上で頻繁に起こりつつあった新興感染症への対応」は喫緊の課題の一つであった。単なる免疫学や公衆衛生学の一方だけの専門家では対応は不可能である。ましてや、多くの有識者がいるはずもない新型コロナのパンデミックの対応であればなおさらである。HIROs は国際的な情報共有（グローバルデータシェアリング）を促進する目的で、これまでもジカ熱、エボラ出血熱、鳥インフルエンザなどで画期的なしくみを提案して、世界の研究開発を「論文発表以前にデータレポジトリなどに公開する」ことを促進してきた。HIROs は新型コロナ対策としても 2020 年 1 月 29 日に「論文公開前の情報共有促進」を国際的な peer review のほとんどの雑誌の出版社とともに提案した。データサイエンスの領域では、公開データをさらに用いて新規の知見を「発掘」し、新しい研究に展開するという意味で極めて重要なしくみである。

　ウイルス感染症のように人の思惑とは関係なく、検疫などの防御の虚を突いて容易く侵入し、さらに宿主を変えて劇的に進化する病原体を追跡し、「出入国管理」をするためには、国内一極集中型、オールジャパンと銘打ったデータベース構築はほとんど意味をなさない。国際的なデータシェアリングを強力なデータガバナンスの下に実行することが肝要である。「データを供給した者が国境を越えて平等にデータベースを

利用することによって全体像を科学的に把握できる協力体制」が必要であった。AMED 発足当時、パンデミックのなかった平時に、広域に点在する医療機関で情報をデータベースに共有し、医療課題を持った個々の医師や研究者が情報を利活用できる仕組みの成功例を研究者や患者さんのコミュニティに短期の間に提示することは小生にとって喫緊の課題であった。

このような現状の課題を克服することによって解決を図れる医療の課題は少なくない。2015 年 7 月に難病未診断疾患プログラム（Initiative on Rare and Undiagnozed Diseases: IRUD）を組織する一方、国際希少疾患研究コンソーシアム（IRDiRC）への加盟、GA4GH などゲノム研究の国際連携に組織として積極的に参画し、枠組みを拡大しつつ、グローバルデータシェアリングができる環境を整えた。2020 年までに国内では 400 超の医療機関が参加してくださり、ゲノム情報と表現型の共有によって多くの確定診断を得て国際的にも評価された。このプログラムが成功を収めたのは何よりも「患者さんのために正確な診断を届けたい」という現場の医師たちの願いがあったからに他ならない。アノテーション付きの臨床画像診断データベースの構築による AI の開発（愛称：画像兄弟）の試みでは、国立情報学研究所の喜連川優所長は、大学研究機関や学会間の壁を越えた「競争と協創」の精神に基づく協力体制構築やデータベース構築に多大の貢献をしてくださった。すなわち、医療で求められる広域連携・分散統合のしくみは、課題の如何に関わらず、システムの問題ではなく、人々のために役に立ちたいという研究参加者のモチベーションを図り、多職種のステークホルダーに根気よく対話を続ける熱意を持続させることが成否を決めるといっても過言ではない。

そしてパンデミックが襲来した。「情報を広域に共有し、個々の分散した情報を統合的に利用する」という目論見を新型コロナのパンデミックに見舞われた局面で生かすことができなかったのは痛恨の極みである。2020 年の第 1 波はロックダウンによって武漢株を殲滅することができた。しかし第 2 波以降国立感染症研究所（感染研）はしばらく変

異株の情報を国際データベース（GISAID）に公開しなかった。国のしくみとは関係なく、先んじて私たちの機関を含む有志の機関が変異株の最新情報を国際データベースにアップロードした。ようやく 2020 年 12 月に GISAID に公開された感染研からのデータは、「毎月一日に、採取地は Japan」として掲載されていた。他国では日付と都市名は最低限のアイテムとされていたのである。これらのデータが適切なやり方で公開されていれば、Go-to-Travel の功罪に関する不毛な議論もせずに、「何処から何処に特定の変異株が移動したか？」「それが航空便旅客の公開情報とどのような相関があったか？」などが即答できたはずである。

　いまにして思えば、第 2 波は第 5 波、第 6 波に比べて小規模であったものの、当時国内産の変異株は複数存在し、現在低分子医薬の重要な分子標的であるメインプロテアーゼには従来の β-coronavirus では保存されていた P108S 変異（機能減弱型）が確認された。さらに 2020 年 12 月以降海外から瞬く間に外来変異株が「入国」し、一方で日本から「輸出」された株も存在した。感染研・保健所・地方衛生研究所の方々にはそれ以外の凄まじい行政の課題が山積しているはずでご苦労が偲ばれるが、国内変異株のサーベイランス体制や、その情報をワクチン開発や低分子医薬開発に展開する体制が国内で整備されているとは言い難い。

　SPIKE には英国の SAGE のメンバーであった筆者が直面した政治と科学の相克と、命を失わなくてよい国民が亡くなってしまうプロセスが克明に記載されている。わが国はどうであったろうか？科学者の集団が提案するアドバイスが常に正しいとは言えないが、未曾有の課題に直面した際の解決策は双方が真摯に意見を交換すること、事実や数値と真摯に向き合うこと、そして何よりも「忖度」を極力排除し、判断が誤ったときに判り次第修正する謙虚さであろう。健康医療を統括していた一部官僚の「現場への想像力が欠如した根拠のない思いつき」は、致命的な結果をもたらす。このような現状を打破し、研究者が真に自由な発想で未知の敵と対峙し、未知の課題を解決する体制が新たなパンデミックが襲来する前に構築されることを願ってやまない。

　なお第10章は原書に新たにオミクロン株に関する新章として2022年2月に加えられた。翻訳にあたってご多忙のところ詳細なチェックを入れていただいた、順天堂大学国際教養学部の久原孝俊客員教授に深甚なる感謝を表します。

　2022年3月

慶應義塾大学医学部教授　医化学教室

末松　誠

目　次

第1章

私にもしものことがあったら、あなたが知っておかなければならないこととは...

2019年12月30日

症例報告数：4

2019年の大みそか、私はコンゴ民主共和国のルワンダから英国への帰途にあった。約1週間のルワンダ滞在と医療機関の視察のために、私は政情不安な国境地帯であるノース・キヴ地方を横切って、ルワンダのチャンググ村の役場でワクチンを接種しなければならなかった。その旅でさすがに私は完全に憔悴し、オックスフォードにある自宅で家族と数日過ごすことを楽しみにして、それからオフィスに戻って仕事に復帰しようと考えていた。携帯が鳴ったのは、帰途、空港のラウンジにいたときのことであった。

携帯を見ると、それは中国のある病院で複数の医師が指摘した奇妙な肺炎の報告であった。古くからの友人で中国感染制御センター（中国CDC）の所長である高福博士（ジョージ・ガオ）に私はショートメールを送信した。彼は非常に好感の持てる人格者であり、科学者としても尊敬でき、カラオケが大好きで、物まね芸人のように歌える魅力的な人間である。私は短く単純なメールで、そちらは大丈夫か？何か必要なことがあれば必ず連絡してくれと伝えた。

すると高博士からすぐに携帯に連絡がきた。彼は「武漢で新型肺炎の

集団発生（クラスター）があったのは聞いたと思う。すでに WHO に報
告済みだ」という知らせであった。彼からの通話は、基本的に一人の研
究者から同じ研究者への厚意に基づく連絡だった。その際彼は「この新
型肺炎例は SARS（重症急性呼吸器症候群）のような重症肺炎例ではなく、
あまり心配する必要はないだろう。でもわれわれはこの新型肺炎の動向
をしっかり見届けてお互いに緊密に連絡をしよう」と言ったのを覚えて
いる。

　死に至る病のリストに載り、ワクチンも治療法もない SARS とは異な
る肺炎だと、彼から聞いて私は少し安堵した。SARS は 2002 年に出現し
た。その犠牲者の一人、私の親友であったカルロ・ウルバーニ医師は、
ベトナムのハノイでアウトブレイクに遭遇し、46 歳という若さで家族
を残して世を去った。

　カルロの研究のおかげで、SARS の原因となるウイルスは新型のコロ
ナウイルスであることが明らかになった。何よりも重要なことは、重症
肺炎の患者から健常な医療従事者に伝播すると体調がおかしくなり死に
至ることを、彼が突き止めたことであった。カルロは病院を封鎖し、ひ
いてはベトナムをこの病から救ったのであった。彼の業績ゆえに——それ
が相応しい命名であるかは別として——「ウルバーニ株」という名前が最
初の SARS ウイルスに付与された。このウイルス株は 2003 年に東南ア
ジア全体に最も伝播した株であり、8,000 人以上が感染し、感染者の約
1 割が死亡したのである。

　ホー・チミン市にある感染症研究施設で 18 年間過ごした経験の中で、
カルロの死は自分にとって大きな痛手となった。私は、未知の疾患が現
れたときの科学と政治の相克がどんなものかを良く知っていた。2004 年、
ベトナムで鳥インフルエンザ H5N1 型の流行があった際、私はその流行
が世界全体にどれだけ重篤な影響を及ぼすかを、仲間であるトランス・
ティン・ヒエン、グエン・タン・リエム、そしてハノイの世界保健機関
（WHO）の疫学者であり、今はオックスフォード大学の研究者となった
ピーター・ホービイとともに、世界に向けて警告を発した。

　SARS, H5N1 鳥インフルエンザ、いずれにしても出現したときは大きな精神的ショックが自分を襲い、未知の疾患から来る言い知れない不安にさいなまれた。これらの未知の感染症は、自分がまだ若い臨床医だったときに遭遇したエイズの流行が始まったときに感じた不安と同じであった。医学生のころ、あるいは医師になりたてのころは、医学の力に疑いを持つことなど決してなかったし、どんな病でも患者を治療し、病から解放すると信じて疑わなかった。しかし、1980 年代初頭にエイズウイルスが流行した時、われわれはなすすべがなかったのである。欧米諸国では、治療不能な感染症で人が命を落とすことなど長い間何年も見たことがなかったのである。

　SARS が流行したときも事態は全く同じであった。何をどうしたらいいのか判らず、ただ恐怖にさいなまれ、友はつぎつぎと死に、病は世界に広がっていくだけだった。6 カ月経って SARS の流行は終わったが、それは人から人への伝播が簡単には起こらなかったからである。さらに言えば、感染者に症状が出たときに他人に伝播しやすかったのである。換言すれば、無症状者から他者への感染がほとんどなかったことを意味しており、症状のある人を隔離しさえすれば、感染拡大の連鎖を断ち切れたのであった。わずか 6 カ月の流行、774 名の死者にもかかわらず、SARS の流行は 400 億ドルの損失をもたらしたと推定された。

　その次の年、鳥インフルエンザがベトナムを襲った。鳥インフルエンザの流行では感染者が 100 例を超えることはなかったが、死亡率は 60％にも及んだ。幸運なことにまたしてもこの感染症は終息した。新興感染症が現れては消え、次の新しい感染症が出現するということが過去 20 年に繰り返されてきた―それらの中にはコウモリが媒介する致死性のニパウイルス感染症、中東呼吸器症候群（MERS）、蚊が媒介するジカ熱などが含まれているが、これらは新しい重篤な感染症が出現することの警告であり、避けられない運命にあった。

✿　✿　✿

　ルワンダへの旅から帰って仕事に戻った 2020 年 1 月 3 日の金曜日、私は、ウェルカム・トラストの議長で、英国の諜報機関である MI5 の前長官であったイライザ・マニンガム＝ブラーと、彼女の副長官であったマイク・ファーガソンにメールを送った。私は普段局地的で遠方地の感染症の流行を、いちいち彼らに報告するようなことはしていなかったが、今回中国で起きた新型肺炎については何か嫌な予感があり、連絡をしたのである。もしこの新型肺炎が本当にまずい事件と判明すれば、この 8 年ウェルカム・トラストの理事長を務めてきた自分は、感染症の専門家としてだけでなく、研究開発費の拠出元として役割を求められることになる。このような研究開発の寄付金は感染症の領域では世界中の研究者の活動とともに長年大きな役割を果たしてきた。実際、2014 年と 2018 年のエボラ熱の流行が起きた時にワクチン開発研究と臨床研究に必要な資金を供給する上で重要な役割を果たした。

　「取り扱い注意の情報」と前置きした上で、私はイライザとマイクに、高福博士との電話の内容を記し、武漢で起きた不可思議な新型肺炎のことを報じた BBC ウェブサイトのリンクを共有した。メールの締めくくりに、私は中国 CDC が 48 時間以内に何らかのアナウンスをすると想定していて、自分は高福が電話で言ったことはそういう意味だと思っていると記載した。そしてイライザとマイクに「今度のものは SARS とは違う疾患である。おそらく既存の近縁のウイルスによるものであり、現時点では、ウェルカム・トラストは何も行動を起こすことはない」とも二人に伝えた。

　しかしその判断は間違いであることがすぐに判明した。武漢で起きた不可解で治療不能な肺炎の症例は増加し続け、その後の報道でも明らかになったように、病院の廊下も患者であふれ、遺体安置所も満杯になるほどであった。ソーシャルメディアやオンライン・チャットも、医療従事者の間でも、武漢で流行しているこの奇妙な新型肺炎の噂で大騒ぎになっていった。ついにはこれらの情報は、厳しい情報管制の下にあるインターネットから情報を得ようとする人々に対する警察の取り締まりに

よって規制されるようになったのである。

　2020 年 1 月の第 2 週までには、私は今起きていることが、いかに大きなスケール感で起きつつあるのかを認識し始めていた。また、世界中にいる研究者が知っておくべき情報がまだ十分かつ迅速に開示されていない現状に、私は大いに不満を持っていた。本当のことが解らないまま数週間が過ぎた。

　この間、私は消耗し、恐怖におののいた。あたかも自分が自分と違う人間の人生を生きているような感覚であった。それは、使い捨ての携帯電話を使い、いくつもの秘密の会合を持ち、極秘情報の秘匿を続けなければならなかったからである。私は妻のクリスティアーネととても奇妙な非日常的な会話をした。彼女は私たちにごく近い人たちには今何が起きているのかをきちんと説明してほしいと言った。私は自分の兄と親友に電話して、自分の使い捨て携帯の番号を教えて、今、世界に人々の健康への脅威が迫り来ている可能性があることを伝えた。

　「もし、私の身にまさかのことがこれから数週間の間に起きたら、あなたたちは知っておかねばならないことなんだ。」と彼らに神経質に伝えた。

❋　❋　❋

　新しい感染症が見つかって、世界に情報が広がるプロセスは、全く非公式にかつ無味乾燥なものである。最初は「国際感染症速報情報（ProMed）」のメールである地域で動物やヒトの病気が流行したことを知らせたり、その病気に関連した断片的な情報や感染症や公衆衛生の研究費の公募をメールの短い文章で伝えられる。私が高福博士と話した武漢の肺炎のことも ProMED の情報から拾ったものであった。どんな感染症の流行も、最初は限定した地域での噂から、世界中のメディアの見出しになるわけである。

　ProMED とは "Program for Monitoring Emerging Diseases" の略であり、201

カ国、80,000 人の学会員を擁する国際感染症学会により運営されている。ProMED の運営資金はどこかの政府や WHO（世界保健機関）の支援を受けているわけでなく、非営利団体などを運営する篤志家のわずかな寄付で賄われているのが現状である。このような世界の健康に非常に重要な役割に鑑みれば、非公式団体の活動以上の尊敬を集めるべき活動といえる。私が最初に ProMED を知ったのは、1999 年にマレーシアの養豚農家を襲った謎の脳炎が起きた際の調査研究の際であった。後にこれが世界で最も死亡率が高いニパウイルスによる脳炎の流行であったことが判明したのである。

　今回の武漢肺炎が私の目にとまったのは ProMED の 2019 年 12 月 30 日版であった。それは「未診断肺炎—中国湖北省：さらなる情報が必要」という短い情報であった。湖北省は武漢のある省である。最初の SARS の知らせはこの未診断肺炎数例の報告だったのである。

❋　❋　❋

　そのときは誰も知る由もなかったことだが、後に Covid-19 と命名されるようになるこの病気の出現は、世界の秩序に対して、第二次世界大戦以来最大の衝撃をもたらすことになった。その夜、「原因不明の肺炎の治療に関する緊急情報」が武漢地方厚生委員会から、4 名の未知の肺炎に罹患した患者に関する懸念の一報が不完全な翻訳としてもたらされた。その一報には 2019 年 12 月 31 日に収集された懸念するべき詳報が添えられており、武漢の複数の病院にウイルス性肺炎ないしは肺感染症と思われる計 27 名の患者が入院していることを伝えていた。そのうち 2 名は回復の途上だが、7 名は極めて重篤な状態であった。いわゆるインフルエンザや細菌性感染症はすでに除外されていたが、しかしＳＡＲＳの可能性は残されていた。市民にはパニックにならぬようにと要請されていた。

　これらすべての患者には明らかに武漢の華南海鮮市場（武漢海鮮市

場）を訪れたという繋がりがあった。私のような感染症の専門家にとっては、このような「市場を通じたリンク」には大きな懸念があると感じざるを得なかった。魚市場は、いつも身動きできないくらい混雑して、肉や魚が溶けそうな氷の上に置かれているので「ウェット・マーケット」なる異名をとっていた。肉や魚だけでなく、この地方の野生の獣肉もその他の肉や魚のそばに陳列されていた。さらにそれらの商品を雑な包装で包んで渡すような状況なので、新しい感染症が出現するときの共通の特徴であるが、微生物はそのような環境で自由な往来が保証されているようなものであった。従って動物種を越えて、さらには動物と人間との間でもそのような微生物への接触は容易であった。さらに「この新型肺炎の原因となるウイルス種の確定、患者の隔離、世論の統制、現場の消毒などが行われている」とも報じられた。

　世論のコントロール。現地のニュースに基づいて ProMED のモデレーターが鋭い指摘を伝えた。このモデレーターは匿名で、「武漢肺炎に関するソーシャルメディアからの情報は、まさに、SARS 流行の際の最初の「噂」を思い起こさせるものである」と書いた。このコメントに中国のメジャーなソーシャルメディアチャンネルであるウェイボーが大きく反応し多くの憶測が飛び交った。

　この ProMED のモデレーターはマージョリー・ポラックであった。彼女はアメリカ疾病対策センター（CDC）で働く疫学者であり、これまで50 カ国を渡り歩いて活躍していた。彼女は 1 カ月前に内モンゴルにおいて、しばしば異様な肺炎を合併する腺ペストが発生していたことに気がついていた。今回の武漢の肺炎はそれとは違うことはすでに明らかになっていた（腺ペストはペスト*菌*という細菌によってひき起こされるのに対して、武漢の肺炎はウイルス感染症の特徴を持っていた）。彼女はもっと検査の結果や臨床情報が必要だと訴えた。

　2019 年の大みそか、WHO は武漢における異型肺炎集団発生の詳細情報を提出するように中国に求めたのである。

＊　＊　＊

　2020 年 1 月 3 日、ProMED はサウスチャイナモーニングポスト誌から
の最新情報を発信した。新型肺炎はさらに広がっており、武漢では患者
数が 27 名から 44 名に増加、うち 11 名は呼吸困難や肺病変あるいは両
肺の瘢痕化を含む重症患者であった。ありがたくないことに、武漢を訪
問したあと香港に帰った 5 名が原因不明の発熱を訴えていることが明ら
かになった。中国の専門家はこの時点でまだ肺炎の原因を特定していな
い、あるいは特定していても外部に公表することを選択していない状況
であった。

　2020 年 1 月 5 日までの時点で、WHO は武漢から発せられた公式情報
に基づいて、この新型肺炎はヒト‐ヒト感染を示唆する明確な証拠はな
いと報告していた。武漢の感染者、その多くは海鮮市場の屋台を経営す
る人々であったが、接触感染者の追跡が進行中であった。WHO は、市
場に患者が集中していることから、おそらく動物の感染源に暴露された
かどうかが重要な鍵であると報じていた。

　そのような狭い症例定義はいわゆるエッシャーの輪、つまり誤った情
報の伝播サイクルを産むことになった。すなわち市場の関係者だけを検
査していると、調べた人々が全員検査陽性であると市場が感染源である
という幻想を抱いてしまう。実際には、とめどなく犠牲者が増えている
ために、おそらく単一の感染源、例えば感染動物の死骸からヒトに伝播
するのではなく、ヒト‐ヒト感染があるからに違いないという噂がネッ
トを介して広範に広がっていったに違いなかった。

　一方で WHO は病院の医療スタッフには発症している者はいないと発
信した。実際には看護師や医師はあたかもこの新しい感染症を検出する
ための「炭鉱にいるカナリア」の役割を果たしている状況であった。実
際に感染は看護師よりも先に救急車の運転手や患者と接触したその他の
医療スタッフにも起きつつあったのである。

　しかし中国を良く知る外部の者にとって、米国に次ぐ世界第 2 位の研

究費を拠出している科学の超大国となった中国が、武漢で起きていることに対して無視を続けていたことは極めて奇妙なことであった。一体武漢の医療スタッフがどのようにこの病気を扱っているのかどうして誰も知ろうとしないように見えるのか？専門家たちはこの病気はSARSでもインフルエンザでもなく、細菌感染症でもないと盛んに伝えているのにも関わらず、なぜこういう病気だと確定するに至っていないのか？全く期待外れであった。確定診断をするためのサンプルはとっくに最初の患者から採取されているはずで、それを武漢にある緊急検査施設に送ればよいことである。武漢にはまさにトップクラスのバイオセーフティ基準を持つ感染症研究所があり、そのことは後に一体ウイルスがどこから来たのかという推測に火をつけることになるのである。なぜこのような世界の公衆衛生上の大問題に重大な影響のある情報が共有されないのだろうか？

ProMEDは次のように報じた。「中国CDCは数日以内に新型肺炎に関する知見を発表する予定であると消息筋が伝えた」しかし中国CDCからは2020年1月7日の火曜日まで音沙汰がなかった。この状況はかえってProMEDの読者に、2002年のSARS流行の際、中国が情報の隠蔽を行い、すでに南中国一帯およびその外部に広がるようになってからWHOに報告した過去のことを思い出させる結果になった。

新年のたった1週間の間に、この未知の疾患は人口1,100万人の中国内陸の旅行のハブの役割をしている武漢を大混乱に陥れていた。香港やシンガポールの専門家は20年ほど前にSARSという招かれざる「贈り物」をもらった経験があることから、今回は国境の防疫体制、特に発熱者の検疫をすでに強化していた。多くの人々を不安に陥れるだけの理由があった。感染症のコミュニティにとって長く不安な1週間であった。

1月10日の金曜日、中国の専門家筋は、彼らが口外している内容以上のことをすでに知っていることが明白になった。WHOの関係者が、この新型ウイルス肺炎に関する論文がすでにネイチャー（Nature）とニューイングランド・ジャーナル・オブ・メディスン（NEJM）という

権威ある雑誌に掲載される途上にあることを知ったのである。マリア・バン・ケルクホーヴという WHO の健康緊急プログラムにいる疫学者が私に警告を送ってくれた。

　もう警告を発信するべき時がきた。私は以下のツイートを発信した。

「もし武漢肺炎の状況を報告した論文が@ Nature や@ NEJM に投稿されるという噂が本当であるなら、そこに含まれる人々の健康情報等が@WHO に報告され共有されなければならず、極めて遺憾なことだ」

　発信の数分もたたぬうちに、このツイートにも携帯にも地球の反対側から反応が集まってきた。実にまずいことが起きつつあったのである。

❋　❋　❋

　科学者は異なるウイルスがどのような祖先と子孫の関係にあるかを「家系図」を作成して追跡していく。ちょうど人間が出生や死、結婚の履歴を追跡して自分がどんな祖先の末裔なのかを追跡するのと同様な方法である。姓名の履歴や戸籍を使ってではなく、ウイルスの場合にはゲノムの配列情報を比較することによって「祖先」を割り出すことが可能である。すなわちゲノム配列の類似したところがあれば、そこを手掛かりに異なるウイルスが共通の先祖を持っているかどうかを特定できるのである。同様に、ヒトに感染するウイルスと野生動物に感染するウイルスとの間に似たようなゲノム配列があると、それを手がかりにしてどのウイルスがどんな動物から種を越えて人に感染するようになったかを特定できるのである。

　そうした解析の結果は「系統樹」と呼ばれる祖先から子孫に至る系譜図として分析に用いる。新種のウイルスがウイルスの系譜のどの辺に位置しているのか、あるいは既知のウイルスとどれくらい近い親戚なのかを解明することができる。このような解析法のおかげで、ウイルス学者は流行してきた新種のウイルスが既知のウイルスの変異体として出現し

たのか、あるいは全く新しい新種ウイルスであるのかを同定するのに役立つようになった。ウイルス系統樹はちょうど沢山のフォークの先を重ねたような、あるいは鹿の枝角のような図になるのである。

その個々の「枝」の先には、その先祖の名前が解るように名前が付けられていく。Covid-19 というのは新型肺炎とその合併症に対して付与された名前であるが、その原因になるウイルスは「SARS-CoV-2、すなわち重症急性呼吸器症候群を惹起する 2 型コロナウイルス」と命名された。「元祖」の SARS ウイルスは SARS-CoV と呼ばれていたが、武漢の新型肺炎のウイルスの配列はこれとよく似ていたこともあり、元祖の名前は改めて SARS-CoV-1 と改名された。

エディ・ホルムズは英国出身のウイルス学者で、そのような新しいウイルスの祖先を探索することに長じたシドニー大学の教授である。本書で後述するように、エディは極めて優れた生物進化学者であり、ゲノム構造のパターン認識に関して無類の才能を発揮した。

彼は、上海公衆衛生臨床研究センターや復旦大学公衆衛生院などの有力な研究機関を含む学術コンソーシアムの一員で、彼自身これらの機関で名誉教授の称号を付与されていた。2012 年以来、復旦大学の張永振教授と緊密に共同研究するようになっていたが、動物の新種ウイルスを見つける研究活動をしている過程で、武漢はそのような研究仲間のネットワークではよく知られた場所になっていた。

「私は大した仕事はしていない。張教授は、蜘蛛や魚、如何なる生物でも分析資料として収集してくる。私は年に 1 〜 2 回、彼のラボに行ってデータ解析の手伝いをしているんだ」とエディは言った。

彼らは通常ヒトから収集したサンプルの解析は行わなかったが、ゲノム配列は別であった。ゲノム配列解析はウイルスの系統樹上の位置を特定するばかりでなく、病院に入院した患者のサンプルに存在する謎のウイルスの特定にも極めて重要であった。過去 8 年にわたり、二人は洞窟のコウモリのような野生生物のサンプルを主に解析してきたが、今や武漢で臨床の第一線にいる医師とコンタクトを取り始めた。エディは「野

生動物のウイルスの研究は素晴らしい。しかし研究者ならだれでも新種のヒトに感染するウイルスを発見したいはずさ」と正直に答えた。こうして、張教授が武漢のウイルスサンプルを手に入れる最初の一人になろうとしていることが明白になった。

2020年1月3日、張教授は千金に値するウイルスを引き当てた。2019年12月26日に新型肺炎のために武漢の病院に入院した患者から採取したサンプルが、ドライアイスが充填された金属製の箱に収納されて彼の研究室に届いた。40時間の仕事の後、1月5日の午前2時までに、張教授と彼の配下の研究者はウイルスのゲノム解析を完了した。そのウイルスは2002年から2003年に流行したSARS-CoV-1ウイルスによく似たコロナウイルスの一種と思われた。コロナウイルスはその電顕像の王冠のような小さな尖がり（スパイク）で囲まれた形状にちなんで名づけられたが、このスパイクこそヒトに感染して細胞内に侵入するために使われるしくみになっており、後にワクチンのほとんどはそのような細胞内感染プロセスに関わるスパイクタンパク質を標的にして作られることになる。

上海とは3時間の時差のあるシドニーにいたエディは、その時の電話を忘れられない。「張教授は、中国保健省にすぐさま報告するべきだということに同意してくれた。」彼はその日のうちに政府に報告を上げたのだ。

張教授は政府筋に、このウイルスはSARSウイルスとよく似ており、主症状が肺炎なのもそのせいであろう。彼はさらに政府は国民にあらかじめ十分注意を払うべきであると伝えるべきであるとも述べた。

「あらかじめ注意を払うべき」という意味は、この新型ウイルスがSARSの子孫にあたるウイルスで、ヒトからヒトに感染する能力があるかもしれないことへの警告であり、エディもそれを恐れていた。恐ろしいことに中国政府がこの事実を認め公表したのは1月20日、2週間も後のことであった。

張教授は、政府に報告する傍ら、ウイルスのゲノム配列を2020年1月5日にジーンバンクGenBank（米国国立衛生研究所（NIH）が運営し

ているゲノム情報を広く利用できるようにするための国際データベース）に投稿した。投稿してからゲノムデータは誰もが使えるような形式に書き直すのに多少の時間がかかったが、ウイルスの全ゲノム配列情報を一刻も早く広く公に共有することが何よりも重要であった。誰もが、どこからでも、公開ゲノム情報を使えて、未知のウイルス肺炎を診断する検査技術を早急に開発することができるからである。世界は一気にこのウイルスを見る「眼」を持ったのである。

　しかしながら、ここに大きな障害が生じた。張教授は一切何も公表するなと命令されたのであった。北京発の箝口令だな、とエディは理解した。沈黙を守れという警告は事実であった。すでに中国共産党によって現地の医療従事者はオンラインで症例検討をすることを厳しく規制されていたのである。新型肺炎の警笛をいち早く鳴らした眼科医であった李文亮医師はこの緊急事態において中国当局が犯した過ちの大きな象徴となった。彼は、自分の病院の同僚に新型肺炎の危険性を警告したことに対して処罰をされた末に、自分自身が感染して 33 歳の若さで亡くなったのである。中国政府は後に彼の家族、妊娠していた妻に対して正式に謝罪した。

　エディと張教授は箝口令でもなんとか情報を公開するために何か抜け穴がないかを必死に探した。中国政府による新型ウイルスに関する情報の公表禁止令には、研究者が論文を書いたり投稿したりすることを禁止すると規定はされていなかった。そこでエディはネイチャー誌にコンタクトし、編集責任者の一人であるクレア・トーマスに依頼し、できるだけ早くウイルスゲノム解析の件を掲載してほしいと伝えた。1 月 7 日にはエディも共著者となった張教授の論文はロンドンにあるネイチャーの編集事務局に届いた（私がツイートした 2 つの論文のうちの一つがこの論文であった）。

　さらに事態は急速に動き混乱状態に陥った。1 月 8 日、新型肺炎を起こしたウイルスは SARS ウイルスの親戚であるコロナウイルスであるという「噂」が流れ始めたのである。その一日後、中国の専門家筋はそれ

が事実であることを認めた。しかしなぜか彼らは実際のウイルスゲノム
の配列に関しては沈黙していた。その際エディは、張教授が中国保健省
に新型ウイルスの詳細情報を伝えただけではなく、実は中国政府が事実
としてすでに知っていた情報を「再確認」しただけだったと確信した。
エディは、中国のウィーチャット（微信 WeChat）というソーシャルメディ
アに出ていたメッセージのスクリーンショットを持っていた。それによ
れば、2 つの民間企業がすでに 2019 年の 12 月の時点で新型ウイルスの
ゲノム配列を解読していたことが示唆されていた。

　エディは新しい病気の極めて重要な情報を中国が公開制限すると決定
したことを遺憾に思ったその矢先に、私のツイートで、二つの論文が世
に出ようとしていることを知ったのだった。ネイチャー誌の論文には（前
述のように）彼も共著者として入っていたのである。彼は私に電話して、
ずっとウイルスゲノム配列を世に出そうとしているんだが、運がないと
嘆いていた。

　このエディからの電話のあと、私は、おそらく自分と彼が「新型ウイ
ルスのゲノム配列情報は厳然として存在し、それがあれば診断や治療な
どにいくらでも使える可能性がある」ことを知る中国以外の世界でたっ
た二人の人間であることを悟った。謎の重症肺炎と原因となるウイルス
ゲノム情報、それが SARS の近縁の新型ウイルスであること。これら二
つの事実はもはや重大な危険信号として積み上がったのである。

　しかし本当に恐ろしい、夜も眠れないような重大局面がさらに起こった。

☀　☀　☀

　2020 年初頭、中国を襲った新型コロナウイルス流行のニュースは、
自分を含めて 20 年ほど前に SARS(重症急性呼吸器症候群) の出現を目
撃したすべての科学者を震え上がらせた。致死性肺炎を合併する SARS
は、2002 年に南中国の広東省で発生した。流行は正体不明のまま中国
南部に広がり、ほどなく国境を越え隣国にも拡散した。翌 2003 年の 8

月までには 37 カ国で 8,000 人以上が感染し、774 人が死亡した。SARS
ウイルスのために、自分の親友であったカルロもベトナムで死亡した。

　多くのウイルスがそうであるように、SARS ウイルスも自然界では野
生のコウモリに寄生しており、コウモリそのものは症状もなくウイルス
と共生しているものの一旦別の動物に感染すると病原性を示すようにな
るのではないかと、多くの疫学者は懸念していた。2002 〜 2003 年に起
きた SARS の流行は、ウイルスがコウモリからジャコウネコのような中
間宿主＝犯人を介してヒトに移ったのではないかと考えられていた。胴
長で短足のジャコウネコはネコというよりもむしろマングースのような
姿であるが、通常食品市場で売買されており、SARS-CoV-1 に近縁のウ
イルスが寄生していることが判明していたからである。

　SARS は中国人民の集団意識としても、また世界の公衆衛生の歴史か
ら見ても痛撃の記憶であった。政府は流行が始まって数カ月事実を隠蔽
することに費やした。最初の SARS-CoV-1 によって引き起こされた最初
の SARS の流行と、今回の SARS-CoV-2 によるパンデミックとは、ただ
ウイルスの名前が似ている以上の似通った経過をたどっている。二つと
も 11 月に発生し、地方の公衆衛生当局への報告は上がったものの、情
報が適切に北京に伝わったのは翌年の 1 月のことであった。

　悪意のある病原体にしてみればこんなに縁起の良い機会はない。もう
すぐ中国の旧正月が近づいていた。1 週間にもわたる連休は世界最大規
模の人々の移動をもたらすのである。おおよそ 4 億 5 千万人の人々が友
人や親戚に会うために往来する時期がくる。このような超巨大な人流は
ウイルスが伝播し増殖するためには格好の機会になる。国民最大の連休
は、公衆衛生当局の忠実な役人にとっては新しい病気の推移の予測が完
全に崩壊することを意味していた。

　中国共産党の、トップダウンで支配的な情報管制の方法は、早期の警
戒情報の公表に対して圧力をかけているようにも見えた。最初の SARS
の時は「極秘」と記載された書類を上級官僚が封を開くまでに 3 日間が
失われたと報じられていた。さらに感染症の警報が医療現場に届いたの

が旧正月と重なったために、多くの病院スタッフが不在だった。しかも
その時点—2003年2月において、すでに300人以上の人々が罹患しても
なおSARSの第一報は世界保健機関（WHO）に届いていなかったのであ
る。SARSの流行は同年3月の共産党大会の開催時にも北京の消息筋に
強力な報道管制が敷かれた

　その年の4月になって北京在住の外科医がようやく警笛を鳴らし、首
都北京に多くの患者がいることが公表された。WHOからの調査の要求
に対して、北京の専門家筋の反応は非常に遅かった。中国での流行は、
その年8月までに、香港、台湾、カナダなどを含む死に至る巨大なアウ
トブレイクをもたらしたが、このようなSARSの不名誉なデビューは新
興感染症に対する誤った対応の基準として記録に刻まれた。さらに1カ
月がたち、ようやくSARSの病原体がSARS-CoV-1ウイルスであること
が明らかになったのである。

　SARSの経験は代償が大きかったが中国の変革に触媒の役割を果たし
た。SARSの後、中国は感染症サーベイランスのためのネットワーク組
織を強化し、異変があれば国内のどの病院からもアクセスしてすぐに報
告をすることのできるしくみを構築したのである。この変革は中途半端
な調整ではなく、文字通り抜本的な改革であった。中国CDCは円滑で
プロフェッショナルで、科学に基づいた組織づくりがなされ、新しい建
物と抜本的なインフラ整備が実行され、先進国の研究施設として相応し
い十分訓練されたスタッフで構成されるようになった。高福博士はその
一人であった。

　しかしSARSの教訓はまだ傷を残していた。スピードと公開性は絶対
必須条件であった。エディが私に連絡をしてきた理由はそのためであ
る。彼は1月の第1週の間に蓄積されたいくつもの機密情報の重みを他
の誰かと共有する必要が生じたのだ。すなわち武漢における原因不明の
肺炎の原因は2019年12月にはウイルスゲノム解析が完了していたこと、
張教授の研究コンソーシアムにより作成された論文が投稿されようとし
ていること、そして中国政府はすでにウイルスのゲノム解析を完了して

いるものの、情報を公開していなかったこと、であった。

　2020 年 1 月 10 日の金曜日、エディと私は、どうやってこの局面を打開するのが得策か、シドニーとロンドンの間で何度も必死に電話のやり取りをした。われわれは相談して、エディが中国の共同研究者のところに連絡し、自分は中国 CDC のトップである高福博士のところに連絡することにした。もし彼らが情報公開を拒否した場合には、グリニッジ標準時で土曜の朝までに当方が公開をするぞと脅かそうと考えたのである。

　われわれは彼らに対して次のように話すことにした「もしウイルスゲノム配列情報をこれから 24 時間以内に公開しないのであれば、われわれはそのあとすぐに公開するぞ」ロンドン時間の午後 9 時 18 分、シドニー時間の午前 8 時 18 分、私とエディは中国側を脅迫して行動させるための一か八かの勝負に出た。

　自分はこれまでの人生でこんなことをしたことはなかったので、恐怖を感じていた。しかしこのような最後通牒を突き付けなければ現状を打開することは不可能であった。医療従事者が新型肺炎に罹患しているというニュースは検閲されていた。このまま中国政府の官僚主義の車輪が十分に回って、2 週間先に迫っていた旧正月前に公式に見解を発表するのを待っていたら、本当に手遅れになる危険な状態であった。われわれの最後通牒が効力を発揮するには数日はかかるだろうが、率直に言ってそんな時間の猶予はなかった。SARS に関連したコロナウイルスが呼吸器を介して伝染したことによって起き、医療従事者がこのウイルスに屈服せざるをえなくなった瞬間、現場の状況は瞬く間に混乱に陥りつつあることは明白であった。

　ウイルス感染を正確に診断するためには、世界中がウイルスのゲノム配列情報にアクセスできるようになるべきであった。北京には情報が伝わるにしても、香港やシンガポールに伝わるには数時間あるいは数日かかると思われる。診断に重要な役割を果たすゲノム情報は世界中に早急に共有される必要があった。

　エディはその数日間、まるで圧力釜の中にいるような思いであったと

回想している。張教授は自分が指導するコンソーシアムの力でウイルス
ゲノムが解明できたことで信用を得たと自ら誇りに思っていた。しかし
エディは、自分の仲間である張教授が、沈黙を守るべきという国家の掟
を破ったことで北京政府の逆鱗に触れる可能性もあると想像していた。
「張教授がトラブルに巻き込まれないかどうかが最大の懸念だった」と
エディは回想した。エディは、「ゲノム配列を早急に公開することには
多くの難関や圧力があるだろう。しかしわれわれはそうしなければなら
ない」と張教授に伝えた。張教授はまさに上海から北京に向かう飛行機
に搭乗するところであった。彼はもう少し考えさせてくれとエディに
言った。そんなに長くはかからない。世界はもう十分すぎる時間、ゲノ
ムの公開を待たされ続けた。彼の飛行機が離陸する直前、エディの携帯
が鳴り、「わかった。もう情報を公開してよい！」と伝えてきた。すぐ
さま私のところにエディから連絡がきた。張教授の飛行機は予定より2
時間遅れで北京に着き、かくして情報は政府に伝えられた。

✳ ✳ ✳

　論文公開前のドラマは、最初は喜劇であったが、最後は悲劇となった。
　喜劇とは、エディが張教授とウイルスゲノム情報の公開を約束するや
いなや、エディは自分自身がウイルスゲノム情報を持っていないことに
気が付いた。エディはネイチャーに投稿するためのウイルスの解析を実
行するにあたって、自分がゲノム配列情報を持っている必要はなかっ
た。彼は、張教授の仲間に必要なアドバイスを送ることによって論文作
成に貢献していたのであった。それで上海にいる張教授の仲間がすぐに
メールでゲノム配列情報を送ってくれた。
　すぐさま、エディはエジンバラ大学の先進的で信頼のおける進化生物
学者であるアンドリュー・ランバート博士に電話をした。その頃すでに
真夜中になっていたが、エディはアンドリューがいつも真夜中まで研究
をしていることを良く知っていた。アンドリューはすぐさまオープン

ソースデータベース virological.org にアクセスし、ほかの研究者が興味を
持ちそうなウイルスゲノム配列情報と照合をして、エディからの電話を
繋ぎながら新ウイルスゲノム情報の公開に同意をした。情報を公開する
「共犯者」となることに対して一点の曇りもなかった。「もうエディとは
長い付き合いだ。エディと張教授はゲノム情報の公開が正しい行いであ
ると理解している」とアンドリューは語った。データの質の保証が完了
し、一旦正しいゲノム配列だと確信したら、もう公開が遅延することは
許されない、と考えていたのである。

　エディとアンドリューは公開したいと考えているすべての情報を整理
した。そして短い紹介文を作成し、何のゲノム配列なのか？　誰が解析
したのか？（張教授のコンソーシアム）、もしデータを使いたいときに
誰の許可を受ければよいのか？　について記載した。紹介文案はロンド
ンとシドニーを何度も行き来をした末、二人はその内容を確認しアンド
リューはデータを virological.org に投稿し、エディはツイッターに投稿し
たのであった。

　エディは如何に公開が早く完了したか、自慢気に語った。「実際に時
間を計っていたんだ。自分がゲノム情報を手にしてから投稿完了するま
でたったの 52 分だったんだ！」感染症のアウトブレイクではスピード
が何より大切なのである。

　しかしエディはウイルスゲノム配列を論文で発表しようとして、いわ
ばスパイ活劇を見るが如くエネルギーを使い、もはや「アップロード」
のボタンを押してデータベースに公開するまでは作業を止めることなど
できないと気付き始めていた。エディは「自分も年老いた。記憶があ
いまいになった」と笑った。「投稿完了したあと、投稿したものが本当
にコロナウイルスかどうかチェックしたほうがよいのではと思った。い
や、まさにコロナウイルスだったよ！」

　作業は完了した。1 月 11 日のグリニッジ標準時の午前 1 時 5 分であっ
た。張教授の仲間によってウイルスゲノムが解読されてから 1 週間が経
過していた。「新型の 2019 年コロナウイルスゲノム」という簡潔なタイ

トルをつけたエディから発した情報が virological.com に掲載された瞬間
であった。その下には、「復旦大学の張教授が指導するコンソーシアム
の代理人としてここにウイルスゲノムデータを投稿するものである」と
注釈が付けられた。コンソーシアムには武漢の複数の病院と公衆衛生専
門家、中国CDCとシドニー大学が含まれていた。

　厳戒態勢をとっていた自分は、ただちに賞賛のコメントをツイッター
に送信した。

　世界の公衆衛生上、おそらく極めて重要な瞬間が訪れた。武漢で、中
国でこの病気と闘っている人々すべてに感謝したい。データを共有する
こと（データシェアリング）は公衆衛生に大きな利益をもたらす。この
仕事を貫徹した人々は偉大であり、インセンティブと信頼に値するもの
である。

　私は、世界全体に関わる公衆衛生上の緊急事態では迅速なデータシェ
アリングが極めて重要であるというメッセージを発信したいと思った。
これで自分がかくあるべしと考えていた姿で水門が開かれたと考えた。
このデータを見た研究者らは放出されたデータに飛びつき、ただちに
データを解析するのである。驚くべきことではないが、アンドリューも
そんな科学者の一人であった。解析の結果、新しいウイルスゲノム配列
は、コウモリのコロナウイルスと89％の相同性があることが明らかに
なった。

　戒厳令に逆らって公開された論文は、中国政府の目を覚まさせた。
論文公開の後、1月11日、中国CDCはウイルスゲノム情報を内々に
WHOに送付した。WHOはそれを見て中国はゲノム配列を公開する意思
があると捉える一方、中国は翌12日にエディと張教授が報告したゲノ
ム配列を追認した。

　時間が経つにつれて、エディは2020年1月初頭に中国政府とCDCが
沈黙を保っていたのは、民衆にパニックを引き起こさないようにするの

が目的なのか、報道管制を敷くのが目的なのかと考えたが、最も重要な理由はゲノム情報を世界最初に解明する栄誉に浴することではなかったのかと考えるようになっていた。「中国政府にとって SARS は忌まわしい過去でありパニックを望まないだろう。情報統制も当然のようにするだろう。そして政府筋は何よりも自分たちで大論文を世に出したいと欲していたに違いない」。自分も含めた多くの科学者にはエゴが働く。一体どこに世界で自分の研究成果が世界初の論文になることを望まない研究者がいるだろうか？

　新型肺炎流行の当初、情報は十分に共有されず、今回のウイルス感染も 20 年前の最初の SARS と同様に感染者が症状が出てからでないと他人に移らないという思い込みが誤算を招いたのだろうと、エディは思った。彼は「2020 年 1 月初頭の段階では、中国の人々は流行は武漢とその周辺に限られ、防疫措置を取れば終息できるだろうとたかをくくっていた。しかし、起こりうることは起こる、というのは本当にそうだな」と思った。

　データシェアリングの遅れは中国ならびにその他の国にも誤った判断をもたらしたことが判明した。無症状者や症状が出る直前の患者が感染源となって伝染を広げることである。症状がなく外から見て判らないような感染源を食い止めることはできなかったのであった。

　1 月第 1 週の週末は喜劇を含んだドラマであったが、悲劇によって終わりを迎えた。1 月 11 日の土曜日、新型コロナウイルスに罹患した患者から最初の死者が出たのである。華南海鮮市場によく行っていた 61 歳の男性であった。さらに翌日、上海の復旦大学にある張教授の研究室が、当局の「指導」により一時的に閉鎖されたのであった。張教授は、中国 CDC の規制を一部緩めて自分のラボを立ち上げていたが、今回政府に逆らって情報公開をしたことに対する代償を払わされたのである。

❀　❀　❀

　張教授の研究室が閉鎖された日、WHO は確度の高い情報として、武漢の肺炎は華南海鮮市場で原因ウイルスに暴露されたことがきっかけで流行したと報じた。その発表の中で、武漢以外の地方での流行例は一例もなく、医療関係者への感染もなく、ヒトからヒトへの感染を思わせる証拠もないとして、伝染病ではないかという恐れを打ち消すような内容になっていた。

　この報道が公になったとき、おそらく中国国内の人々の中には、このニュースは嘘か、今現在起きている現実の事態には反している内容だと思った人たちがいるに違いないだろう。そんな折、私が昔一緒に仕事をしたことのあるオランダのエラスムス大学のある研究者から一通のメールが私に届いた。

From T. Kuiken
Date Saturday, 18 January 2020 at 16:08
To Jeremy Farrar
Subject: Wuhan coronavirus

親愛なるジェレミー
週末にメールをして申し訳ない。私は武漢のコロナウイルスの情報に関して公開するべき内容を公開すべきかどうか真剣に悩んでいる。できるだけ早く私に電話をいただけませんでしょうか。私の電話番号は xxx です。よろしく。ティイスより。

　ティイス・クイケンは獣医病理学者であり、人獣共通感染症の専門家としてオランダ政府にアドバイスをしている専門家であり、パンデミックにおける科学の影のヒーローの一人であった。2020 年 1 月 16 日、彼にランセット誌から査読の依頼が送られてきた。彼の相談内容は新型コロ

ナの流行を警告する多くの「危険信号」の中でも最も危険なものであった。

　ランセット誌からティスに送られてきた香港大学の研究チームによる論文によれば、1月初旬に中国南東部の深圳市在住の6人家族が武漢にいる親類に会いに旧正月旅行に行き、彼らの誰もが海鮮市場に行っていないのにもかかわらず、2人が体調を壊して武漢の病院にかかったという。結局5人が新型コロナに罹患し、家族が深圳に戻ってから、武漢に行ったことのない別の家族が新型コロナに罹患したことを記述した論文であったのだ。

　この記録は、新型ウイルスはヒトからヒトへジャンプして伝染することを意味しており、それは武漢の外にまですでに伝播していたということであった。論文の内容から、著者らはこの新型コロナウイルスによる肺炎はヒトからヒトへ感染し、院内感染や家族内感染を引き起こすとともに、感染した旅行者の移動によって他の地域に感染者を生み出したことを示す報告であると結論づけていた。

　この論文はさらに重要な二つの警告をしていた。すなわち、感染した家族のうちの一人は、症状がないにもかかわらず、ウイルス粒子を分泌物内に排出しており、無症候性伝染の可能性が否定できないこと、さらに別の感染者は下痢を訴えていたが、それだけが唯一の主訴であったことから、医療関係者はこのような消化管症状がないかどうか注意してチェックをするべきだと警告していたのである。

　科学者は他人の書いた論文を査読する際、間違いを指摘し、方法や結果の解釈、議論のそれぞれに齟齬がないかどうかを調べたあと、その内容を出版社に部外秘の情報として送り返す。守秘義務はほとんどの雑誌における査読プロセスで絶対に守らなければならない金科玉条であり、これをピア・レビュー（査読）と呼んでいる。それは同じような領域の研究をしている科学者（ピア）が他人の論文を査読することに対する感謝の印であるだけでなく、すでにどこかに公開されている情報を改めて論文として投稿し査読を受けて公開するということがないことも意味している。

　こういった守秘義務の遵守原則のためにティイスはジレンマに陥っていた。論文のレフェリーとしての自分は、論文に掲載されているデータを自分のものとしてシェアすることは禁じられている。しかし、それは同時に、世界の保健衛生の危機的状況を左右するデータを目の前にして無為に日々が過ぎていくことも意味していた。新型コロナのゲノム情報は、理由は何であれ、中国がわかっていながら外部に出していないデータであることに間違いはなかった。

　「私は*ランセット誌*から、48時間以内に査読コメントを送ってくれと言われ、翌日の金曜日には返事を返した。」とティイスは語った。一方で、私は*ランセット誌*に別途コンタクトし、この論文に記載された、ヒトーヒト感染が起こることの科学的事実は一刻も早く公開をするべきだと主張した。編集部は公開するつもりもないし、そもそもそれはできない、と答えてきた。また筆者に対しても情報を即刻開示するようにと勧めたが、それも実現しなかったのであった。

　ティイスは金曜から土曜の朝まで、メール、ツイッター、ProMEDの最新版をチェックし、これらの情報源から公的機関から漏れ出てくる情報がないかどうかを調べたが、ついにヒト-ヒト感染を示す記載は見いだせなかった。このような有り様のためにティイスは1月18日に私にメールを送ってきたのである。

　私は折り返しティイスに電話して、公衆衛生上極めて重要であるウイルスゲノム情報をすぐに公開することに全面的に賛意を示した。もしこの新型肺炎が無症状のヒトからヒトに伝染し、原因ウイルスがSARSと近縁のウイルスであるのなら、世界中はその情報を共有しなければならないのである。私は*ランセット誌*の編集長であるリチャード・ホートンにメールと電話のメッセージを残して、頭を整理するために犬のココを散歩に連れ出した。帰ってきて、ティイスに以下のメールを送信した：

Date: Saturday, 18 January 2020 at 18:11
To: T. Kuiken
Subject: Re: Wuhan coronavirus

ティイスへ
リチャードに大きな警笛を鳴らそうと考えている。

オプションＡ：このまま何もせず論文が自然に採択され公開されるのを待つ。

オプションＢ：このまま月曜日まで待ち、リチャードに内容を話す。

オプションＣ：以下の情報を含む論文の存在を知っている。

その端的なサマリーをオンラインで公開する。

ヒト－ヒト感染によって家族内クラスターを起こした症例が、武漢から離れたある都市で起こったこと。

感染者でウイルス陽性だった者はたとえ無症状か軽い症状や発熱がなくてもヒトに移る可能性があること。

感染経路は呼吸器だけでなく下痢などでもうつる可能性があること。

この病気はすでに武漢以外の中国の都市でも起きていること。

現在進行中であること。

原因ウイルスのゲノム配列は入手可能であること。

これらの情報を世界の公衆衛生の利益を考えて公開すること。

そしてこの事実を知る研究者も出版社もすぐに情報を公開して、印刷物を出すのはそれからでよい。

　もし君（ティイス）がよければ、そしてこのようなメッセージが世界の公衆衛生にとって重要で正確なメッセージになっているのであれば、オプションＣを選択したいと思うのだがどうだろうか？

　正直なところ、私はティイスがそんなことはすぐにできないという反応に失望した。しかし彼の許可の下に、私は自分が心から信頼する世界保健機関（WHO）の緊急保健プログラムのマリア・バン・ケルクホーヴに連絡し、ティイスの名前を明かさずに内容を伝えた。彼女はただちに事の重大さを理解したので、ティイスから内密にマリアに連絡を取るように要請した。

　土曜日の夜にはティイスも納得した。彼は*ランセット誌*に連絡し、もし情報が1月19日日曜日午前中までに公開されない場合には、自分はWHOに連絡すると伝えた。

　秘密を破る悪役を喜んで演じたとはいえ、ティイスには私心はひとかけらもなかった。彼はなぜ*ランセット誌*が事実を公開しないのかを理解した。もし秘密を公開すれば科学者との契約である守秘義務に傷がつき雑誌の権威が損なわれるのではと感じられた。また科学者側の視点では、公開されることによって、中国政府当局から脅されて機密情報の漏洩の罪で投獄されるかもしれないことを知っていた。ヒト−ヒト感染の証拠は極めて重大な事実である。新型コロナウイルスのゲノム配列を、北京政府の意思に逆らって論文化した張教授が研究室閉鎖に追い込まれたり、武漢でソーシャルメディアを使って市民に危険を呼びかけた医師が逮捕されたりしていたことは、研究者らに恐怖をもたらすのには十分

な出来事であった。

　ティスにとって、自分の科学者としての評判が失われる可能性があることが唯一の問題であった。しかし彼はトップクラスの科学者として最も重要なそのような犠牲をあえて受け入れた。彼は今こう振り返る「自分は査読した内容を公開することによって科学の最も重要な掟を破ることになった。そのような自分はもう論文著者や雑誌社から信用されなくなり、自分に査読論文が回されることはないだろうと思った。しかしそのようなことは、結局は、自分にのみ降りかかることであって、そのような行為が公共の大きな利益になるのであれば自分はそれでよかった。」

　「自分はこれまで SARS の研究に従事してきて、公衆衛生関係者の活動と、ウイルス自身の伝播速度が少し遅かったことも重なって、大きなパンデミックにならなかったのは幸いだったと思う。今回の新型コロナが武漢以外の地域に恐るべきスピードで伝播しているのを見ると大きなパンデミックになってしまうのではないかと危惧している。媒介生物からの直接のヒトへの感染だけでは説明のしようのない症例が多数ある状況で、この感染症を食い止めるチャンスは少ししかなく、自分の知っていた情報を開示することは状況を少しでも好転させることになるかもと考えた。」

　ティスはこの論文を適切かつ完璧に扱った。彼は私にもマリアにも論文そのものを送ることをせずに、２ページの要旨と結論のみを送ったのである。（彼は最初は論文を丸ごと WHO に送ろうかとも考えたが、思いとどまったのである）マリアはこの論文の内容を可能な限り早く出版することが必要だと考えるとともに、彼女自身が、無症候性ヒト‐ヒト感染の可能性を WHO でのガイダンスの議論の中に目立たないように入れていき、各国の行動方針の中に浸透するようにしていった。

　ティスはその気になれば、論文を査読し、沈黙を守り、そのうちに論文が出版され、事実が報道されるという安易な方法を取ることもできたのである。しかしもしそれをやっていたらさらに数週間の遅れが生じていたのは間違いなかった。世界は彼の行動に多大な感謝をすべきであろう。

　その翌日、1月20日になって、中国は公式に新型肺炎がヒト‐ヒト感染を起こすことを認めた。くだんの論文は2020年1月24日にランセット電子版に掲載された。かくして2020年の新年は新しいタイプの高伝染性のウイルス肺炎によって始まった。ウイルスの保因者は症状がなくても伝染性を持ち、世界（人類）はウイルスに対する自然免疫を持たず、診断技術もなく、ワクチンも治療法もない状態であった。

　新型コロナウイルスは悪夢のあらゆる要素をもっていた。

* * *

　エディは中国のソーシャルメディアから撮影したウイルスゲノム情報のスクリーンショットを持っていた。それらの写真にはウイルスの全ゲノムが示されており、2019年12月27日に中国のゲノム企業が解析したことが示されていた。ゲノム解析の結果は中国CDCにも、患者サンプルを提供した病院にも、それぞれ12月27日、28日に報告されていた。サンプルは第2のゲノム解析業者にも送られ、12月30日には解析が完了していた。

　つまり、張教授のコンソーシアムで解析した結果は、北京政府がすでに知っていた内容だったのだろうと、エディは合点がいった。

　それ以来、私には腑に落ちないことが生じた。1月初頭、高福博士は謎の肺炎の原因をどうしてSARSではないと自信ありげに除外できたのだろうか？　何か確たる証拠や疑わしき病原体が他にあったのだろうか？　高博士のような優秀な科学者であれば、何もないところから事実を拾い上げたり、当てずっぽうの推測にふけったりするはずはない。高博士はこちらからの問いには答えなかったものの、公共への情報共有、特に科学雑誌を通じての協力など自分にできる限りの協力をすると確約してくれたのである。高博士は人として中国CDCというシステムの中で精いっぱい協力してくれたのだろうと思った。

　正直なところ、中国が2019年12月の段階でどれくらい長い間新型肺

炎の情報を保持していたのかはよくわからなかった。エディが話してくれた中国のありとあらゆる要素、すなわち情報を管制し、パニックを制御し、最初の発表になる論文を押さえる、といったことは恐らく重要なことなのであろう。しかしその頃すでに、インフルエンザのシーズンの真っただ中である中国では旧正月は確実に近づいていた。新しい病原体を研究室のサンプルで分離するのは非常に難しい作業である。喀痰のようなサンプルには細菌の類は大量に含まれているし、害のないウイルスや真菌が沢山あるために、肝心の病原体の存在が目立たなくなることも稀ではないのだ。陰謀うずまくてんやわんやの状態が容易に想像できた。

　しかしながら、強調しなければならないメッセージがある。われわれは新興感染症に遭遇したときには、可能な限り迅速に対応し、正しい行動をしなければならないということである。診断は当然困難である。だからその方法を開発し改良する必要がある。呼吸器の感染症が疑われる人々をみんな集めて、ここから先は未診断状態の患者をそのままにしてはならない。感染クラスターの所在を一つ一つ明らかにして、家族の健康情報を把握し、無症状で働いていた人が急に容態が悪くなった時は特に俊敏に対応しなければならない。異様な症状が出た時、特に集中治療室の患者でそういう症例が出た時は大きな警報を出す必要がある。過去20年にわたり繰り返されてきた感染症の流行ではいつも集中治療の臨床家が見つけた所見が重要な役割を果たしてきた。科学においては情報をもっと早く共有することが何より重要である。ゲノム解析データをすぐに公開しないなどもっての外である。数週間前に明らかになった病原体のゲノム情報の公開がランセットに遅れて掲載されたら、早期の感染症流行は見落とされてしまうのである。

　もしこういう情報伝達の過程の一つ一つが半週間でも遅れたら、ゆうに3週間は公開が遅れてしまうだろう。支配階層的な、官僚的な直線的情報伝達システムを考えてみるとよい。中国の地方の病院から地方の衛生局、さらに北京にあるＣＤＣ本部に情報が渡り、その対応が同じ動線で戻っていくようなことでは、ましてやそれが旧正月と重なってし

まったらさらに 2 週間の遅れが生じ、何の役にも立たないのである。5
週間の遅れは簡単に生じ、その間に感染症はとめどなく拡散する。オン
ラインの小売業者や金融業者はリアルタイムのデジタルデータシステム
に乗って営業しているが、公衆衛生のデータに関してはいまだ頑固にア
ナログの世界で動いているのであった。

　人口 900 万人で沢山の病院のあるロンドンで同じことがもし起きた
ら、武漢のようにうまく事が運んだろうか、時々思うことがある。もし、
南ロンドンの病院のキングスカレッジ病院に 1 例の患者がいて、ロンド
ン中心部にあるユニバーシティ・カレッジ病院には中等度の患者 1 名、
集中治療室に重症 1 名がおり、ロンドン北部の郊外にあるロイヤル・フ
リー病院に 2 名の患者がいたとする。おそらくロンドンの外部にいる 2
名の患者はロンドン以外の別の町に搬送され、別の 2 名は南の病院に搬
送されるのであろう。一体われわれはほんの一握りの異様な肺炎患者を
ロンドンのような大都市で 1 カ月で、しかもインフルエンザの流行期に
把握することなどできようか？　私はできるとは思わない。2019 年に
米国胸部疾患学会は、細菌性肺炎の多くでは原因菌を特定することはで
きないと発表している＊。

　英米に限らず世界のどの国でも呼吸器感染症の患者には診断テストは
行わないのが通例なのだ。血液培養をするところもあるかもしれない。
あるいは綿棒で鼻粘膜を採取し RS ウイルスと呼ばれる呼吸器のウイル
ス感染症の検査をする場合もある。もし検査の結果が陰性ならば、ほと
んどの医師は、「確かに呼吸器がおかしいのはわかるが、どうしてそれ
が起きるのかは良くわからない。ですから念のため抗生物質を処方して
おきましょう。」というのが関の山なのである。

＊ 肺炎とは、肺に起こった炎症、特に酸素を取り込むのに必要な肺胞と呼ばれる肺全体
　を構成する微小な袋状の構造に起きる炎症である。微生物、ウイルス、真菌によって
　起こりうる。肺炎では肺胞の中に炎症の浸出液や喀痰が詰まって酸素供給に支障をき
　たす。症状は軽症から重症に至る過程で変化し、咳、発熱、悪寒、そして呼吸困難に
　陥る。乳幼児や 65 歳以上の高齢者は肺炎のリスクが高くなる。

2020 年の 12 月末、英国を荒廃に陥れた SARS-CoV-2 の B.1.1.7 変異株を振り返ると、この変異株はおよそ 3 カ月の間、地球を席巻した。英国は WHO に 12 月に報告したが、実際には同一の株が 3 カ月前の 9 月に検出されていた。この変異株を予防することができるようになるのは、変異株の動向を検疫して、イングランド南東部にあるケント州で起こった感染の波がこの変異株によるものだと判って初めて判断できるのである。

知識や情報は時間単位、日単位で共有されなければならない。週単位では意味がない。そして知識や情報を行動につなげなければならない。2019 年の段階で中国政府は情報の共有が 2 〜 3 週間遅れたのではないかと思う。その情報を世界が知ったのは 1 月 24 日であった。この間に致死性の呼吸器疾患は人から人へ、無症候者から他の人々に際限なく広がったと考えられる。ワクチンもなく、治療法もない状態で中国の都市から都市へ広がっていったと考えられる。流行早期に投稿された中国からの論文には悲惨な臨床症状の経過が詳細に記載されていた。初期症状としての発熱、乾性咳嗽、体の痛み、頭痛、進行性の呼吸困難、血栓症、肺炎、最悪の場合には多臓器不全と死がもたらされると。

その後、多くの国は何週間もの間行動を起こせず、決定を行動に移すことができない状態になった。ウイルスはうごめき、世界は眠ったままであった。しかし新型コロナウイルスは人の行動に新たな発火をもたらした。かくして自分は使い捨て電話を使うようになったのであった。

第2章

中国人はわれわれの知らないことの何を知っているのか?*

2020年1月20日

感染者数：282人

（中国278、タイ　2、韓国　1、日本1）

死者　武漢で6人

　2020年1月20日、WHOの事務総長であるテドロス・アダノム・ゲブレイサスはある文章を送ってきた。彼はスイスのダボスにおり、翌日から3日間の予定で始まる世界経済フォーラム（ダボス会議）に出席する予定であったが、事態は刻刻と変化しすぐにもWHO本部のあるジュネーブに戻らねばならない状況にあった。ダボス会議に出席中に自分のメッセージを代わりに伝えてくれないだろうかという依頼であった。ダボス会議に集まる各国政府の意思決定に関わる要人が、中国で流行し始めた新型の伝染性ウイルス性肺炎の重大さを本当に理解しているのか心配していたのであった。テドロスは予定を変更し、1月22、23日にWHO本部で開かれる緊急対策会議に出席することにした。この会議は武漢での新型ウイルスの感染を「緊急事態宣言（PHEIC）」としてWHOが発出するかどうかを決めるためのものであった。

　PHEICは国際保健規則（The International Health Regulations）の下に、

＊ モデルナ社の最高経営責任者であるステファン・バンセルの言。

WHO が委嘱を受けて実施するものであり、国際的な保健の危機的状況によって疾患が特定の国だけでなく他の国々に悪影響が及ばないように、国際的協調関係を必要とするような事態に備える警告である。当初、2019-nCoV と命名された武漢肺炎ウイルスはすでに中国を越境し、韓国、日本、タイ、シンガポールなどに伝播していた。世界保健機関は、テドロスの責任において、このウイルスが世界の脅威となることを提示するかどうかの決断を迫られていた。この新しい SARS ウイルスが人—人感染を起こしうることを前提にすれば、宣言をすることは至極当然のことであるはずだった。

　基礎となる作業は WHO の緊急事態委員会に負託され、ウイルス学、感染制御、ワクチン開発、感染疫学などの有識者を含む、およそ 20 名の無給の専門家からなる部隊が構成された。そのメンバーの一人、マリオン・クープマンズはオランダのウイルス学者であり、後にウイルスの起源を調べるにあたって重要な役割を果たすことになる専門家であった。これらの構成員は科学的エビデンスを引き出し、多数の専門家のアドバイスを集約する役割を果たした＊。

　緊急事態宣言の原案作成はああでもないこうでもないという膠着状態にあった。果たして今回の感染症の流行は公衆衛生上の緊急事態なのか、そうでないのか、という議論は、いずれにしても最後には諸刃の刃の結果を招くことが明らかであった。緊急事態宣言の発出は世界の国々にただちに必要な行動をとらせるには有用であるものの、一方ではもし国境閉鎖などをすれば貿易や交通を著しく阻害することになる。国境閉鎖は医療用資材の流通も阻害し、必要なところに物資を送れない弊害も生じる可能性があった。

　一方で宣言の発出に二の足を踏むと、人々のパニックを押さえること

＊ ロックダウンに二の足を踏むアドバイザーの一人が、アンデレス・テグネルであった。彼はスウェーデンの公衆衛生院の疫学者であり、スウェーデンが 2020 年の間ほぼ通年厳格なロックダウンをすることに反対してきた。

にはなるものの、もし世界のトップにある世界保健機関がこのアウトブレイクを世界の緊急事態としてとらえなければ、世界は肩をすくめてその存在理由に疑問を呈することになろう。

　最近の緊急事態宣言は 2019 年に発出されたが、この時はコンゴ民主共和国におけるエボラ出血熱に対応したものであった（2014 年には西アフリカにおけるエボラ出血熱流行で宣言が出されているがそれとは別物である）。その前には 2016 年に起きたブラジルにおけるジカ熱の流行時に緊急事態宣言を出した。現場の臨床医が、小頭症で生まれてくる新生児の数が急に増えだしたことで気が付いて緊急事態宣言に至った例である。

　このような一か八かの宣言は、WHO の事務総長の評価を輝かせる場合も曇らせる場合もある。テドロスの前任者のマーガレット・チャンは、西アフリカで 2014 年に起きたエボラ出血熱の際の緊急事態宣言を発出するのにあまりにも時間をかけすぎていたと多くの人が思っていた。2019 年のエボラ出血熱の際には発出までに 4 度の要請でようやく決まったが、その緊急事態宣言は、その前年（2018 年）に発出することができたはずであり、また発出すべきであった。テドロスもそのことは認めている。

　緊急事態宣言を出せば、物事は迅速に動き、研究開発費は拠出され、世界の指導者が強力に権限を発揮できる。その結果生命が救われるのだ。

　　　　　　　✳　✳　✳

　国際保健規則の新型コロナウイルスに関する緊急テレカンファレンスはジュネーブで 1 月 22 日の昼に開催され、冒頭、WHO の法律専門家が、メンバー全員に対して責任の重大さを自覚し、倫理的にふるまい、秘密を守ることを求めて始まった。現在の武漢の状況と中国政府の反応を聴取した後、4 時間以上にもわたった議論の後、メンバーの意見は緊急事態宣言の発出に関して真っ二つに分かれた。前述のとおり、この時点で

WHO はすでにオランダのティイス・クイケンがランセット誌に投稿した内容を内々に知っていた。すなわち無症状のヒトからヒトへの感染が起こるという証拠を WHO は知っていたのである。

そこにちょうど、中国政府が過去に例のないような大規模なロックダウンを実施するという劇的なニュースが飛び込んできた。現地時間 2020 年 1 月 23 日の午前 10 時から、武漢からは何人も外に出られないという発令が出ることを人民日報が伝えたのである。空港も駅もシャットダウンされ、バス、地下鉄、フェリーなどすべての公共交通機関が止まった。住民は家に留まることを命令され、禁を破れば逮捕されることとなった。

1,100 万人の住民が全員武漢の外に出られないという命令が、旧正月が始まるわずか 2 日前に下されたのである。有史以来このような大規模の隔離は初めてのことであろう。ニュースは WHO だけでなく全世界に衝撃波となって伝えられた。このような中国政府の思い切った計画を、テドロスは事前に伝えられていなかった。彼は中国の取った措置を審議で十分考慮に入れた上で結論を出すように要請した。翌日にしかるべき最終決定をするものと想定して。

❋　❋　❋

ジュネーブの会議の緊張が高まっていたころ、私はダボス会議でメガバンクの頭取の講演を主催する仕事をしていた。ビジネスにまつわるストレスについての講演であった。講演者は 2020 年の 7 月までロイド銀行グループの総帥であったアントニオ・オルタ＝オソリオであったが、アルコールや麻薬中毒になったセレブのためのリハビリをしているプライオリティ・クリニックというところがやっている転地療養プログラムが自分にどれだけ役に立ったかを話した。普通ほとんどの人は自分の失敗やトラブルの話を人前ではしないものだが、ここダボスでは奇妙なことにそれが可能になる。最も権勢を持つトップの経営者の前で率直に自分のメンタルがどれだけやられたのかを話し、それを参加者が議論する

といったことが可能なのである。商業、金融、政治、健康、大学、世界中の有力な法人やメディア...そのような異分野のトップが一堂に集まり、そのような内容を議論する会議など、私は他に思いつかない。

　そのような理由で私はこの5年間、ダボス会議に出席している。どんな分野の人にも相まみえることができる。そして好みはともかくとして、この会議に集まる投資家は世界をよりよいところにしていくことができるし、彼らにはその責務があると思う。これまでダボス会議は2000年にはGAVIというワクチン開発組合、2017年にはCEPI（Coalition for Epidemic Preparedness Innovations）を立ち上げるための支援をしてきた。この2つの機関は短期間に信じられないような成果を上げてきた。GAVIは、世界の最貧国の8億人の子供にワクチンを提供し、CEPIはニパ熱、ラッサ熱、エボラ出血熱、MERS、Covid-19などの感染症のためのワクチン開発への投資を支援してきた。実際、CEPIはモデルナのRNAワクチン開発の初期投資にも大きな貢献をしてきた。過去20年間で、GAVIの活動は1,400万人の感染症死を未然に防いだと考えられている。

　アントニオのランチョンセッションは、ウェルカム・トラストとロイド銀行が共同開催して、スーパーモデルのリリー・コールを含め、綺羅星の如き招待者が集まり、誇りに思った。その目的は世界経済フォーラムの2021年の活動として、職場におけるメンタルヘルスの問題を取り上げることであった。

　一方で、ダボスでは中国の謎の新型肺炎の噂で持ち切りになり、参加者のだれもが新しい情報を知りたがっていた。CNNのアンカーであるファリード・ザカリアがキャリー・ラム香港総督をダボス会議のステージに招いてインタビューをした際、彼は香港における英国統治時代の抵抗活動の話などせず、新型肺炎に言及した。

　ザカリアは「まず最初に皆が懸念している例のことについて質問させてください」と流ちょうに話し始めた。「武漢ウイルス、あるいは中国ウイルスと呼ぶ人もいるこの病気のことについて教えてください。ど

のくらい早く伝染するのか？ われわれはどんな心配をすればよいのでしょうか？」

ラムは静かにザカリアに語り始めた。「新型肺炎は、今は新型コロナウイルス肺炎と呼ばれるようになりました。香港では、レクリエーション施設が隔離施設に転用されて、しっかり対応ができています。」

彼女はさらにこう続けた。「香港の保健当局が数時間前に、武漢からの旅行者１名が香港に入り、この感染症に罹患した疑いが濃い第１例となったことを公表しました...」

❋　❋　❋

お互いに顔なじみのダボス会議の参加者にとって、未知の新型肺炎はまだ遥か彼方の対岸の火事のようであった。まだ旅行制限もなく、ソーシャル・ディスタンスもなく、無論マスク着用もなかった時である。まるで世界は昔と何事も変わることがないかのようであった。

2020 年１月23 日、私はダボス会議の記者会見場に、CEPI のトップで 2009 年の新型インフルエンザ（H1N1 型）流行の際にホワイトハウスのアドバイザーをしていたリチャード・ハチェット、そしていまやスーパースターとなったバイオ企業モデルナのステファン・バンセルとともに登壇した。ステファンはすでに CEPI と多くのウイルス感染症用ワクチンで共同研究を進めており、新型コロナワクチンに関する共同開発契約をその週内に締結する直前であった。

薄暗い記者会見場で自分の生まれ故郷でもあるシンガポール出身の科学ジャーナリストであるジュリアナ・チャンは非常に明るく会見を仕切った。ちょうどその記者会見の直前、シンガポール政府は「武漢ウイルス感染症の第一例」を公表したところであった。会見場には１〜２名の欧米のジャーナリストを見かけたが、ほとんどの参加者は中国のメディアからであった。

初めに自分に発言が求められ、スポットライトが当たった。真実をオ

ブラートに包むわけには行かなかった。

　「われわれはすでに新型ウイルス肺炎流行の真っただ中に6週間もいるのです。しかもそのウイルスは人から人に感染することは間違いありません。この病はインフルエンザのように咳やくしゃみを介して感染します。しかしSARSとは異なります。SARSウイルスとは類縁に当たる病原体ですが、臨床像は全く異なるのです。新型コロナウイルスはヒトからヒトに感染し広がることが大きな特徴なのです。思うにわれわれは実際数よりもはるかに多い感染者を中国でも他の国でも見るようになると思われます。」

　続いてリチャードが発言した。このウイルスのことについてどれだけ沢山の謎があるか？ どれだけ感染性が高いのか？ 伝染経路は？ 症状の重症度は？ 軽症から重症へと遷移するのかどうか？ 感染者の正確な数は？ 一体武漢からどれくらい遠い国まで広がっているのか？

　同席したステファンを誰も注目しなかったこの記者会見は実に奇妙だった。誰も一つも彼に質問しなかったのである。彼の会社であるモデルナは1週間以上前の1月13日にウイルスゲノム配列を拾い上げ、すでにメッセンジャーRNA（mRNA）を使ったワクチンのプロトタイプを製造していたのである。RNAワクチンは全く新しい技術であった。ワクチンとして、標的とする病原ウイルスの一部を組み込んだ遺伝情報物質であるmRNAそのものが注射される。ヒトの体内に入ったmRNAはウイルスのタンパク質を細胞内で生成し、それに対する免疫反応が惹起されるのである。これまでのワクチン製造方法とは全く異なり、この技術を使えば遥かに迅速にワクチンが製造できるという可能性が秘められていた。

　ステファンはすぐにでも開発資金が必要だった。ダボス会議の数日前、彼はリチャードに頼んで、モデルナの新型コロナワクチン製造のための小さなシステムを大きくしてフェーズ1（Phase 1　第一相）の治験ができるように支援してもらえないかと頼んでいた。ステファンの提案からリチャードが契約合意するまで、たったの3日で完了した。両者の協力

体制は、パートナーである DNA ワクチンを製造しているイノビオやオーストラリアのクイーンズランド大学と共に記者会見で公表された。

　マイクがセットされた机に 3 人横に並んで座っていた際、ステファンには私とリチャードの携帯がひっきりなしに音を立てているのがわかった。武漢の最新情報に関する情報が次々に着信していたのである。以来われわれ 3 人は武漢からの情報、感染症研究のコミュニティからの情報を収集し合って共有するようになったのである。

❋　❋　❋

　会見後の質疑応答で、かつて中国政府による武漢のロックダウンのような前例があったでしょうかという質問がきた。リチャードは即座に答えた。「治療法もワクチンもない、さらには薬剤以外の医療介入法がない場合、われわれができることは、隔離、封じ込め、感染予防と制御、そしてソーシャル・ディスタンス以外に講じる対策はないのです。」

　「そう、前例がないわけではないです。1918 年のスペイン風邪流行の際、米国の各都市がどのようにウイルスから身を守ったかを振り返ると、流行の早期に複数の手段で対策を講じたところほど、良い結果が出たという記録があります。」

　リチャードは 2007 年に発表された研究を引用し、1918 年のスペイン風邪の際に米国の 43 都市がどのように対応したのかを説明したのである。学校閉鎖、大人数集会の禁止などを早期にできるだけ長期間措置した都市ではよい結果が生まれた。1918 年 9 月から 1919 年 2 月までの半年間、人口 10 万人当たりの死亡者数を都市毎に比較するとわかりやすい。フィラデルフィアは 51 日間閉鎖措置を取ったものの、対応が遅れた上に複数の措置を同時に取らなかったためにピーク時には 10 万人当たり 250 人以上の死亡者が出た。しかしセントルイスのように早期から対策を取り、143 日間という厳しい閉鎖措置を取った都市では 10 万人当たり 30 人の死亡にとどまったのである。

　しかしこのような措置を講じたとしても多くの欠点があると言わざるを得ない。そもそもこのような措置を継続することは極めて困難であり、人々の不安を巨大化することに繋がり、結局はワクチンや薬を可能な限り早く届けること以外に根本解決はないのである。だからこそCEPIはワクチン開発の3つの契約を完了させて、研究者がただちにワクチン開発をスタートさせることができるようにしたのであった。

　司会のジュリアナは、中国の旧正月が2日後に迫っており、4億5千万人の中国人が移動する時期である、いやもう移動を始めているのかもしれないと指摘した。「この新型肺炎のアウトブレイクがもっと悪い時期に起こるとは考えられず、まさに今が最悪のタイミングである」と言った。私も全くその通りだと、無意識にボールペンをカチャカチャしながら答えた。

　移動制限に関して、人々に国内の状況が深刻であることをわからせる手段としてはよいかもしれないが、通常のルートを使わずに目的地に回り道してでもいくので、旅行制限は余りやってほしくないことを私は認めた。人々は移動の場所場所で自分の健康状態を確認するために時間を使う。検査して、接触者を確認し、検疫と隔離をする。それに要する時間は1日かもしれないし、1週間、いや1カ月かもしれない。しかし何もしないよりはよいはずである。しかし、国境の検疫だけは、それこそニュージーランドのように十分な時間を取って流行早期からしっかりと行うのが望ましいだろう。

　その間、中国が突然武漢のロックダウンを実施したことによって、ジュネーブで開催されていたWHO緊急対策会議の第2日目の議論は複雑で不確実なものになりつつあった。会議メンバーはテドロスに第1日目と代り映えがしなかったと伝え、結局世界に緊急事態宣言を発出するべきかどうか、結論を出せなかったのであった。

　この時点で、少なくとも1週間前と比べてより深刻度は増しているのは明らかであった。中国政府が行った武漢のような巨大な都市での規模のロックダウンは、周囲の地域や隣国も含めて、極めて伝染性が高く、

治療法のない、しかも起源不明のウイルスに対する懸念を増大させた。患者数は中国はもちろんその他の国々でも増加し、人々は1918年のスペイン風邪の悪夢の再来を思い描きつつあった。

　結局のところ、緊急対策会議は何の決定もできず、テドロスも右往左往するだけであった。2020年1月23日にWHOは、武漢から広がった新型肺炎は、国際的なレベルでの公衆衛生上の緊急事態とは言えないと発表したのである。委員会は、その1週間後、もし必要ならそれより早く、再招集されることになった。

❋　❋　❋

　モデルナは2020年1月初頭には実際のパンデミックを想定したテストランとして武漢の新型コロナの研究を開始していた。

　ステファンは回想する。「われわれは、新型コロナのワクチン開発をぜひやろうと決めていました。自分たちはもしインフルエンザのパンデミックが起きても、われわれは何をなすべきか皆理解していましたから。私はそういった考えが会社に動揺をもたらすのではないかと心配しました。これまでにすでに20ものワクチンを開発し、医療機関に供給してきましたから。本当に忙しい仕事で、だれもさぼっている者などいませんでした。」ステファンは米国国立衛生研究所（NIH）の中にある、アレルギー・感染研究所（NIAID）のアンソニー（トニー）・ファウチ所長と協定を結び、モデルナがまず試験的にワクチンを製造し、トニーの研究室で臨床試験をすることにしていた。

　ダボス会議を契機にすべてが変わった、と後にステファンは語った。リチャードとステファンと私は、会議のセッションの合間にコーヒーを飲みながら意見交換をし、武漢から集めたまだ公にされていない最新情報をリアルタイムにアップデートして、これから新型コロナウイルスがどのようにどのくらいのスピードで伝染していくのかを概算し、どんなシナリオが展開するのかを考察し、ナプキンの上に書き落とした（まだ

それが残っていればいいのだが...）さらに新型肺炎の患者の特徴的な症状について、何も情報がないところからかき集めて症例報告のようなものまで作った。それはまさにステファンが最も重要と考えていた情報であった。何しろリチャードと私はコロナウイルスに関して知っているすべての知識を並べてステファンと共有したのである。

このような会合を重ねるうちに、ある時ステファンは自分が武漢という都市がどんなところなのかほとんど知らないことに気付いた。「私の理解は遅かった。武漢は中国にある都市だと知ってはいたが、それがどれくらい巨大な町かについては知らなかった。私は iPad を取り出し検索して初めて、武漢が巨大な工業都市であることを知った。さらに航空路線を調べてみたら、武漢からはアジア諸国のすべての首都に航空機が飛んでおり、さらに EU 諸国の首都や米国西海岸の大都市にも便があることがわかった。」「なんと！世界中の都市と往来しているのか！」と彼は天を見上げて言ったのを覚えている。

中国政府が武漢のロックダウンをしたのは、われわれ3人がダボス会議に出席していた時であった。ステファンはロックダウンの翌朝われわれのところに駆け寄り、「どこかの政府がこんなに大きな町を都市封鎖したことなんて自分には記憶がない」と言った。「一体、われわれの知らない情報をどれくらい中国政府は把握しているんだろうか？」

ロックダウンの一報を受け、モデルナが緊急招集をかけて新しいプロジェクトを立ち上げなければとステファンが思ったのはその時であった。ダボス会議終了後、彼は仕事でドイツに行く予定であったが、就寝中に飛び起きて、すぐにでも予定を変更しなくてはと思いついた。ステファンはワシントン DC に行こうと考え、ただちに彼は最初の予定をキャンセルし、秘書に片道航空券を予約してもらったのである。

彼は、トニー・ファウチ、国立衛生研究所のワクチン研究センター長であるジョン・マスコーラと副所長でワクチンの治験を担当するバーニー・グラハムらと次々に会合を重ねていった。さらに彼はアルファベット文字の並ぶ感染症対策関連機関、すなわち DARPA, BARDA そし

て FDA を回って要人と面談を重ねた *。

　「自分の人生の中で、どこかに仕事に出かけて、戻ってきたときにはどこに行ったのやらわからなくなったことなど、一度もなかった」とステファンはこの時を後で振り返った。「しかし、ダボス会議とその後の訪米のおかげで、『新型肺炎が中国で流行した』という考えから『くそっ！これは明らかにスペイン風邪によるパンデミックと同じで、これから長期間にわたって地球全体を襲うに違いない』という意識に変わりました。」私は感染症の領域ですでに 25 年間仕事をしてきたので、このように指数関数的に患者が増えていくと一日一日が重い課題として降りかかることを知っていた。人々を救済するためには一刻も早くワクチン開発することが急務なのである。

　こうして、2020 年の春、ステファンは、ワクチン開発のための生産ラインの構築に必要な資金の調達や、世界中を回って資金を懇願するような辛い戦いが続いた。「それこそ地球中を回りました。財団、政府、州知事など...。5 月になると気分は落ちるところまで落ち、このままでは世界が終わるのではないかと気持ちが沈んだのです。」

　しかし 2020 年 5 月 18 日、世界に新型肺炎が出現してから 5 カ月足らずが経過したころ、ワクチンの第一相治験で非常に期待が持てる結果がもたらされた。mRNA-1273 とコードネームが付けられたワクチンは安全性、忍容性に優れ、最も重要なこととして治験参加者らにとってしかるべき抗ウイルス抗体が生成されていたということが判明したのである。

　モルガンスタンレーの CEO であるジェームス・ゴーマンから電話があった際、モデルナは投資をもっと増やすべくこの成果を売り込んだ。

＊ DARPA は Defense Advanced Research Projects Agency の略であり、米国国防省の研究開発法人である。BARDA は Biomedical Advanced Research and Development Autholity の略である。米国保健省の傘下にあり、バイオテロやインフルエンザのパンデミックなどの新興感染症に対する対抗策を開発し、物資を調達する機関である。FDA は Food and Drug Administration の略であり、国民の健康を創出し保護することを担う米国連邦政府の機関である。

それはステファンにとって生命線であった。彼の電話は「私は時間を無駄にしたくない。諸君はワクチン開発に集中する必要がある。そうすれば銀行は会社の株を買い、それを投資家に売ることによってリスクを取る選択をするだろう」。

　この日の株式市場が閉じるとき、ゴーマンは予想通りに13億ドルの利益を上げた。この株式のおかげでモデルナは少なくともワクチン開発競争に復帰することができるようになった。

❋　❋　❋

　2020年1月の最終週、われわれは中国で報告された患者数が大きな氷山の一角でしかないのではないかと恐れていた。アウトブレイク早期に*ランセット誌*に報告されたように、軽症あるいは無症状の感染者が潜在的に多数存在する可能性が高かったからである。私も、NIAIDのトニー・ファウチもWHOが緊急事態宣言を出さなかったことに落胆していた。

　ダボス会議では、CEPIのリチャード・ハチェットが私を、迫りくる脅威の大きさを予測し、前もってそれにどう対応するかを考えている米国の人々の輪の中に組み入れようとしていた。そのグループには、国土安全保障省、健康保険会社、軍隊や公衆衛生の専門家などが含まれていた。メンバーのそれぞれはさらに外部の1〜2名の意見を拾ってクラウドソーシングで全員と情報を共有する仕組みになっていた。この「議論の輪」は、リチャードがホワイトハウスのアドバイザーであった際に知り合ったカーター・メッチャーという在野で活躍している人物によって運営されていた。カーターは医師で、以前は退役軍人省の公衆衛生顧問をしていた。彼はまたジョージ・ブッシュ大統領の下でパンデミックに備えた政策立案にも携わっており、その際共に働いたスタッフとともに、マーヴェルの漫画に出てくる超人的なヒーローにちなんで、自分たちを「ウルヴァリン」と呼んでいた。2020年1月22日、カーターは最

初の SARS、MERS と今回の新型コロナの特徴を迅速に比較検討し、「今回の新型肺炎の広がりは他に比べて早い。ただちに無症候性感染を前提にした予測と対策を講じる必要がある」とまとめた。

カーターはこれから起こりうる事態に関して議論したり、中国からの情報を英訳して分析したりするのに、驚くべき洞察力を発揮した。言ってみれば、メキシコ湾の原油流出事故や福島の原子力発電所事故のような災害が起こったときにそうであったように、ブログやソーシャルメディアのセットは内部情報源として極めて重要であることを熟知しており、われわれがそのあとどのような事態が起こるかを予測するのに必要な技術的な詳細情報をかき集めた。1 月 23 日には、カーターはこれらのバラバラの情報をまとめて、エクセルのスプレッドシート上に、ProMED メールや沢山のブログから得られる新型肺炎の症例数情報とそれに付随した発症日や死亡日を始めとする臨床タグ情報を書き込んでいった。彼の決断は？「われわれはこの事態から逃れることはできず、targeted layered containment（TLC）（標的層封じ込め）を構築していました。これは多くの国々がその後採用することになる新型肺炎への対策の原型になるものでした。」

その日は武漢がロックダウンされた日であった。同じ日にカーターは「今から 2 週間で、われわれが直面する難局を打開するために何をなしうるだろうか？ ...われわれには選択の余地は極めて少ない。目的は... 戦場を構築して備えることだ」と語ったのである。

❋　❋　❋

ダボス会議の後、これは間違いなくパンデミックになるだろうと私は確信した。私は英国主席科学技術顧問のパトリック・バランスと主席医学顧問のクリス・ウィッティと共に、この事態にどのように準備を進めて、どうやって可能な限り早くワクチンの治験を始めるべきかを議論した。それは米国大統領のドナルド・トランプがもし米国製のワクチンを

他の国にシェアしないような事態が起きないとも限らなかったからである。英国が見苦しくもワクチンを他国へ予約するような状況を思い抱いていた。英国では海外では何が広がっているかは一般にはほとんど知られておらず、英国内の集中治療室は常に余裕のない状態で運営されており、不運なことに、それが常態化していたのである。

　私がトップを務めるウェルカム・トラストでは、予期せぬ事態に備えて案を練るチームがすでに在宅業務（テレワーク）や、旅行制限、学校閉鎖などの可能性を入念に検討していた。2020年1月25日の土曜日、私は一握りの仲間たちに以下のようなメールを送信した。

" 今回の出来事はもはや中国内部にとどまらない。来たる数日か数週間のうちに想像もできないような衝撃でパンデミックになるであろう。1918年のスペイン風邪の流行が起きて以来、今回のようなひどい状況は起きることはなかった。...しかしSARSが起きて以来今回の事態は最初の最悪の状況になるだろう。英国政府はパンデミックの衝撃を低く見積もることを私は心配している。"

　1月27日、私は主席科学技術顧問のパトリック・バランスが座長を務めるテレカンファレンスに、主席医学顧問のクリス・ウィッティ、さらに英国の科学技術研究費の統括をしていたことのあるUKRI（UK Research and Innovation）のマーク・ウォルポート、さらには副医学顧問であるジョナサン・ヴァンタムとジェニー・ハリスらと共に参加した。

　会議ではまず最初に着手すべき課題リストとして、英国はワクチン開発と、新型肺炎の診断法、治療法が挙げられ、コロナウイルスの専門家を早急に集めて「ワクチン研究グループ」を組織する研究費の公募をすることが先決であると結論した。われわれはおそらくインペリアル・カレッジ・ロンドンとオックスフォード大学が名乗りを上げるだろうと予想していたが、両大学は実際に応募をしてきた。さらに医薬品規制当局の承認プロセスを滞りなく進めるように調整することを求めた。英国政

府のバイオハザード研究室のトップであるポートン・ダウンには、症状もなくウイルスを知らない間に広める人々の検出に有効な診断テストの開発をすることを求めた。

　しかしこの時すでに、事態はより深刻な状況に陥りつつあった。新型コロナウイルスのゲノム配列情報が論文として公表されたあと、研究者らはその分子配列情報に妙な点があることに気づき始めたのである。2020 年 1 月の最後の週になり、米国の複数の研究者からのチャットで、このウイルスがまるで人にわざわざ感染するように作製されているのではと示唆する内容であった。これらの信頼のおける研究者が、このウイルスは研究室で作られ、事故で外部に漏れたか、あるいは故意に流出されたのかのいずれだという、信じがたい、恐怖の可能性を示したものだったのである。

　私の思考は空転した。この新型コロナウイルスは実際にどこから来たのか、由来が不明であるし、唯一この病原体は BSL-4 という最もバイオの封じ込め規制が厳しい施設で、しかも、いわばコウモリのウイルスの宝庫というべき競争できる施設もないような特別な場所であった。BSL というのはバイオセーフティ・レベルの意味で、4 というのは最も規制が厳しく、エボラ出血熱やマールブルグ熱のウイルスなどを扱うことが許される施設なのである。

　このような研究施設は厳密に環境が管理されている。研究室内の空気はすべてフィルターろ過されており、使った水や廃棄物はすべてラボの外に出る前に滅菌処理をされる。中で作業をする研究員は防護服に着替えて、入室前と後にシャワーを浴びるのである。さらに武漢ウイルス研究所の BSL-4 施設はマグニチュード 7 の地震にも耐えられるだけのものであった。世界に存在するこのような施設はそのような厳しい基準で管理されているのである。

　武漢に BSL-4 のような研究所があることと、そこでコロナウイルスが出現したことは偶然とは思えないほどの一致のように思えた。新型コロナウイルスは機能獲得型遺伝子改変実験（GOF）の研究の産物ではない

のだろうか？ ウイルスの研究の中には、意図的にその遺伝子の一部を
遺伝子工学的に改変して、感染力を増大させたり、フェレットに感染す
るようにしてどのように遺伝子改変したウイルスが伝播するかを追跡す
るような実験があるのが事実ある。こういった実験は武漢にあるような
特殊な封じ込め実験室で行われる。新型コロナウイルスのようにフェ
レットに感染するウイルスはヒトにも感染する。正確に言えば、フェレッ
トはヒトにおいて新型コロナウイルスがどのように感染するかのメカニ
ズムを知るために重要な実験モデルなのである。しかしながら機能獲得
型遺伝子改変実験には常にわずかなリスクが存在する。遺伝子改変した
ウイルスがラボの外部に漏れ出したり、ラボ内でウイルスに知らない間
に感染した研究者が帰宅時に外に持ち出して市中に拡散してしまうこと
があるかもしれないのだ。

　機能獲得型遺伝子改変実験は専門家たちの意見や世論を二分する形に
なった。このような実験はインフルエンザ H5N1 型や、2009 年のパンデ
ミックの原因となり、自分も闘った鳥インフルエンザＨ１Ｎ１型（豚の
体内に普通に存在して風邪症状を起こすウイルスと一部が一致している
ので豚インフルエンザともいわれていた）などを対象としてやられてい
たものであった。多くの研究者はある意味必要悪であり、未来に起こり
うるパンデミックに備えてワクチンを開発し効果を前もって検討するた
めに必要なのであると言った。しかし全く逆の意見もあった。公衆衛生
学のあるべき姿は、ワクチンの製造方法をもっと改良したり、パンデミッ
クの予測をする能力を高めたりということに注力するべきであるという
考えである。私は総論的に言って機能獲得型遺伝子改変実験は、究極的
に有用な科学的知見を蓄積するためにも必要なものであると思う。単に
物事を禁止するやり方はしばしばうまくいかないことの方が多い。この
ような実験をする場合の工程の透明性確保と規制の遵守こそがよりよい
やり方であると考える。

　「新型コロナウイルス」といっても全く新型とはいえないのかもしれ
ない。何年も前に遺伝子工学によって人工的に生み出され、冷凍庫で保

存され、またそれを使って研究しようと考えた誰かが最近になって冷凍庫から出したわけだから。あるいはなんらかのアクシデントでこのようなことになったのだろうか？ このような研究施設では何十年もの間サンプルを保管してまた使うといったことはそんなに稀なことではないのである。2014 年、古いバイアルに封入されていた凍結乾燥された天然痘ウイルスが、ラボに放置されていた事件が米国のメリーランドで発覚した。それらの試料は 1950 年代に調整されたものであったが、ウイルスの DNA 検査は陽性であった。ある種のウイルスや細菌は極めてしぶとく生物活性を維持するのである。

　頭がおかしいと思われるかもしれないが、一度思いつくと、一見関係のない複数の事象が繋がって理解できるようになってしまうことがある。そこにしかないあるパターンが見えてしまった瞬間、それはスタート時点のバイアスとして心に残ってしまう。私の場合、バイアスは、このウイルスが宿主動物から人へと感染するシナリオは実に奇妙であり、そのようなメカニズムで人の間にこんなに急速かつ大規模に広がるだろうかという疑問があった。このウイルスの非常に際立った特徴は、ヒトに対する感染性を増強する役割を持つフーリン切断部位という特殊な配列にあった。野火のように広がるこの新型コロナウイルスは、ほとんどの人の細胞に感染するように設計されたウイルスのように思えたのだ。

　これら人工改変の可能性が当時私が心配していた全てであったと言うなら、それは控えめな表現であろう。2020 年 1 月頃、米国と中国は政治的に緊張状態が続いており、2018 年に始まった両国間の貿易戦争はお互いに関税をかけあって頂点に達し、大きな黒字を上げる中国の企業は米国のブラックリストに載る状態であった。したがってどうしてこんなに早く国際保健の災害級の危機が起きたのか犯人捜しが始まるのは時間の問題であった。トランプはそんなこともあり、新型ウイルスを「チャイナウイルス」とか「漢感冒」とわざと呼んだりしていたので、政府の公安機関は告発をてこ入れするためのヒントを求めて戦闘態勢になっていたのである。

　ウイルスの起源に関して流布された陰謀は、すでに騒ぎに火が付いた
ところに油を注ぐ結果となった。ウイルスが人間の手によって作られた
という噂は、それが事故で研究室から漏れ出した、あるいは、最悪故意
に放出されたらしいという形で広まった。その結果、ひょっとするとこ
のウイルスは生物兵器ではないかという噂まで広まった。私の妻のクリ
スティアーネとキッチンにいた時、「このウイルスは人工ウイルスで
ラボでの事故にしても、故意のことにしてもとんでもなく酷い出来事
だ！」と言った。

　今振り返るとしらふの状態で緑豊かなオックスフォードの自宅でそん
な極端な話をしたのは、それこそ冷戦以来なかったことだと思った。も
し本当のことであれば恐ろしくも破壊的なことである。新型肺炎ウイル
スのゲノムが解明されてから2週間たらずのこの頃、状況はさらに不確
実で予想もできないほどの恐怖となっていた。さらに、偏った国粋主義
のレンズを通して生物学的危機と受け止める米国大統領の予期不能な振
る舞いにより、このウイルスを生物学的脅威と決めつける状況のため
に、このウイルスが事故で漏出したとしても、故意に放出されたのであっ
ても、世界が戦争に巻き込まれるのではないかと思わざるをえない状況
であった。

　クリスティアーネはオーストリア人で、とても穏やかで、現実的で論
理的な人物である。彼女はオックスフォード大学で熱帯医学の教授をし
ており、免疫学にも精通している。その彼女が「ジェレミー、私は新型
肺炎のウイルスが人工産物だなんて信じられない。サイエンスを通して
のみ議論し、人々の叡智を集めて議論するべき。そう、それにあなたは
進化生物学の専門じゃないんだから」

　　　　　　　　　　❋　❋　❋

　不自然で、非常に感染力の強い病原体が、事故にせよ故意にせよ、研
究室から解き放たれたという考えは、これまで自分が経験してきた研究

の世界では全く考えもしなかったことであった。このことは科学者のコミュニティにできるだけ注意喚起をする必要のあることであったが、同時に安全保障や諜報活動の範疇の出来事でもあった。

　諜報機関との関わりを私は以前持ったことがあった。エボラ出血熱が2013年に西アフリカで流行した時のことである。この時の流行は当地の戦争が発端となって引き起こされた。戦争によって生まれた混乱状態によってエボラ熱も蔓延したのである。現地から英国に戻り、私はホワイトホール（ロンドンの官庁街）をとぼとぼと歩きながら、この地域でのエボラ熱の流行は、それが紛争地帯に忍び寄ったら大変な問題になると警告した。その後自分はわかりにくい廊下の先にある部署の名前のない部屋に案内された。

　そこは科学者とスパイが知識を互いに分け合う場所であった。ちょうどウェルカム・トラストのメンバーが感染症の流行とどのように戦うかを議論するように、ここにいる公僕らは、コンゴ民主共和国とルワンダの国境にあるノース・キヴという町をめぐる政治勢力のライバル関係に関する価値ある情報を提供した。このような諜報機関からの情報は、エボラ出血熱の最前線で働くウェルカム・トラストの仲間たちに大いに役立った。アンドリュー・パーカーは英国諜報部MI5の当時の長官であった。彼はその後異動したが、われわれは今回の新型コロナの流行に関して、彼がウェルカムの責任者であるイライザ・マニンガム＝ブラーを訪問して意見交換をした。彼女はMI5におけるパーカーの前任者であった。

　私が新型コロナウイルスの起源に関する疑義を話した時、彼女はこのようなデリケートな話を知っているすべての人々に対して、諜報部は安全を担保する防御を設けることを提案した。携帯電話はいままでのものと違うものを使い、内容をメールで送らない。通常のメールアドレスも電話も捨てるようにアドバイスされた。

　違う携帯電話を使うってどういうこと？　普通の人々がやらないようなこと、どうやってやったらいいのか見当もつかないので、ウェルカムの通信技術担当者に聞いた。

2020 年 1 月 27 日　11：59

"緊急要請！

　二つ目の携帯を今日発注してくれますか？　いまウェルカムで使って
いる携帯とは別にもう一台必要。おそらく 3 〜 6 カ月は必要だ。なぜ
必要かは会ったときに話す。"

　その担当者は私のためにウェルカムにある戸棚から「バーナーフォン
（プリペイド携帯電話）」を持ってきて、私の机の上に置いて行った。私
はバーナーフォンという言葉の意味をそれまで知らなかったが、その電
話を秘密の通信の目的で使い、使用後に処分した。
　家に戻るとクリスティアーネは、私がごく親しい人にその携帯を使っ
て話をしていたので、電話を受けた人達はもし自分にどんなことが起き
ているのかを理解したに違いないと言った。
　最初に私は自分の兄でエジンバラで環境デザイナーをしているジュー
ルズに電話した。自分も含めほんの数人の科学者が、新型コロナウイル
スが研究室のアクシデントか何かで外部に漏れたものが広がっている可
能性があること、またウイルスのゲノムを見て一目でそれは自然界のも
のではないらしいということを知っていること、さらにもし本当にそう
であればありとあらゆる人、あらゆる事に途轍もない脅威となることを
伝えた。またすでに英国も米国も諜報機関がその真偽を調べ始めている
とも伝えた。
　兄は多くを語ることはまれであるが、電話の 1 時間後にかけ直してき
て、自分が正しく理解しているかどうかを確認させてくれと言ってき
た。こんな時には他のだれでもそう言うと想像するが、「もしクリスティ
アーネと子供たちが助けを必要なときは、何でも知らせてくれと彼らに
言ってほしい」と兄は言ってくれた。
　その後、ティムと長い通話をした。

❋　❋　❋

　ティム・クックは英国南西部の都市バースにあるロイヤル・ユナイテッド病院の麻酔科と集中治療科の教授をしていた。今はなくなってしまったウェストミンスター・チャリングクロス病院で臨床研修を一緒にやって以来、35 年の付き合いになる大親友の一人であった。

　私はユニバーシティ・カレッジ・ロンドンの出身だが、ティムはケンブリッジ大学の出身であった。私たちはラグビーとクリケットを楽しみ、ソーシャルグループも一緒であった。そして医学という仕事の選択も、興味のある領域もよく似ていた。ティムは「君は医学を勉強している者は、だれでも医学を心から興味を持っていると思うだろうが、誰しもそうとは限らないと思う。」と言っていた。

　医学に関して、ティムは集中治療医学に関してはいつも自分の「相談役」であり、今でもそうであった。新型コロナが忍び寄ってきて、心配をし始めた時、流行が大規模になったときに医療システムがどのように影響を受けるか？　真っ先に相談した専門家の一人がティムであった。1 月の終わり頃、武漢との電話のやり取りが終わったあと、私は彼にメールを送り、状況が日に日に急速に悪化しており、医師も死亡していることを伝えた。私は彼と同業者にそのような情報を伝えて、NHS（国民保健サービス）は新型コロナへの対策の準備を進めているかどうかを彼から知りたかった（彼の答えはノーであった）。

　私がベトナムに勤務していた時、ティムと彼の仲間のジェリー・ノーランは麻酔学・救急医療の入門書を著して数年毎に講演をして回り、ベトナムの地元の若手医師を指導していた。その代わり、彼らは自分たちがあまり詳しくない熱帯医学（デング熱やマラリアなど）について、私の部下から教育を受けたりして交流が続いたのである。

　私が英国に戻ったとき、ティムのおかげでオックスフォードのアマチュアのクリケットクラブに入ることができた。そのおかげで彼とは最低年に 1 回は親善試合で会うことができた。クリケットで私の役割は「バッ

トマン（打者）」であり、2019年にワールドカップで優勝した打者である
スティープル・アストン所属のジョー・ルート選手のように、2020年の
最優秀選手になることを夢見ていたのだが... このパンデミックのおかげ
で自分がチームのキャプテンになるチャンスが潰えてしまった。私はク
リケットを心から愛しており、日曜日の午後は、素晴らしい環境の中で
現実逃避ができる時間であった。それがたとえ数時間であっても物事を
考えることをせずにクリケットをただ楽しむひとときであった。

　人は生活していくために何であれ、嫌なことや緊張やストレスが付き
まとう。クリケットの芝生の上では、お前は誰か？　お前は何の仕事を
しているのか？　などと聞かれることはない。人はみなそういう場所が
必要だと思う。それがスポーツであっても、楽団の一員でもいい。その
場以外の世界と何の関わりもなく居られる場所と時間が必要なのだ。

　私がティムに電話したとき、彼は集中治療室の当直をしていた。後で
わかったことだが、いつもの私の携帯番号のであったら、電話に出なかっ
ただろうと言った。当直担当医師は訳の分からない電話番号には、それ
こそ、敗血症のような致死性の免疫過剰反応のような患者の緊急入院を
要請する電話以外には出ないのである。

　電話が繋がり、ティムは私の声に恐怖を感じ取った。そして彼も神経
質になった。私は、「新型コロナウイルスは人間が作ったウイルスであ
る懸念があること、そしてもし私に何かが起きた場合にはどういうこと
なのかを知らせておきたかったのだ」と伝えた。

　「自分の親友からこんな恐ろしい電話をもらうとは... 。」　その恐怖は
2～3分間続いていたとティムは述懐していた。周りで看護師や医師が
入れ替わり立ち代わりいるようであったので、彼は隣の部屋へ移動した。
「自分は言葉を失い、思考がまとまらないくらい動転していた。もしこ
の新型ウイルスが実験的に人工的に作られたものであり、偶然それが研
究室の外に漏れたにしても、意図的に放出されたにしても、その後に起
こる被害は恐ろしく甚大である。絶対的な恐怖である伝染病が地球全体
に広がるような災害をもたらし、挙句の果てには戦争すら起こりうる。」

　ティムはこの話を自分の妻にも、だれにも数カ月の間話さないでいた。このような恐ろしい情報は自分たちの心の重荷になる。最後には他人に話すことによってしか、肩の荷を下ろすことはできないのである。

　彼にとってただ一つ同じようなショックを味わったのは３年前のこと、同じように集中治療室で勤務していたとき、医療支援者からの電話が鳴り、「ティム、あなたのお父さんが今救急車で搬送されている。心臓発作のようなので、これからそちらの治療室に向かう」という電話が来た時だった。

❋　　❋　　❋

　ダボス会議から戻ったころ、エディ・ホルムズはスイスにある別のスキーリゾートからシドニーへの帰路につくところであった。彼は、グリンデルヴァルトで開催されたスイスアカデミー感染症教育財団が主宰する第30回年会「ウイルス学の挑戦」での特別講演で参加していた。

　彼は、新興・再興感染症について、特にRNAウイルスがどのようにある種から他の種に伝播するかについて講演したのである。他の招待講演者にはジュネーブ大学のウイルス研究者であるイザベラ・エッケルもいたので、新型コロナウイルスに関する即興のセッションも臨時で開催された。

　このような会議は講演者にとって家族がスキーを楽しむよい機会にもなったが、研究者であるエディにとっても武漢で起きたこと、特にコロナウイルスのゲノム情報を中国政府当局の了解なしに公開したことに対する心配から一時でも解放される機会にもなった。

　エディは、私からのメールが届いた１月28日、ベルンのホテルにいた。BSL-4の施設のある武漢で人工的に作製されたウイルスが漏出した可能性がないのかを彼と話したい旨伝えるために、プリペイド携帯電話の番号を送信したのである。

　長旅の途上でエディは疲労困憊していたが、私からのメールを真っ先

に開いた。ノートパソコンを開き、新型コロナウイルスのゲノム配列と、これまで知られている「近縁」にあたる生物界の RNA ウイルスのゲノム配列を比較検討した論文を徹底的に調べた。数多くのそのような論文はプレプリントとしてバイオアーカイブ（BioRxiv）＊に掲載されていたが、彼はその後しばらく 2019-nCoV と呼ばれることになる新型コロナウイルスが、コウモリのコロナウイルスとよく似ていることを明確に示す論文を見つけた。

　エディは論文の図表を詳細に調べたが、コウモリのコロナウイルスと新型コロナウイルスのゲノム配列には確かな違いは簡単には見つからなかった。少なくとも不気味な違いと思われるようなものは見つからなかった。もし人以外の動物が持っていたウイルスがヒトに感染したのであれば、2 種類のウイルスのゲノム配列は非常にうまく一致するはずなのである。

　エディは思った。「ヒトから見つかった新型肺炎のウイルスはコウモリのものと非常によく似ている。もし新型肺炎のウイルスが人工的に作られたものであれば、その進化は、コウモリのコロナウイルスとは全く異なるものになるはずだ。正直言って、私はそういう可能性は低いと思う。旅の途中だし、論文を書こうと思っているので失礼する。」

　しかし、そんな楽観的な無関心はすぐに潰え去った。シドニーに帰国した翌日、エディはサンディエゴのスクリプス研究所にいるクリスチャン・アンデルセンからのメールを開封、Zoom で会議をしてほしいという要望であった。彼はエボラ出血熱、ジカ熱、ラッサ熱などの致死性のウイルスがどのように発生し、流行し、進化するのかを研究する国際共

＊　プレプリントサーバーとは、査読を受け受理される前の科学論文の草稿を投稿し公開するオンラインのデータベースを指す。雑誌に正式投稿する前の草稿に対して他の研究者がコメントを残したり、誤りを修正することができる。MedRxiv（メッドアーカイブと発音）のようなプレプリントサーバーがあるおかげで、論文査読に要する長い期間を避けて、公衆衛生上重要な所見にいち早く頒布することが可能になる一方、質の低い研究内容が公開される欠点もある。

同研究を指揮していた。その頃はまだ「武漢ウイルス」と呼ばれていたこの新型コロナウイルスが、彼の精査リストに入るのは時間の問題であった。

　クリスチャンはエディに、新型コロナウイルスに関して３つのことが自分の頭を悩ましていると告げた。第１に、ウイルスがヒトの細胞に結合するための受容体結合ドメインを持つタンパク質＝スパイクタンパクが、ヒトの体内に侵入するために完全無欠な鍵分子であることであった。

　第２の警笛は、この鍵分子にはフーリン切断部位と呼ばれる短い配列があり、感染性の高いインフルエンザウイルスに見られる特別の配列であることだった。クリスチャンは「そのような配列があることで人への感染性や病原性が強大になることが予想できる」と語った。「もし誰かが自然界にいる動物のコロナウイルスをヒトに感染しやすくするために、ちょっとした遺伝子を挿入してやるならば、このウイルスとそっくりのものが出来上がるだろう。」

　さらにクリスチャンは、とどめの情報を伝えたのだ。ヒトに感染しやすいように、大元のSARS-CoV-１ウイルスの持つスパイクタンパクの遺伝子に操作を加えた技術を具体的に示した論文を彼は見つけ、その人工ウイルスが2002年〜2003年のSARSの流行を引き起こしたということだった。一目見て、クリスチャンの見つけた論文は「武漢ウイルスはいかにして研究室で作られたか？」というハウツーマニュアル本のような内容だったのである。ふたりは、アウトブレイクのあった都市の中心にある武漢ウイルス研究所で、研究者たちが何年もの間これらのウイルスの研究を続けていたことを知っていたのである。

　「なんてこった！ひどいことだ」クリスチャンの説明を聞いたエディの第一声であった。その後すぐにエディから私のプリペイド携帯電話に着信があった。

第3章
私がFBIを呼ぶかと思ったかい？*

2020年1月30日

感染者数：7,834人
中国 7,736名（および疑い症例 12,167人）
その他 18カ国で 98人
死者　170人

　WHOの緊急事態委員会の第2回会合があった2020年1月30日、エディからの電話を受けた。新型コロナは今やヨーロッパにも到達した。ドイツは1月27日現在まだ感染者はゼロであったが、この日ミュンヘンの自動車工場で働いている人が、上海からの来訪者からうつされて第1例となった。新型コロナウイルスは執拗かつ急速に拡大する途上であった。

　ついに緊急事態委員会は全会一致で緊急事態宣言をするに至った。事務総長のテドロスはWHOを代表して、新型コロナウイルス感染症が国際的に懸念される緊急事態に相当すると宣言した。多くの人々がすでに懸念していたことに対する遅きに失した宣言であった。新型コロナの流行は悪しき方向に進み、制御が効かなくなっていた。しかし緊急事態宣言が出たおかげで少なくとも加盟各国は「国際保健規則：ＩＨＲ」に基

＊ どうやって対応すればいいんだい？ＦＢＩでも呼ぶと思ったのかい？
　 カリフォルニアのスクリプス研究所、クリスチャン・アンデルセンの言。

づきWHOに症例数を報告する義務があり、対応を迫られることになったのであった。

　次の日、私はトニー・ファウチに電話し、新型コロナウイルスの起源に関するうわさについて話し、彼にスクリプス研究所のクリスチャン・アンデルセンに確認してもらえないかと頼んだ。この件をしっかり調査することを目的とした専門家の意見を集約しようということになった。このウイルスが果たして自然界から来たものなのか、事故にせよ故意にせよ、武漢ウイルス研究所のBSL-4で意図的に作られ漏れ出した産物なのかを知る必要があった。トニーはどういう領域の専門家を想定しているかにもよるが、おそらくFBI（連邦捜査局）やMI5（軍事情報活動第5部）には話をしておく必要があるかもしれないということになった。

　この頃、自分は身の危険を感じて少し神経質になっていたなと思う。具体的に何を心配しているのかは自分自身にもわからなかった。しかしとてつもないストレスのために論理的な思考や行動が妨げられていた。自分はまるで二重の世界を生きているようであった。ロンドンのウェルカム・トラストで仕事をして、オックスフォードの自宅に戻る一方で、真夜中に地球の反対側にいる人々と内密の会話をする毎日で消耗していた。エディがシドニーで仕事をしているとき、クリスチャンはカリフォルニアで就寝中、といった具合であった。まるで1日24時間働き続けているような、というか実際にそうであった。そんな状況下で夜になると世界中から電話がかかって通話している状態で、妻のクリスティアーネの日記によれば、一晩で17回も国際電話をしていた日があったそうだ。

　夜間にウイルス漏出のことを通話した直後に就寝するのは困難であった。医師になり集中治療室で従事していた時も、睡眠障害など経験したことはなかったが、今回の新型コロナによってもたらされた状況や、ウイルスの起源に関わるダークサイドの疑問がある状況では、感情的に耐えがたい辛さが自分を襲った。誰も何もわからない状況で、いきなり緊急事態宣言に突入したのも同然であった。

　そのような中で、現時点ではエディ、クリスチャン、トニーと私だけ

が秘密に通じており、もしそれが事実であったとしたら、それらの出来事はもはやわれわれ個人の力ではどうすることもできないくらいの一大事になるかもしれない状況だった。一つの嵐が、われわれがこれまで経験のない、制御のしようもないような力がいくつも集まって大きな嵐になるような感じだった。

✺ ✺ ✺

クリスチャンは 2020 年 1 月末の不安な時間を思い出す。「エディから来た最初の電話のあと、ビールを 3 杯飲んだよ」と。最優先事項である懸念はとどのつまり、ウイルスの由来を可能な限り早く、穏やかな形で、しかも科学的に突きとめることに他ならなかった。われわれが処理するべき課題を深く掘り下げることのできるトップクラスの科学者を慎重に集める必要があった。私は会議の招集をかけた。

エディとクリスチャンはもちろん参加した。話し合いの中で、ルイジアナ州のチュレーン大学のウイルスの専門家であるアンドリュー・ランバートと、クリスチャンの共同研究者であったボブ・ゲイリーが参入した。ボブは新型コロナウイルスのどういうところが変わったところなのかを重点的に調べることになった。クリスチャンはスクリプス研究所の共同研究者の一人であるマイケル・ファルザンをメンバーに加えたいという意見を持っていた。彼は SARS-CoV-1 がヒトの細胞に結合する分子機構の発見者であった。

マイケルは、新型コロナウイルスが自然の中でどうやって今の姿になったのかを見出すのに苦労したことを告白した。私の妻のクリスティアーネはオランダにあるエラスムス大学のマリオン・クープマンズとロナルド・フーシェの参加を推薦した。またベルリンのシャリテ病院のウイルス研究所のトップであるクリスチャン・ドロステンの名前も上げた。クリスティアーネは、こういった会議体の構成はアングロサクソン・米国連合軍によって中国を貶める陰謀だという意見が出た時にそれを打

ち崩すためには重要であると指摘した。

　この会議体メンバーはいわばドリームチームであった。全員が世界中から尊敬を集め、確固とした自説を持ち恐れも選り好みもなく、お互いに健全な批判をぶつけ合う研究者達であった。マリオンは WHO の科学アドバイザーで、私とは新興再興感染症に対する研究開発（R & D）ブループリントアドバイザリーで一緒に仕事をしたことがあった。また彼女は WHO が新型コロナの件で緊急事態宣言を発令した委員会のメンバーでもあった。後に彼女は武漢における新型コロナウイルスの起源を調べる調査団の一員としても加わることになる。ロンは有名なウイルス学者であり、機能獲得型ウイルス実験の実務を実際に熟知しており、長年にわたりそれを擁護している研究者であった。彼がいることによって、新型コロナウイルス出現の謎の心臓部において、この手の研究が可能なのかどうかを「部内者」の意見としてわれわれに教えてくれる役割を担った。

　ばかばかしい会話が電話線を飛び交った。

　エディは回想する。「一般的な印象だが、生物研究者として漏出事故とは全く信じていない。研究室から外に出てきたのではないかという可能性には賛同しない。もし誰かがコロナウイルスに手を加えるにしても、研究者が無作為にコウモリのコロナウイルスを研究室に持ち込んで新しいものを作るとは思えない。彼らは自分のよく知っている、どの細胞に感染できるかを知っているウイルスを選ぶに違いない」。コロナウイルスの研究で理学博士号を取ったマリオンもこの考えであった。ロンもクリスチャンも同じ意見であった。マリオンは言う「データベースには SARS ウイルスによく似たウイルスが星の数ほどもあるにもかかわらず、この新型ウイルスの遺伝子背景に近いウイルスは論文にも出てきません。もし人為的に特定のウイルスを作るつもりならそれを使って試さない理由はありません？」

　最初の印象だと、新型コロナウイルスはそれが自然由来なのか研究室由来なのか以前の問題として、一見ただのコウモリのウイルスでは

ないかと思った。それは最も近縁のコウモリのコロナウイルスである
RaTG13 はゲノムの相同性が 96％であったからである。このデータは（当
時）まだ論文発表してはいないが自分はそのデータを持っていると語っ
た。このウイルスはヒメキクガシラコウモリから採取されたものであ
り、新型コロナウイルスの由来がコウモリであることを支持する所見で
あった。他のコロナウイルス株である ZXC21 型や ZC45 型の相同性はた
かだか 86％から 87％であるがそれと比べても RaTG13 株は非常に新型
コロナに近い株であると考えられた。

　新型コロナウイルスの分子生物学的な特徴は警告の要因ではないかに
ついては意見が分かれた。自然は恐るべき魔術師である。フーリン切断
部位のような奇妙な性格を植え付けたり、またある時は自然の進化とと
もに淘汰もしてゆく。「このような遺伝子の一部の塩基配列の挿入は自
然界ではいつも起こりえます」とマリオンは言った。一方でクリスチャ
ンは、「自然界でも起こりうることだからといって、必ずしも人為的に
作られた株の研究所由来を否定することはできない、特に近縁のウイル
ス同士で一部の構造的な特徴が欠けているようなものは判断が難しい」
と警告した。一方でロンは、突拍子もない疑問に集中し続けると、自分
の研究に忙しい学者の生活は崩壊するんじゃないかと指摘した。

　われわれは意見を集約しなければならなかった。エディとクリスチャ
ンは特に懸念を持っていた。「現時点においては、私は 80％の確率で新
型コロナウイルスは研究室から漏出したものであると確信する」とエ
ディは言った。クリスチャンは 60 ～ 70％の確率で研究所由来だと考え
ていた。アンドリューとボブも否定的というわけでなかった。私自身も
事態が彼らが考えるほど不吉な状況ではないと言い聞かせなければなら
ない状態であった。

　医務総監のパトリック・バランスは、新型コロナウイルスの起源に関
する疑義を諜報機関に告知した。エディも同様にオーストラリアの機関
に報告した。トニー・ファウチも新型コロナウイルスに関する疑義を国
立衛生研究所（NIH）長官のフランシス・コリンズに伝えた（トニーが

所長をする国立アレルギー感染症研究所は NIH の一部である）。トニー
とフランシスは、大統領のトランプや国務長官マイク・ポンペオが推し
進める反中国の動きに利用されないとも限らないような取り扱い厳重注
意の情報であることをすぐ理解した。妻のクリスティアーネは、私に「あ
くまでも科学的に！」と忠告し続けた。

☀　☀　☀

　次に、追加のメンバーを入れて会議をする必要があった。2020 年 2
月 1 日の土曜日、グリニッジ標準時の午後 7 時、ワシントンにいるトニー
のところは午後 2 時、シドニーのエディのところは朝 6 時に会議をセッ
トした。クリスチャンとエディはアンドリュー・ランバートとボブ・ゲー
リーに電話を入れた。他の電話会議のメンバーにフランシス・コリンズ、
ロン・フーシェ、マリオン・クープマン、クリスチャン・ドロステンと、
ゲッティンゲンのドイツ霊長類センターのウイルス学者であるステファ
ン・プルマン、ウェルカム・トラストの副会長で生化学者のマイク・ファー
ガソン、同じくウェルカム・トラストからポール・シュライヤー、それ
にパトリック・バランスが集結した。
　ロン、マリオン、クリスチャンはこのコロナウイルスが出来上がるため
に、まだ見ぬ人間の仕業を前提にする必要はないと論じた。彼らによれば、
このウイルスの素材はすべて自然に存在していた。野生動物のウイルス
は頻繁にクロスオーバーし、または他の種とクロスオーバーした後にヒ
トに入り込んでくる。彼らは、この新しいウイルスは研究室起源ではなく、
自然発生と考えた方が科学的に説明が容易だと主張した。電話会議は 1 時
間ちょっとかかった。フランシスは孫娘のプールの相手をしなければなら
ず途中で退席したので、話を十分には聞いてもらえなかった。
　会議のあと、その後も参加者たちは自分の意見をメールで交わした。
アンドリューの勘によれば、フーリン切断部位は非常に興味を引くもの
の、新型コロナウイルスはヒトに感染するようになる前、コウモリとヒ

トとの中間宿主などを介してこの遺伝子配列を手に入れたのではないか
ということだった。

　翌日、私は参加者全員とアンダーセンの同僚のマイケル・ファルザン
の意見をまとめ、トニーとフランシスにメールで共有した。

　"ウイルスが自然界でできたものと考える場合に 0、人工的なものと
考える場合を 100 として意見を集約すると、私のスコアは正直言って、
50！なぜなら、実際に武漢ウイルス研究所にアクセスしない限り確定
はできないからだ。それが出来る可能性は低いけれども！"

　われわれは可能な限り早期に、かつ科学捜査的に、理想的には WHO
の傘の下で調査すべきということで意見は一致したが、それはすぐには
実現しなかった。WHO が緊急事態宣言の対応で忙殺されていたので仕
方がなかったのだが。そのため、最初の意見交換のあとクリスチャン、
エディ、アンドリューとボブ、それにコロンビア大学のウイルス学の権
威であるイワン・リプキンが集まって、調査をさらに進めようというこ
とになった。イワン・リプキンは映画「コンテイジョン」の科学アドバ
イザーを務めたことでも知られ、著名なウイルスハンターにして SARS
の専門家だ。これらのメンバーはそれぞれ新型コロナウイルスに関する
小さな研究、例えば凄まじい数の論文をかき集めて手がかりになりそう
なものを選り分けたり、分子疫学的なデータサイエンスやウイルスのサ
ンプルを実際に精査することなど、まだ見ぬ人間の仕業の痕跡を探すこ
とになった。

　エボラ出血熱やジカ熱で経験を積んでいたにもかかわらず、クリス
チャンはこのようなデリケートでプレッシャーのかかる調査はしたこと
がなかったと思った。「私が警告を発したら、自分は新型コロナウイル
スが研究室で作られて外に漏れたことを証明した人間として終わってし
まうかもしれないという思いにかられた。私は別に世界的に有名な人間
になりたいわけではない... FBI を呼ぼうかと思ったくらいだ。われわれ

は何という重荷となる証拠を探そうとしているんだろう？」

　自分がラボでちょっと分析してみて、「ああ、これは実験室から来たウイルスだ」とか「いや、このウイルスは自然界のものだ」とか言えるような問題ではないのである。もしそういうはっきりしたことを言うのであれば、憶測ではなく、ちゃんとした科学的根拠に基づいて所見を述べるべきだと思う。これは、あまりにも微妙な問題であったので、ごく一部の年長者たちを除けば、実際にクリスチャンの研究室で実験をしている研究者や助手は、彼が何をしようとしているのかすら知らずにいる状況であったのだ。

　その後私は、ウェルカム・トラストの仲間の何人かを選んで会議での会話のあらましを次のように伝えた。

　"ソーシャルメディアなどで、一体新型コロナウイルスの起源は何なのか話題になっているかと思う。この問題を扱うことは非常に困難で極めて微妙な問題である。われわれは中国だけでなく、オーストラリア、EU, 英国、米国の科学者達、さらには WHO とも連携して対応している。"

※　※　※

　中国と関わって仕事を進めることは至上命令のようなものであった。2020 年 2 月の第一週、ウイルスの起源を明らかにするには現地にできるだけ近いところで検証をする必要があるとだれもが考えたので、私の非の打ちどころのない米国の友人の仲介によって、2007 年から 2013 年まで中国の保健大臣を務めた陳 竺博士と接触することができた。彼は中国の農村地帯で「はだしの医者 *」として訓練を受け、パリに留学し、

＊　1960 年代末、毛沢東が「はだしの医者」として提唱した政策。村人が短い期間医療研修を受けて、農村部のコミュニティを巡回し、西洋医学と東洋医学の融合に基づいた施術を行えるようにした。

何カ国語かを話すことができた。血液内科、特に白血病の治療で名医として名をはせた。彼は、私がこれまで会った中でも最も出色の人であり、世界中の科学者からの尊敬を集め、そのおかげで、政治の問題はどうあれ、中国が科学の領域で他の世界の国々から認められるようになったきっかけを作った人物であった。

　話の内容のデリケートさを考えると、真夜中に安全な回線を使って陳博士に電話をするのが得策であった。われわれはまず新型コロナの局地的流行が、どうやって世界全体におよぶ災害に発展したのかについて議論した。私は、まだ議論するには早すぎるものの、新型コロナウイルスが研究室における事故によって外部に広がったのではないかという噂があることを彼に話した。無論、私はただ彼に人々がそういう噂をしていて質問してくる可能性があることを伝えたかっただけだと話した。もし人が造ったウイルスのことが科学的根拠のない物語になってしまったら、われわれは混乱の中に放り込まれるだろうということと、話の結末がどうであれ、この話は中国とリンクのある話となることを明確にしておきたかった。科学者として真実を確立したいことが自分の真意であると彼に伝えた。彼は私の話を穏やかに受け止めた。

　陳博士を紹介してくれた米国の友人であるマーティ・マーフィーはこの会話に参加していたのだが、彼は緊急の実際的な課題を抱えていた。彼は米国の企業から寄付を集めて武漢に送ろうと計画をしていたのであった。武漢を含めて新型コロナの流行都市では、医療に使うPPE（個人用防護具）が不足し、一方で空港が閉鎖されていた。そのような中で彼は世界の善意と連帯の奇跡を通じて援助を進めようとしていたのである。アムジェンを含む米国企業からの寄付としてフォークリフト154台分のPPEがMD-11貨物輸送機で上海に運ばれ、そこから2機の中国国内便によって武漢に運ばれた。UPS貨物輸送機が上海に着陸できたのはすべて陳博士のおかげであった。

　かくしてマーティと陳博士は不可能を可能にしたのである。

* * *

　翌月に入り、新型コロナに関する重要な情報、終わりのない分析、その結果に対する議論と幾度もの眠れぬ夜を過ごしたあと、クリスチャン・アンデルセン、アンドリュー・ランバート、イアン・リプキン、エディ・ホルムズとボブ・ギャリーは新型コロナウイルスの起源に関して公にする準備を整えた。2020 年 3 月 17 日、"The Proximal Origin of SARS-CoV-2" という題名の明確な短報として、「われわれの解析によれば、新型コロナウイルスは研究室で作りだされたものでもないし、意図的に人工的に作られたものでもない」ことが論文として発表されたのである。

　ネイチャーメディシン誌に発表されたこの論文では、まず初めに新型コロナウイルスには 2 つの極めて際立った特徴があることが示された。1 つは、このウイルスがヒトの細胞に特にがっちりと結合するような仕組みを持っていることである。論文に記載された文章そのままに表現すると、「まるでヒトの細胞にある受容体の一つである、Angiotensin converting enzyme type 2 (ACE2) 受容体 * に結合するために最適化されたようにさえ見える」ということであった。ウイルスの受容体結合ドメインは ACE2 受容体にまるでグローブにはめた手のようにぴったり結合することがわかったのである。

　第 2 に、このウイルスはまるで鍵でももっているかのようにヒトの細胞内に入り込むことができるという特徴である。鍵となるしかけは「スパイクタンパク質」と呼ばれ、ヒトに感染するための特徴的なフーリン切断部位を有している。この部位を規定するゲノム配列のおかげでスパイクタンパク質自身を開裂、分断させてヒトの細胞にある膜と融合して感染をスタートさせるのに重要な役割を果たしている。このような巧妙

＊ ACE2 とは Angiotensin-converting enzyme 2 の略。肺、心臓、血管、腎臓、肝臓など多くの臓器に発現している。多くの生物作用を担っており、血圧を維持し炎症反応を制御する役割を持つ。

なしくみは鳥インフルエンザウイルスや、エボラ出血熱ウイルスなどの病原性の高いウイルスに同様に存在する特徴的なものであった。

　しかしこのような仕組みがもし人工的に作られたものであるとすると、おかしなところが多々あるということがこの論文で記された。新型コロナウイルスがヒトの細胞に結合する仕組みは、SARS-CoV-1 とは全く異なる仕組みであり、研究室内で行われる機能獲得型実験により得られた既知の如何なるウイルスの仕組みとも異なることが明らかとなった。特別な仕掛けが「意図的な分子操作」というのはもっともらしくないシナリオであった。悪意のある科学者であっても科学者の端くれである。もし悪夢のようなウイルスを人工的に作るのであれば、方法論的に一番あり得るのは、SARS-CoV-1 のような既知の感染性を持つウイルスを使って、感染力を一段上げるような操作をするはずであるからだ。

　クリスチャンはさらにどこか無造作に、次のように続けた。「科学者は怠け者である。もし研究室で新しいウイルスを創ろうとすれば、われわれ科学者は何十年も使われているような確実に結果がもたらされる既知のレシピ（実験プロトコール）にしたがってやるに違いない。今回の新型コロナウイルスにはそのような既知のサインは見た限りでは見当たらない。」このことはマリオンが当初言っていた、悪意のある科学者は既知のウイルスを使うのではないかという推察に符合した。

　むしろ SARS-CoV-2 は自然からもたらされた禍である可能性が高そうであった。この論文はその状況証拠を 2 つ提示した。第 1 に、コウモリのコロナウイルスである RaTG13 株のゲノムは SARS-CoV-2 のゲノムと 96％の相同性があって、受容体結合ドメインだけが違っていたということである。そして第 2 にコロナウイルスと同一の受容体結合ドメインを持つコロナウイルスがマレーセンザンコウの体内で見つかり、この動物が違法な形で中国に輸入されていることが根拠である。端的に言うと、この論文は SARS-CoV-2 を構成する分子はすべて外界のものであるということだ。別に封じ込め区域である研究室から拡散しなくても、あるいは意図的に漏出されなくても自然界で生じうるということであった。

　このような考えは、トニー・ファウチとフランシス・コリンズとの会議のあとメンバーに回付したアンドリューの考えとよく一致した。すなわち新型コロナウイルスの非常に重要な「部品」である受容体結合ドメインはおそらくはコウモリとヒトとの間に仲介する中間宿主動物に寄生している間に入り込んだに違いないという考えのことである。

　論文はさらに2つのシナリオを提示した。まず初めにコウモリのコロナウイルスがおそらくはセンザンコウのような中間宿主動物に感染して体内で複数回変異を起こす。それによってウイルスはコウモリだけでなく、他のいろいろな宿主にも広がる能力を獲得し、ヒトへの感染も成立したというシナリオだ。2つ目のシナリオは新型コロナウイルスの「前駆ウイルス」が動物種間のバリアを越えて、ヒトの体内で知らない間に何度も感染と変異を繰り返し、数カ月いや数年かけて顕性化したというシナリオである。人から人に伝染するたびに遺伝子の配列に少しずつ入れ替わりが起き、最終的にヒトにしか感染しないようなウイルスが生成されてしまう可能性である。結果としてランダムな生物学的な変異と自然淘汰の結果、ウイルスがヒトの体内にがっちり結合して「悪霊」として憑り（とり）つくことになり、ヒトが「スウィートスポット」となって、ヒトからヒトへの感染が成立するようになった可能性が挙げられた。

　SARS-CoV-2 ウイルスがこのようにして出来上がったという考えはもっともな考えであった。それというのも、HIV ウイルス（エイズウイルス）も 1930 年代にチンパンジーから生まれてきたものだからである。ヒト−ヒト感染のような真新しい能力を獲得して SARS-CoV-2 ウイルスは 2019 年 12 月に突如として観察可能な形で流行に至ったということである。少し変な風に聞こえるかもしれないが特定のウイルスの流行を特定することは実に困難なことである。つまり最初の兆候はいつもノイズの中に埋もれていて、沢山の原因不明の肺炎症例が見つかるようになり、そういった症例を深く掘り下げるうちに原因が特定されるという経過をとるものである。

　自然界が新型コロナウイルスの部品をすべて用意することができるか

らといって、実験室における証拠にアクセスできない以上、ウイルスが
実験室から出てきたものではないと証明することはできない。しかし最
も単純な説明は、「自然と不運」によって新型コロナウイルスがもたら
されたというものだった。「生態とは如何に強大なものか、われわれは
理解している」とマリオンは言った。

　クリスチャンと共著者がネイチャーメディシン誌に論文を出した
とき、ルイジアナ州立大学の微生物学者であるビル・ギャラガーは
virological.org にコメントを出し、文献に記載された RNA 配列との一致
が見られないことから、このウイルスが実験室でできた可能性は極めて
低いと次のように伝えた。

　"SARS-CoV-2 の親爺にあたるようなウイルス RNA の配列はどこにも
見当たらない。全く一致がない、ということはこのウイルスはコウモリ
の糞みたいなもので、無罪放免である。"

※　※　※

　結局この論文のオンライン版は 500 万回もアクセスされ、クリスチャ
ンの研究者人生を決定づける仕事になるかもしれない。われわれは別に
世界で最も読まれるような歴史的な研究論文を書こうとしていたのでは
ない。この仕事が論文になったときには、世の中はパンデミックになっ
たので特に衆目を集めることになったのだろうと思った。論文を書いた
動機は新型コロナウイルスがどこに起源があるのかを科学者として突き
止めたかっただけだ。今日、研究者はこの論文を引用してわれわれがど
ういう研究をしてこういう研究者なんだということを知るということ
だ、と考えた。

　しかし私は、クリスチャンと異なり、この論文が注目に拍車をかける
に違いないと予想した。ウイルスが蔓延するにしたがって、国家間の責
任のなすりあいが形成され、この感染症が爆発的な政治問題に発展する

だろうと予想した。真剣な科学的議論がないままに、論文の公表が先行し、すでに噂が火に油を注ぎつつあった。

　新型コロナウイルスの起源については、別の説も流れていた。武漢ウイルス研究所は、最も近いウイルスである RaTG13 の試料を保管していた。研究所の目的の 1 つがコウモリ媒介ウイルスのサンプリングであることを考えると、偶然の一致は驚くにあたらない。しかし、武漢ウイルス研究所でコウモリウイルスの研究が行われたため、中国のウイルス学者、「バットウーマン」として知られる石 正麗博士の研究に注目してきた。彼女は 2012 年、雲南省の銅鉱を訪れた。6 人の鉱夫が Covid-19 に似た症候を示す謎の呼吸器の病気にかかったからである。鉱山労働者のうち 3 人は後に死亡した。彼女の研究チームは、その後、その鉱山などから RaTG13 を含む多くのウイルスを採取したが、彼女の結論は鉱山労働者の病気が真菌によって引き起こされたものであったというものであった。彼女は研究室でコロナウイルスの研究を行っており、米国の査察によって武漢ウイルス研究所について警備上の懸念が生じていた。

　研究所で感染したコウモリの研究者が武漢で病気を無意識に蔓延させた可能性はあるのだろうか？　アンドリューは、誰かが感染し、それから他の人に感染を続けることによって、実験室から偶発的に逃れる確率は、「消滅的に小さい」と考えている。それは、ヒトに感染する能力のある 100 万分の 1 のウイルスを集めて実験室に持ち帰り、その後一連の間違いを起こすことを、誰かが野外でしたことを意味するだろう。

　アンドリューは次のように説明している。「自然界のコウモリウイルスからヒトの流行へと進むのは、ただ 1 つの極めて特異的な方法だが、野生のコウモリウイルスへの曝露は、広大な地理的地域では、潜在的に長期間にわたり、数万から数百万回にも及ぶ可能性がある。もしヒトに感染するウイルスが出てしまったとすると、これらの非常に多数の接触者のうちの 1 人が感染した可能性が無限に高くなる。」

　RaTG13 は武漢ウイルス研究所に存在したことが知られているが、ヒトに感染する可能性のあるものに研究された後、漏出したり放出された

りしたのだろうか。RaTG13、あるいは同様のものを SArS-CoV-2 に変え
たいと考えている科学者はだれも進化の過程を模倣するために、異なる
条件でウイルスを繰り返し増殖させながら、出発点となるウイルスの「連
続継代」を行う必要があっただろう。クリスチャンによると、コウモリ
のウイルスをこの過程で実験室に入れることはほとんど不可能だとい
う。彼はコウモリのウイルスを何度も培養しようと試み、失敗した。驚
くことではないが、コウモリウイルスはシャーレよりコウモリを好む。

　ヒトへの感染の連鎖は、直接的にコウモリからヒトへの感染である必
要はなく、他の種を介して起こった可能性もある。センザンコウだけが
疑われている種ではない。　SARS-CoV-2 は、フェレットやミンク (イ
タチ科として知られる) のような動物に、ヒトに感染するのと同程度に
効率的に感染し、野生または飼育動物がコウモリとヒトの間の踏み石で
ある可能性を高めている。

　SARS-CoV-2 の起源について 2021 年 3 月に発表された WHO と中国の
合同報告では、研究室での事故や意図的な放出の可能性は非常に低いと
結論づけられた。2 つの最も可能性の高いシナリオは、中間種を介して
コウモリと思われる宿主動物からヒトへの感染、またはコウモリからの
直接感染であることが示唆された。

　マリオン・クープマンズは、中国に出向した WHO 調査団の一員であ
り、中国政府から提供された情報と証拠 (おそらく不完全なものだが)
を直接検討し、2021 年 3 月に報告書を共著で提出した。マリオンによ
れば、新型コロナウイルスが、コウモリからセンザンコウを介して人に
伝播する可能性は、新興感染症で同じようなことが見られる以上「信頼
できる仮説」であるという。センザンコウは絶滅の危機に瀕しているが、
地元の人たちや観光客にとってもごちそうになっているはずで市場が大
きい。センザンコウは、相当広範な周辺地域から収集され密輸ルートに
乗っているはずである。

　中国当局の専門家が好む別のシナリオは、SARS-CoV-2 ウイルスが冷
凍食品供給チェーンを介して中国に輸入されているということである。

食品市場と明らかに関連のある流行が少数発生したため、中国は冷凍食品 140 万サンプルをスクリーニングし、約 30 サンプルにウイルスの痕跡が認められた (ただし、マリオンはこれが表面汚染である可能性があると述べている)。その後、WHO は、ウイルスが零下の温度に耐えられるかどうかを見るために、独自の調査研究を委託した。

　マリオンは次のように説明している。「食物中にウイルスが入るのは典型的であるが、冷凍すると多くの感染力が失われるだろうと人々は予想するだろう。WHO の調査研究はまさにビンゴ！だった。ウイルスを魚肉にのせ、3 週間冷凍すると、新型コロナウイルスは再び増殖させることができ、生物学的に安定であった。」これらの所見から、「なるほど、そうであればその可能性も否定できないね」ということになる。

　マリオンがラクダと中東呼吸器症候群ウイルスの関連性の発見に役立ったはっきりした結びつきのように、明白な関係性に着目することはこういった問題の解決に役立つだろう。自然界でも研究室でも SARS-CoV-2 にきわめて近いものを発見することを示唆するだろう。アンドリュー・ランバートは、RaTG13 よりも SARS-CoV-2 により近いゲノム配列の一致のあるコウモリウイルスが存在するのではないかと推測した。これは、今回のパンデミックウイルスの起源を理解する上で、ギャップを埋めるかもしれない。

　マリオンが加わった中国への WHO 代表団には、エコヘルス・アライアンス（EcoHealth Alliance）のピーター・ダスザックが含まれていたことは、きな臭い噂が残る理由の一つであった。この非営利の研究組織は、武漢ウイルス研究所の研究に資金を提供しており、ダスザックは以前、SARS-CoV-2 の研究室起源の考え方を否定していた。たとえ彼が熟練した科学者であっても、彼は自分自身を関与させなかったほうがよかったであろうし、WHO はもっと第三者的に公平であると認識される人物を任命したほうがよかったであろう。

　2021 年 5 月、ノースカロライナ大学の世界有数のコロナウイルス研究者のひとりであるラルフ・バリックとシアトルの研究室で突然変異の研

究の最前線に立っているジェシー・ブルームを含む何名かの科学者が、調査のやり直しを求め、武漢ウイルス学研究所を含む研究室にその帳簿や文書を部外者に公開するよう求める書簡をサイエンス誌に発表した。その後まもなく、バイデン大統領も調査のやり直しを求めた。

　われわれは、このウイルスがどこから来たのかを知る必要がある。特に、将来、同じようなことが起こらないようにしたい場合には必要なことだ。だから、私たちは答えを探し続けるべきであり、新しいエビデンスが明らかになることを期待する。しかし、われわれが求めているエビデンスを見つける保証はなく、流行がどのように始まったかをわれわれが理解する確信もない。その間、私たちは将来の流出の可能性を減らし、研究室が彼らの仕事の中で安全で確実に透明性を持った場所にするべきである。

✳　✳　✳

　ウイルスの起源をめぐる激しい応酬を経験して、私は立ち止まって議論に持ち込まれるあらゆるバイアスについて考えてみた。このようなバイアスは、陰謀説に餌を与えるに過ぎなかった。私は、ウイルスに特有の性質を見た上で、なぜ特殊実験室があることで知られている都市である武漢で感染症の流行が始まったかを不思議に思っていた。自分は 2 ＋ 2 を 5 にして考えていたのかもしれなかった。

　クリスチャンは、自分自身の偏見も認めている。それは正しい科学的分析を逆転させたものだ。「いま振り返ってみて、考えてみると、知らなかったことがたくさんあった。一方で新型ウイルスがわれわれを悩ませる特徴そのものにはなにも不可思議な点はないのに。1 つの巨大なバイアスは、新型コロナウイルスを SARS-CoV-1 と比較したことから始まった。SARS-CoV-1 は新型コロナウイルスの持つ奇妙な特徴を共有していなかったため、とんでもない謎が起こっていると仮定してしまったのである。それは、進化がどのように働くのかという科学的問題ではなかった。」

　悲劇的なのは、パンデミック・コロナウイルスの起源をめぐるこの全論争が、注意散漫なものであることが判明したことである。トランプ政権は米国国立医学アカデミーに調査するよう要求したが、これにより非常に多くのエネルギーと労力が払われ、パンデミックに十分に備えていないことが露呈された。陰謀説の支持者らによる責任のなすりあいは、アメリカのガバナンスの失敗を隠すための「イチジクの葉」のようなものであった。

　2 月初旬までに、この新型ウイルスは、国際水域を含むあらゆる地域で、有害で地政学的な緊張を引き起こしていた。2020 年 2 月 5 日、日本の横浜港で、2,000 人以上の乗客と 1,000 人以上の乗務員のために建造されたクルーズ船「ダイヤモンド・プリンセス号」が隔離された。日本政府は、香港からの 80 歳の乗客が 1 月 25 日に下船し、その後検査で陽性となったため、抜本的な措置を開始した。2 月 21 日までに、船上の 634 人が陽性となった。

　横浜に停泊したこのクルーズ船は伝染の温床となり、国際ニュース放送の主役となった。それは、公衆衛生と世界の正義とのバランスをどうとるかという未だもって最適解のない複雑な問題に関心を向けることとなった。持病を持つ者の薬は切れ、忍耐にも限界がきた乗客は下船を懇願したのだった。各国は「疫病船」から自国民を救出するためにチャーター便を派遣し、船内での不当な監禁に抗議した。危機管理を誰が行うかについても混乱があった。すなわち、日本の政府関係者、船長、あるいは船を所有している会社の責任の所在の問題であった。

　危機に対しての最低限の対応はできたものの、結果としてダイヤモンド・プリンセス号での新型コロナ感染は中国本土以外での症例の最大のクラスターとなってしまったのである。

　このクルーズ船での出来事によって、新型コロナ感染症の特徴のいくつかを得ることができた。その重要な貢献の 1 つは、ウイルスの蔓延における無症候性の人々の役割を確認することができたことであった。この船では当初、症状のない人々は検査を受けなかった。医学雑誌の

Eurosurveillance 誌によると、当初の方針を変更し、全員検査の体制になったあとのデータでは、2 月 20 日までの検査結果のうち約 18％が無症候性陽性者であることが判明したのである。クルーズ船の旅客には比較的高齢者が多いので、一般社会での無症候性陽性者はこの数字よりもおそらく高いことが容易に想像できた。

　2 月中旬、米国との連絡により、ダイヤモンド・プリンセス号から得られた疫学的情報に基づいて、米国で新型コロナがどのような流行になるかをざっと計算してみた。3 億 2,500 万人の人口で、仮に感染率を 30％とすると、推測者は、1 年間に 9,800 万人が感染し、1,200 万人が病院を受診し、200 万人が集中治療室に行き、30 万人から 100 万人が死亡すると推測している。

　実際の数字は残念ながら、2020 年 3 月の「このウイルスは消滅するだろう」というトランプ大統領の楽観的分析に比べて、このおおざっぱな計算結果の方がより現実に近いものであった。ダイヤモンド・プリンセスでの出来事が起きて 1 年後の 2021 年 2 月 22 日までに、米国では 2,800 万例の確定診断例があり、50 万人以上が死亡したのであった。

※ ※ ※

　2016 年、西アフリカにおけるエボラ出血熱の流行が記録されたことを受け、WHO は、今後のさらなる最悪の事態が発生した場合の研究活動の指針となる戦略と準備計画を必要とすることを決定した。われわれ 4 人、すなわちマリー・パウレ・キエニー WHO 副事務局長、ワクチンの専門家であるアナ・マリア・ヘネラポア、WHO の緊急事態委員会のディレクターであるマイク・ライアンと私は、科学者、公衆衛生の専門家、規制当局を緊急に集め、診断、治療、ワクチンの研究を迅速に追跡するために、WHO 研究開発ブループリントと呼ばれるものを設立した。その最初の成果は、エボラに対するメルク製ワクチンであり、流行時にギニアでの臨床試験から登場した。それは、戦略とスピードの組み合わせが何をもた

らすことができるのか、信じられないほどの検証だった。破滅的な流行
の途中で届いた病気を克服するための初めてのワクチンだった。

　今後、人間と病原体のあいだの永続的な混乱の中で、ブループリン
トは感染症に対する戦闘計画の一部となるだろう。前回の流行、およ
び現在の「戦闘」の計画の一部として、その他の重要な遺産には、CEPI
(Coalition for Epidemic Preparedness Innovations ［感染症流行対策イノベーショ
ン連合］)—資金提供およびワクチン研究の調整のために設定されたもの、
ISARIC (International Severe Acute Respiratory and Emerging Infection Consortium)
などがあり、これにより公衆衛生上の緊急事態において標準化され、
どちらも、資金提供やワクチン供給のスピードに革命をもたらした。
2020 年 1 月の第 3 週までに、科学者らはこの新しいウイルスがヒト間で
感染するかどうかを議論していたが、CEPI はモデルナのようなワクチン
会社と契約を締結しており、ISARIC は武漢で行動を開始した。世界的な
保健武器に加えられたこれら 3 つの成果、WHO 研究開発ブループリント、
CEPI、ISARIC は、誇るべき特別な成果であると考える。

　2020 年 2 月 11 日および 12 日、WHO は新型コロナウイルスに関する
最初の研究開発ブループリント会議を開催した。そのためにジュネーブ
で少なくとも 500 人もの研究開発の専門家を集めて、何をする必要があ
るかについて科学的議題を設定した。病気そのものを理解することと、
診断検査、薬、ワクチンなどの対策を立てることの両方を目的とした。

　私は到着が遅くなってしまった。環境上の理由から、ヨーロッパを旅
行する場合は飛行機に乗らないことにしていたので、リヨンを出た後、
列車はジュネーブ郊外で止まってしまった。マリー・ポールとの会議の
共同議長を務め、コーヒーブレイクの後に参加したのは、ちょっと恥ず
かしいことだった。

　今考えると凄いことであるが、WHO の大会議室すなわちテドロス事
務総長の大本営に世界中の要人が集まり、さながらそこに世界が集約
されたように思えた。中国 CDC のヘッド、高福博士がビデオで参加し、
武漢や中国内の他の地域の医師たちは、直接またはリモートで参加し

た。世界中の人々、そして社会科学、倫理学、ウイルス学、免疫学の人々
が代表として集まった。また各国は、ジュネーブの在外公館から外交官
を派遣した。しかし、悲しい欠席——ここにいるべきはずの人がいなかっ
た。2019年まで、WHOの健康緊急プログラムの主要な「顔」であった
ピーター・サラマである。私がエボラ危機の間に多くの時間を共に過ご
したピーターは1月下旬に51歳で突然亡くなった。

　2月中旬に近づいた最初のブループリント会議の時までに、人々は中国
と周辺諸国における流行の規模を把握し始めたばかりであった。私は新
型コロナ感染症の重要なポイントを以下のように書き留めて、自分がジュ
ネーブを去る前にウェルカム・トラストの仲間に共有するように伝えた。

" 推計値、

潜伏期間 (感染から症状発現までの期間) — 3 〜 10 日間、

感染期間 (他人にうつす期間) — 1 〜 10 日、

非常に軽度の症状 — 咽頭痛、軽い咳、頭痛 (おそらく無症候性) から非
常に重度まで — を伴う感染性。

R0 推定値 （基本再生産数） — 2.5 〜 3.0

これらは、われわれが免疫をもたない新しい病原体としては驚くべき特
徴である。

中国では、致死率 (CFR) が 10% を超えている可能性が高い…。

湖北省では、おそらく 20 万〜 30 万人の感染者がいると推定せざるを
えない。

武漢の病院にかかる負荷を考えると、重症患者数は7日毎に1桁増えている。1週間で1,000床の病院が建設され、体育館がさらに病院に変わっていっている。

小児での報告はまだ少なく、その理由は明らかではない。

また医療従事者の感染が増えた。これらの推計値は明らかに深刻な結果をもたらすだろう。パンデミックの合理的な計画を立てるための英国でのワーストケースシナリオにより近い状態だ。

　致死率(CFR)は、一定期間内に死亡に終わる確診例の割合である。R0(またはR-nought)とは、何の介入(社会的距離やマスクなど)もなく病気がどのくらい速く広がるかを表す基本再生産数のことである。R0が3は、各感染者が平均して他の3人に感染させることを意味している。その結果、その3人は合計9人に、その9人は別の27人に感染させることになる。すなわち、指数関数的な広がりを意味する。

　WHO研究開発ブループリント会議がこの機関を世界的な対応の中心に置き、世界を動かす触媒としたのは、サンプルを共有し、ワクチンの仕事を始める企業を増やし、可能性のある治療法に関する知見を集積できるように世界中でネットワーク化された臨床試験を始動させるためであった。その会議、および緊急性の感覚、私たちの多くがダボス会議で訴えていたのは、どうしたらCovid-19診断薬、治療薬、ワクチンを一年足らずで手に入れられるのか、ということだった。

＊　＊　＊

「おまえはスパイかい？」、2020年2月14日(金)ミュンヘン空港でタクシーに飛び乗ったため、タクシー運転手に尋ねられた。私は、毎年

市内のホテルで開催されているミュンヘン安全保障会議に向かう途中で、グローバルな安全保障に焦点を当てているため、ダボス会議よりもさらに多くの人が集まっているように見えた。過去5年間、私は毎年2月に出席し、新しいコロナウイルスの起源をめぐる私の最初の論争の経験から、2020年にミュンヘンに旅行したことは特に関連があると感じている。

ホテルの外には、イヤホンを着けた制服を着用した大柄な男性が歩き回り、要人を送り迎えする黒い車が多かった。中に入ると、いにしえのシルクロードのように、国籍を問わず人々が交流し、人種のるつぼのような混雑ぶりであった。私は、イランのスパイとアメリカのスパイがコーヒーのために集まっているという事実（少なくとも、スパイだと思う）に、ただ面白がって歩き回っているだけである。ほとんど男性に限られている。

これは、招請を申請できるような会議ではない。私への招請は、民主党の上院議員サム・ナンを通じてであった。同議員は「核の脅威イニシアティブ」を立ち上げ、以後、権限を拡大し、バイオセキュリティを含む他の安全保障上の脅威に目を向けるようになった。数年前にサムと触れ合ったのは、世界が自然からの新たなリスクや脅威に非常に弱いと感じ、科学者たちがスパイからでも何かを学ぶことができると感じたからである。例えば、2014年、ミュンヘンにおいて共同で机上演習を実施し、病原体の意図的放出などをシミュレートした。ウェルカム・トラストは、それ以来、核の脅威イニシアティブのような組織とプロジェクトを結びつけてきた。

原子力やテロの脅威は、公衆衛生や疫学の課題、つまりノイズ信号を見るのと非常に似ている。すなわち何百万件もの事象をどのように振り分けて、問題となる事象を同定するのかということである。パンデミックを防ぐために、可能性のある生物学的脅威に対して、私たちはどのように即座に対応するか？　実際には新しい病気の早期発生を見つけるのは容易ではない。

　この難しさは、調査機関が化学兵器や核兵器を探し出すために各国へ直接入国できるように生物学的脅威を探すことを要求できないことが事を複雑にしている。私はどんな国でもそのような調査を許可させてくれるかどうかは確信が持てない。テロリズムとバイオセキュリティーのもう一つの類似点は、トラブルを引き起こす可能性のある主体が極めて多彩であることだ。技術の進歩によって、大国や富裕国の機関だけが爆弾や生物兵器の製造をもはや独占していないことを意味する。単独の武装犯人のように、自分のガレージの中で趣味で遺伝子改変ウイルスを作ってしまう可能性すらあるのだ。

　安全保障の世界における科学の存在感を維持することには、また別の目的を達成する意味がある。すなわち、軍事・民生の両方に利用可能な高度先端技術に関する決定、例えば、ロン・フーシェのような科学者が行った機能獲得型実験が、独占されたり、管理されない状態で行われないように安全保障コミュニティによって確実になされることが重要である。ウイルスをより伝染性にしたり、致死性にしたりする技術のように、二重利用技術は非常に恐ろしいように見えるかもしれない。しかし、それらを停止させることは、脅威のサーベイランスと安全のために必要であり、実施されていないか、気づかれないで実施されている重要な科学であることを意味する。私たちはそのようなことに、より微妙な対応をしたり、また同時に実践的である必要があるのだ。

　ミュンヘンで、私はサムと、オバマ元大統領のエネルギー省長官を務めたアーネスト・モニッツと会った。私たちは新型コロナウイルスについて多くの意見交換をした。この感染症のせいで自分がどう動揺しているのか、感染症の流行がどの地域に向かっているのかが長い間心配の種であったことを明かした。ウイルス自体の存在は彼らの関心事ではなかったが、世界的な保健コミュニティにおいてどれだけ懸念が深刻かについては大きな関心事項であった。

　それまで、2 月中旬には、米国で新型コロナ感染症に伴う憂慮すべき事態がどれくらい速く進行しているかを把握している人は非常に少な

かった。ミュンヘンにおいてでさえ、ブラックスワン（Black Swan）つまり、事前にほとんど予想できず、起きたときの衝撃が大きい事象、黒い白鳥を特定することを任務とするコミュニティの中で、新型コロナウイルスはどこからともなく出現し、音もなく滑空し、ほとんどチェックされないままに感染拡大の方向に向かって進んでいたのである。確かに、ホワイトハウスは、それに値する深刻さを把握するほど近くにはなかった。ホワイトハウスは、新型コロナウイルスから目をそらせていたのだ。

❋　❋　❋

　会議の直後、私はミュンヘンからザルツブルクまでの汽車に乗った。これは我が家の年 1 回のルーチンの一部である。通常 2 月半ばの直前であるミュンヘンから、妻のクリスティアーネと英国から飛んでくる子どもたちを迎えて旅行をしている。それから、山の中のヒンターシュトーダーと呼ばれる小さな村に向かう。私たちは約 20 年間スキーに行き、幼児の頃から子供たちを連れて行った。今回は私たちの長男サムが大学にいたので、5 人ではなく 4 人であった。私たちはいつも同じ農場に向かっている。10 の簡素な部屋と行き止まりの山の上にある信じられないほど美しい場所である。オーナーとは家族同然の付き合いとなり、2015 年のスキーでの事故で自分は入院したのだが、その際のつながりで絆が深まった。

　1 週間の休みになるはずだったが、もちろん今回はそのようなことには決してならないだろう。激しく忙しい時期であった。電話もかなり多かった。エディーとクリスチャンの原著論文での通話（まだ出版されていない）、ピーター・ホービイとの通話、中国の医師である曹彬博士との通話など、武漢に開設された治験についての電話があった。WHO 研究開発ブループリント計画の一部などなど… 休日などと呼べるものではなく、私はほとんどスキーに出かけることはなかった。

　この頃までに、新しいウイルスはヨーロッパ全土に静かに広がってい

た。後に研究者らは、このウイルスが 2 月から 3 月にかけて、英国全体で 1,300 回以上のウイルス伝播の機会があったことが明らかになった。英国における新型コロナ流行の導火線は、中国からではなくヨーロッパの他の地域からのものであった。私たちのように、イタリア北部でつかの間のスキー旅行をした人々から新型コロナウイルスは一見無害な形で輸入されていた。そして一方では、何週間も後に日差しの豊かなスペインやフランスからウイルスを持ち帰った人もいた。

　春が近づいていたが、何千もの伝播の連鎖がヨーロッパを横断して暴発していたのである。

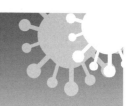

第4章
波紋への懸念 *

2020 年 2 月 25 日

感染者数 : 80,239 人
中国 : 77,780 人、死者 2,666 人
他国 33 カ国で感染者 2,459 人、死亡 34 人
英国感染者 : 13 人

　オーストリアから帰ってきたとき、英国で起きていることの把握にようやく追いつく時が来た。2020 年 2 月 25 日、私は最初の非常時科学諮問委員会 SAGE(Scientific Advisory Group for Emergencies) に参加した。SAGE は、英国で起こっている特定の危機に関して科学的助言を行い、国内に重大な影響力を及ぼすと思われる科学者および専門家からなる産学連繋の臨時グループである。

　それまでは、新型コロナの流行の対策は中国とその周辺地域を中心として緊急事態研究の国際計画を優先しており、私は電話で断続的に参加していた。私は他の SAGE アドバイザー 2 名 (どちらも私が尊敬している感染症疫学者) との独自の裏ルートも持っていた。ロンドン大学衛生熱帯医学校のジョン・エドモンズと、インペリアル・カレッジ・ロンド

＊ とんでもない津波が来ようとしているときに、さざ波でも来るのを心配しているようなものだ。ロンドン大学衛生熱帯医学校のジョン・エドモンズの言。

ンに所属するニール・ファーガソンであった。私は何年も前にフィジーでの腸チフスカンファレンスでジョンに出会い、ベトナムでH5N1鳥インフルエンザを扱っていたときに初めてニールに出会った。どちらも、10年以上も前に鳥インフルエンザのパンデミック対策計画のモデル化に貢献した優れた科学者である。

技術的には、SAGE は COBR (Civil Contingencies Committee) の小委員会であり、COBRA* と呼ばれることもある。この委員会は政府が集まって、自然災害、疾病発生、産業事故などの大規模な緊急事態に対処する。コロナウイルスの流行初期においてCOBRA は議事録を公表しなかったし、SAGE も同様であった。

SAGE は 2009 年から 8 回開催され、2014 年には西アフリカでのエボラ出血熱の流行の際の会議には自分も参加した。このグループは通常、その時の英国政府の主任科学アドバイザーである者が議長を務めてきた。パトリック・バランスは 2018 年にその役職に就いたが、まさか議長にサインアップをしたあと、自分の人生の記憶の中で最悪の健康危機に遭遇することになるとは夢にも思わなかったろう。彼は医師として訓練を受けた後、ユニバーシティ・カレッジ・ロンドンで教鞭を取り、その後グラクソ・スミスクライン社で研究開発の主導に従事した。自分はウェルカム・トラストのディレクターであったので、8 年ほど前からの旧知であった。

私はすでに 1 月にパトリックとクリス・ウィッティ (英国政府の主席医務アドバイザー) の二人と、懸念を共有するために、次のように伝えていた。新型コロナ感染症が SARS に関連するコロナウイルスによるものであること、ヒトからヒトへの伝播が可能であること、無症候性の伝播も可能であること、そしてすでに地理的に広がっていることなどである。

パトリックは 2020 年 1 月 22 日、SAGE の最初の「予防的」会議を手配し、

---

* COBR とは、Cabinet Office Briefing Room（委員会が招集する内閣府ブリーフィング室）の略。ここで委員会が開催された。

これに私は電話で参加した。初期の WHO の対応にも携わっていたニールは、アウトブレイクの真の規模を計算する際に、すぐに最初の感染者数の概算が的外れであったことに気づいた。武漢から外部に出た症例数に基づいて、彼は 1 月 6 日までに 1,000 例、すなわち中国政府の公式の数字の 10 倍以上の症例があったと推測した。インペリアル・カレッジの標準中国語を話す博士課程の学生のグループは、中国の国や地方の政府のウェブサイトや、プレプリント論文から情報を抜き取ってくれた。

　1 月 24 日 (金)、ニールは一部の感染者が網をすり抜けていると推測し、「NHS の対策はギアを引き上げるべきだ」と、私、パトリックとクリスに電子メールを送ってきた。また、1 月 27 日、武漢コロナウイルスのワクチンや治療法に関する英国の研究開発を開始する非常に大切な会議を呼びかけた。

　パトリックは新興感染症における私の背景を知っているので、私たちの心配を真剣に受け止めた。彼は私の心配が価値のない誇張ではないと理解していた。この新しい病原体に対するヒトの免疫はなかった。この病気によって呼吸器の病気が広がり、冬季での大きな都市中心部では無症候性に広がった。中国の新年は目前であり、診断検査、治療またはワクチンは存在しなかった。コロナウイルス科のその他のウイルスのいずれについてもワクチンはなかった。

　私はクリスを何年も前から知っていた。彼は感染症についても訓練を受け、ベトナムで研究を行っていたのである。世界の保健・感染症コミュニティは、時に「これまですべてのことを見たことがあり、これらのことはあなたの思うほど悪くない」というわずかに日和った態度をとることがある。そして、「もっと慎重になりたいと考え、行動を起こす前に、すべてを考えてから、事の軽重を計ってから行動しろ」と最初に言ったのはクリスであった。

　これまでの毎度の感染症の流行から得られた教訓は、「あなたがすべてのことを知るまで待っていれば、手遅れになる」ということであった。「一度流行曲線に遅れを取ってしまうと、その前に戻るのは非常に難しい。」

　一方、英国では 2020 年 1 月に新型コロナの症例が確認された。1 月 23 日に湖北省から帰国した女性が発熱、咽頭痛、乾性咳嗽を発症した。その後、家庭内接触により症状が発現し、人から人への伝播が示唆された。どちらも 1 月 31 日に予防措置としてイギリス北東部のニューカッスルで入院し、軽いかぜ症状の後に退院した。

　2020 年の初めの数週間、待機から現場での行動との間の摩擦によって、パトリックとクリスとの間には明らかな緊張関係がもたらされた。特にその時期は政治的リーダーシップが明らかに欠如していたこともその摩擦の要因であった。2020 年 1 月と 2 月に、コロナウイルスに関する最初の 5 回の COBR 会議には、ボリス・ジョンソン首相は出席しなかったのである。

　しかし、クリスは政界ではパトリックよりも多くの経験を積んでいた。すなわち、彼は 2009 年に起きた H1N1 型ウイルスによる豚インフルエンザ・パンデミックの間、政府に入って対応してきた経験を持っていた。その際死亡者数は 65,000 人になるだろうと予測されていたが、実際は 300 人未満であった。当時イギリスの医務総監であったサリー・デイビス卿は、その対策が過剰反応ではないかと不当に批判された。英国はオセルタミビル (タミフルとして販売) などを多額の費用で備蓄した。

　そのような反発は恐らくクリスに今回も同じことのように降りかかるのではないかと警戒させた。彼はこのアウトブレイクを短距離走ではなくマラソンのようなものだと話した。ある意味で、アウトブレイクはマラソンであるが、加速しなければならないタイミングがあらゆる長距離レースに存在するものだ。英国では、1 月末までに蓄積されたすべての情報を総合すれば大きな警笛が鳴るはずのところであったにも関わらず、2020 年 1 月から 2 月には外見上大方の人にはこの感染症がゆっくりと進んでしかいないという甘い見通しが浸透してしまったのである。

※　※　※

　SAGE は科学的エビデンスを収集・分析するが、政府の政策を決める
ことはなく、情報のみを提供する。このグループは、複数のサブグルー
プが行っている既存の研究および特別に委託された研究内容を審議に加
えるように導いている。2020 年 2 月 25 日までに、私はウェストミンス
ターでの本会議に出席し始めたが、これらのサブグループはすでに本格
的に実務を進めていた。その中には、ジョンとニールの両名が参加して
いるモデリングに関する科学的パンデミックインフルエンザグループ
(SPI-M)、行動に関する科学的パンデミック洞察グループ (SPI-B)、ジョ
ンとニールも同時に参加している新型および新しい呼吸器ウイルス脅威
諮問グループ (NERVTAG) が含まれていた。NERVTAG はピーター・ホー
ビイが議長を務めた。彼は私とともにベトナムで H5N1 型インフルエン
ザの研究に携わり、マーチン・ランドレイとともに RECOVERY 試験で
新型コロナ感染症の治療法の可能性を検討する救命研究を先駆けた。

　また、ゲノム医学や新しい変異体のモニタリングに極めて重要なサブ
グループ、および健康データや生命倫理を網羅するサブグループなどが
設置されていた。総理官邸事務室のオブザーバーとして、通常はベン・
ワーナーや、時にはドミニク・カミングスが会議に参加した。パブリッ
クヘルス・イングランドと NHS からは常に代表が出席した。

　さまざまな政府部門の主任科学者だけでなく、海外の国々や開発途上
国からの任務のためにつかわされてきた人など、SAGE には 200 〜 300
人のメンバーがいたと思われるが、実際には参加者が 20 〜 30 人を超え
ることはめったになかった (さらに携帯電話による参加者もいた)。私
が出席した会議では、財務省の幹部をどうしても思い出さない。外部者
は時々招かれた。ある会議では、人工知能のスタートアップ企業である
ディープマインドを共同で創設した研究者、デミス・ハッサビスの隣席
となる機会があった。

　SAGE 会議は、ウェストミンスターのヴィクトリアストリート 10 と
いう住所にある政府の科学局の地下階で行われた。われわれはセキュリ
ティゲートを通り、階段を下って塗装のはげた廊下を進んでいった。次

いで、何週間も前からあったように見える洗われていないカップが散らばった待合場にアクセスするために、私たちのセキュリティパスをスワイプする（画面に指を触れてそのまま上下左右に滑らせる操作のこと）。そうして最後に、その階の中部にある巨大なテーブルのある大洞窟のような会議室に入場する。テーブルには私たち一人一人の名前を記載したバッジが置かれており、そこに座った。私は目の前の問題にとても集中していたので、この会議室に窓があったかどうかさえ思い出すことができなかった。

✴　✴　✴

　振り返ってみると、2020 年 2 月 25 日までの SAGE ミーティング * の議事録は、英国の状況が断崖絶壁に向かって進んでいることをよく表していた。1 月 28 日、武漢での流行は 3 〜 4 日ごとに感染者は 2 倍になり、無症候性感染の可能性があると記録している。2 月 3 日、マスクが精査された。着用者を感染から守る証拠はなかったが、感染者が着用したマスクが広がりを食い止めるのに役立つことが早期に示唆された。ただし、小さなメリットよりもその結果、医療従事者のマスク不足が生じるかもしれなかった。

　議事録によれば、2 月 15 日までには、中国でのアウトブレイクは抑制できなくなるだろうと見られた。また 2 月 18 日の議事録によれば、パブリックヘルス・イングランドが週に 5 例のコロナウイルス症例に対処できるかどうかは微妙であり、約 800 例の接触者が発生し、追跡検査が必要になると推定された。追跡検査は週 50 例、接触者 8,000 例にまで拡大できるが、もし持続的な伝播が起これば、接触者健診は事実上実行

＊ SAGE の議事録は、当初は非公開であった。しかしパトリック・バランス、クリス・ウィッティ、SAGE のアドバイザーや下院議員からの圧力によって、英国政府は 2020 年 5 月 29 日に方針を変更し公開するようにした。この日を境に、すでに開催されていた過去の 34 回分の議事録も公開となった。

できなくなるだろう。今日、10年間の緊縮財政のために、世界で5番目に豊かな経済を持つ国が、公衆衛生上の緊急事態に迅速に対応し、その規模を拡大するにはあまりにも悲惨な態勢を取らざるを得ないことはとても信じられないことであった。2020年以前の10年間における公衆衛生の衰退は、深刻な課題であったものを、継続的な悲劇に変えるのを助長した。

　2月20日、SAGEは政府がアウトブレイクを管理しなければならないことを明確にしなければならなかった。感染者ピークを平坦にすること、流行の期間をできるだけ短縮するには？ あるいは冬の流行を避けるには？ といったことが議論されたのである。SAGEは、首相官邸から戦略的な方向性を明示的に求められていたため、それらを達成するために具体的にどのような行動が必要かについて助言することができた。

　ニールもジョンもウイルス伝播の連鎖がすでに進行しているのではないかと恐れており、不穏な倦怠感が漂っていた。あたかも、行動するためには小さな窓しか空いていないのに、それを開けようとする者がいないかのような状況であった。ジョンは、軍隊が野戦病院を開いて、すでに退職した看護師を充当することができるかどうかと私とニールに尋ねてきた。それは、SAGEのアドバイザーが取り組むべき問題ではなかったが、私たちはすぐに、そのような課題に他の誰も取り組んでいないのではないかと心配し始めた。

　2月25日のSAGE会議では、4つの対策が流行にブレーキをかけることができるかどうかを検討した論文について議論を行った。それは、大学と学校を閉鎖すること、感染が疑われた場合に人を自宅に隔離すること(自宅隔離)、1人が感染した場合には家庭全体を隔離すること(家庭隔離)、社会的距離を置くこと（ソーシャル・ディスタンス）、である。

　これらは非薬学的介入(NPI)と呼ばれ、後に行動的および社会的介入(BSI)と呼ばれるようになった対策である。それは、私たちが現在ロックダウンと呼んでいるものへの第一歩であったが、当時はそういう言葉を使ったことはなかった。

　モデルによる分析によれば、これらの複数の対策を組み合わせることによって、人と人との社会的接触を切断するため、現実的に感染症の蔓延を遅らせることができることが示された。われわれは、このような措置を講じることにするならば、複数の対策を組み合わせること、しかも強制であって、任意ではないことを明確にするべきであるとアドバイスした。人々がそうしたいと思うときだけ家にいるように指示するのは意味がないのであった。

　SPI-M モデリンググループによって署名されたこの論文には、herd immunity（集団群の免疫）、あるいは population immunity（集団免疫）（私は後者を好む）と呼ばれる、確立した概念に関する引用文献も含まれていた。　集団免疫は、とくに 2020 年 1 月初旬から、人によってまちまちな意味を持つようになっていた。しかし疫学においては特異的な意味を持っており、感染症の流行を終わらせることを意味していた。ある集団内の十分な数の人が伝染病に対して免疫をもつようになれば、その病の終結をもたらすということである。そのような状況では、感染症の伝播は急速に低下し停止する。ジョンは、集団免疫はワクチンの有無にかかわらず、流行を終息させる唯一の方法であると説明した。

　感染症の伝染性が高くなればなるほど、伝播を食い止めるために必要な免疫を有する人口の割合は高くなる。このような割合は「集団免疫閾値」と呼ばれ、2020 年 3 月の時点では、SARS-CoV-2 の場合は、閾値は約 60% と推定された（麻疹の場合、閾値は 95% に近い。小児期のワクチン接種率を注意深く観察する必要があるのはそのためであった）。私の知る限り、集団免疫は常にワクチン接種によって達成されてきたが、少なくとも理論的には自然感染を通じて到達することも可能であるとされた。しかしそれは自然感染によって免疫防御反応が長期に持続することが条件であった。現代において、自然感染によって新興感染症に対する集団免疫を達成した前例はなかったのである。

　モデル論文では、「攻撃的な NPI（非薬学的介入）」は流行を遅らせる可能性があるが、対策が解除されると感染のリバウンドが生じる可能性

があると論じていた。リバウンドとは、流行が最終的に相当数の死傷者をもたらすことを意味した。「集団免疫（感染を介して獲得した）を集団免疫閾値に到達させるのに十分な伝播を可能にするように対策を微調整すれば、全体的な攻撃の大幅な減少も可能である」。このようなフレーズは、実際に政策を提唱したことがない「初心者」であるSAGEには経験値がないにもかかわらず、自然感染によって集団免疫の獲得に有利に働くのではないかと誤解される可能性があった。集団免疫の是非は、来るべき数週間のうちに、非常に議論の的となる問題になると予想された。

　私が出席することができなかった次の3回の会議では、これらのNPIがさらに精査の対象となった。中国、香港、およびシンガポールで実施されたロックダウンは奏功しているように見えた。新型コロナ感染症の伝播は減速しはじめ、中国は既にピークを過ぎて流行が鈍化していた。また香港とベトナムでは、驚くべきことに、医療従事者が感染した例がなかった。

　しかし、SAGEはロックダウンに対する信頼が固定化されないかを警戒していたことが議事録から明らかになった。果たして中国がすべてのデータをわれわれと共有したのか？また患者の統計数が実際に減少していることを確かめられたのかどうか？

　もしそうであれば、新型コロナウイルスの何らかの未知の特徴云々ではなく、武漢のロックダウンのような極端な対策を講じたことに感謝するべきなのか？ウイルスが人々の間を移動した挙句、ついに免疫の壁にぶち当たったということなのか？果たしてこれで流行は弱まっていくのだろうか？

　たとえ中国のような国でロックダウンが施行できたとしても、果たして英国でロックダウンを実施することは可能だろうか？西ヨーロッパのどの政府にしても、人々に「厳重な自宅待機」を本当に命令することができるだろうか。2020年2月末の時点では、私も含めて、それが可能であるということについては懐疑的であった。

　しかし、私の考えは変わった。ベトナムに20年近く住んでいたとし

ても、今や SAGE は中国とその周辺国が初めて経験したことに対する深い洞察を得るためにより広範な専門家グループを招集することを願うようになった。

　複数の NPI 政策を同時に実施することによって生じる潜在的な欠点は他にもあった。このような政策は雇用が不安定であったり、低収入であったり、弱い立場であったりする人々に最も大きな打撃を与えるだろう。そして 2020 年 3 月の時点では、ワクチンがいつ入手できるのか、あるいは本当にワクチンができるのかどうかさえ誰もわからなかったのであった。ロックダウンによって社会を一端停止させることは、すなわちばねを巻くことに相当し、そのばねを解放することによって、莫大な感染の衝撃波をもたらすかもしれない。この春から夏にかけての疾患の波が、秋から冬に押し出されると、平時でもインフルエンザやその他の季節性疾患によって冬場に大きな負担のかかる英国国民保健サービス（NHS）は大きな打撃をこうむる可能性があった。

　私は、リバウンドの可能性を論じるあまり、迅速な行動や介入を延期することには反対であった。それは、後ではっきりしない数の死亡を回避するという不確実な希望で、現在膨大な数の死亡を受け入れることを意味したからである。これは、倫理的に受け入れがたいトレードオフであった。感染を減速させることは、実際に生命を救うかもしれない。なぜなら、そのような減速はウイルスの伝播を減らし、他の対策を実施するための時間を稼げるようになるからである。たとえ国民に 3 月の間自宅内に待機するように求めることが、次の冬場に衝撃波をもたらすリスクがあったとしても、その間に病床や人工呼吸器の確保を行い、医療用防護具の調達を進め、PCR 検査を増やして濃厚接触者の追跡を推進するべく、政府に息をつかせる時間を持たせる。その間に臨床医が医療の方法を作り上げ、効果的な治療薬やワクチンが調達できるように努力が結実するはずである。

　ジョンは、冬型の気圧配置を心配するのは優先順位が低いと感じていたようである。「とても馬鹿げていると思った。湾岸にとんでもない津

波が押し寄せようとしているときに、さざ波でも来るのを心配している
ようなものだ」。

＊　＊　＊

　3月3日に政府が打ち出した「コロナウイルス行動計画」は驚きをも
たらした。この計画には、封じ込め、遅延、研究、緩和の4つの段階が
あった。目的は、まず（検査を通じて）感染者を見つけ、隔離し、接触
者を追跡することによって封じ込めることであった。もし伝播を阻止で
きなければ、夏季の流行を遅らせる試み、例えば手洗いやウイルスを「捕
捉し、破棄し、殺す」アプローチを咳や鼻水に対して一人一人が行うよ
うに推奨した。そのようなアプローチを具体的にどうやるかはその時点
で特定できず、いまだにアドバイザーと議論中ではあった。（現実には、
自宅隔離や家庭隔離などの非薬物的介入（NPI）が主たるものであった）
このような対策の社会的影響、すなわち計画は、その可能性のある利益
と釣り合いがとれるであろう。

　ワクチンの臨床研究が始まった（英国は、CEPI［Coalition for Epidemic
Preparedness Innovations、ワクチンのための連合］に最初は2千万ポンド
を与えた）。感染拡大が悪化した場合、対策の焦点を「緩和」に移し、
重症患者の病院ケアと在宅患者の地域社会支援を提供することとした。
この計画によれば、患者の大多数の人々は「季節性インフルエンザに似
た、軽度から中等度だが自己限定性の疾患」であると思われる。

　ニールは、病気がどのように広がるかのモデルでは、緩和は集団免疫
の獲得と同義だと説明する。すなわち「私たちは（ウイルスに対して）
何も阻止しない」という意味と同じであった。緩和とは、蔓延を少し遅
らせることを意味し、その時は死亡率を低下させられるかもしれない
が、そのような政策の延長線上では結局は流行を食い止めることにはな
らない。感染者数を減らすことできるが、その目的は「流行を終息させ
ること」である。「抑圧」とは異なり、そもそも蔓延を食い止めようと

することを意味する。緩和と抑制は、疫学的モデリングにおいて明確に
捉えられている：抑制は、流行を縮小するためにＲを１未満に保つ戦略
を示している。緩和では、Ｒは１を超えて上昇し、流行が広がっている
ことを表している。

　ボリス・ジョンソン首相の発言はあたかも新型コロナウイルスの流行
を阻止しないかのように聞こえた。新型コロナウイルスに対する行動計
画を発表した際、「この国の大多数の人々にとって、私たちは普段どお
りの事業を進めていくべきである」と全国に宣言したのも同然であった。

　ジョンは首相の発表を聞いて驚いた。「４段階の戦略が適切に議論され
ていたかどうかを確かめるために、私は議事録をチェックした。答えは
ノーであった。政治家たちが戦略を思いつきでまとめて、私たちはそれを
うまく機能させることが仕事だった」と思った。ニールも、すでに訓練し
て実行に移っていた政策を成文化しただけのことだったと感じていた。

　Covid-19 を季節性インフルエンザになぞらえるなど、あまりに無責任
なやり方であり、他の多くの国々が非常に深刻に受け止めているウイル
スに対して奇妙な対応としか言いようがなかった。ニールとジョンは、
ダイヤモンド・プリンセス号の船員など、複数の情報源から得られた
データを検討した結果、実効再生産数（Ｒ）と致死率 (CFR- 特定の期間
に確認された死亡と確定診断の比率) についての独自の推定値に到達し
た。Ｒ値は 2 ～ 3 で、CFR はおそらく 2 ～ 3% であった。そのような指
標を持つ病原性あるいは臨床的重症度を有するウイルスであれば、放置
すれば莫大な数の犠牲者を出すことになるに違いないと考察した。CFR
が 1% であっても、確定診断した症例の 100 人に 1 人が死亡することを
意味する。その値をもってしても、季節性インフルエンザの 10 倍も死
亡率が高くなることを意味していた。

　「新型コロナウイルスに対する当初の疑念と恐怖は、われわれがモデル
化して理論的に描いてきたシナリオのうち最悪のものになってきている
ことが週ごと、日ごとに明らかになってきた」とジョンは述べている。
あらゆる面からの検討によって、このコロナウイルス感染症は、誰もが何

年も戦っていたパンデミックインフルエンザ＊と同一と言っても過言ではなく、50 万人の死者が出るような、率直に言って、最悪の状況であった。

　問題は、ウイルスがすでに蔓延していたことだった。3 月 5 日、イギリスで 115 例の既知の症例が報告され、同国で最初のコロナウイルスによる死亡例が報告された。70 歳代の女性で、最近同ウイルス陽性となっていた。彼女には海外渡航歴はなかった。

　このような症例は、巨大な氷山の一角を見ているに過ぎなかった。少なくとも数百名、いや数千名が外見ではわからない形で危機にさらされていた。当初の政府案で立ち上げた「封じ込め」はすでに俎上から脱落したのであった。次をどうするか、遅れを取り戻すための行動が迫られていた。

✻　✻　✻

　その次の日、3 月 6 日の金曜日、私は「国境なき医師団」からの悲惨極まりない電話を受けた。その通話は紛争地帯から電話をかけてきたのでも、グローバル・サウス（南北問題に苛まれる発展途上国）にある自然災害の現場からでもなかった。その女性医師はイタリア北部から通話してきたのであった。G7 加盟国であるイタリアが医療崩壊に直面したのであった。SARS-CoV-2 がイタリアに来襲したのであった。人工呼吸器を必要とする患者の数が、使用可能な人工呼吸器の数をはるかに上回ったと、彼女はすすり泣いていた。中国で起きたことが、ついにヨーロッパでも現実のものとなったのである。

　その週末、私は彼女からの通信の骨子をウェルカム・トラストの仲間に部外秘情報として共有した。

＊　新型インフルエンザのように人類が免疫を持たない感染症

†　その後、南イングランドの病院で 84 歳の男性が 2020 年 1 月 30 日に亡くなっていたことが報告された。数カ月後、この症例の組織試料から新型コロナウイルスが検出された。すなわち、新型コロナ感染症は当初考えられていたよりも早い時期から市中に広がっていたことが推定される。

"私はイタリアの国境なき医師団と金曜の夜に話した。彼らはイタリアの医療システムが崩壊の危機にあると、その恐怖を伝えてきた。2週間前、患者数は76名であったが、現在は最低でも7,500症例が確定診断され、この土曜日の死者が233例だったのが、翌日曜には366例に増加した。ニュースでも報じられたが、イタリアは北部の地域に住む4分の1に当たる住民を隔離下においた。その結果、国民の健康、経済、政治がどのように影響を受けるのかは全く定かではない。"

　イタリアは2月下旬に北部地域を封鎖し、3月9日には全土にロックダウンを施行した。私はバースのティム・クックに電話をし、彼から英国全土の集中治療ネットワークに体制を整える言質を得た。
　北イタリアの悲惨な状況は、3月10日、火曜日のSAGE会議に意識を集中させることとなった。私はそこで身の毛もよだつようなイタリアの状況を報告書としてメンバーに回覧した。いまイタリアで起きているのは「戦場の医学」であり、誰を救うべきか、誰を放置して死に至らしめるべきかをトリアージする状況であること、現場の医師たちは最後の一台の人工呼吸器をどの患者に装着するかを選択しなければならないという心的外傷を受ける状況にあった。これは中国でも韓国でも、五千マイル離れた他国でもなく、これは、わが国の目と鼻の先にある高度で豊かな国で起きていることであり、すでに医療保健サービスは崩壊しつつあった。
　イギリスも恐ろしい道を転がり落ちつつあった。わが国はすでに誰よりも多くの被害を受けており、文字通り、壊滅的な打撃を受けようとしていた。私の姿勢ももはや変化した。イタリアは中国で起きたことを繰り返す以外の選択肢がもはやなく、英国も同じ運命をたどると考えざるをえないだろう。私は何が可能だったのか、あるいは受け入れられたのかについて、私自身が持っていた偏見に自問せざるを得なかった。私は、中国がロックダウンを決断したこと、さらにイタリアが中国同様ロックダウンをせざるを得なくなったことは、西ヨーロッパのパンデミックの経過を根本的に変貌させ、英国のスタンスを根底から変えたと信じている。

❋　❋　❋

　感染症の流行は、それがどれだけ伝染性であるかによって形づくられた曲線を経時的にたどる傾向がある。すなわち時間経過に対して感染者数をプロットすると、1人が2人あるいは3人になり、2人が4人または6人になるので、曲線はほとんどだれにも知られないままに急速に立ち上がり始める。伝播性の高い感染症では、ピークまで指数関数的＊に数が上昇するので、勾配が急激にピークに向かうのにそうは時間がかからないのである。ピークに達したあとは下降し減衰するが、それは人々が活動を制限する、あるいは集団免疫を獲得してさらなる伝播が抑制されるためであると考えられる。

　武漢ではすでにピークが過ぎ、イタリアは上昇度が加速をする途上にあり、恐ろしいことに英国はイタリアに遅れること4〜5週間というスピードで進行していた。3月10日のSAGE会議では新たにショッキングな事実が明らかになった。遅ればせながら出てきた感染症追跡調査の結果、英国全土で5,000人から10,000人の感染者がいることが明らかになったのだ。もはや感染した者に症状が現れて病院に搬送されるようになるのに数週間いや数日もかからないということが決定的となった。もし何も対策を講じなければ、翌月には感染者はピークに達するだろうと、モデリング研究者らは警告した。次週以降、高濃度の酸素を吸うはめになるのはイタリア人ではなく英国人なのかもしれなかった。5,000人から10,000人の新規感染者はまだ巷にいて、さらに新しい感染の連鎖を誘発している状態だった。

─────────────

＊　「指数関数的に」という言葉の意味は、ある時の数字が、その数字の倍だけ増加していく様を指す。1人の人間が病気を拡げていくと考え、一人が3人に感染させるとすると、それによって新たに9人が感染し、それが別の27人に感染させることになる。それらの「個々の世代」をすべて加算するととてつもない人数になる。このような理由で、Covid-19の感染者数のグラフは、最初は一見ゆっくりでもあっという間に凄まじい数になるのである。それゆえ、専門家は早めに感染症の伝播を抑え込む必要がある。

　「新型コロナウイルス・アクションプラン」はすでに「遅延」以上の状況に追い込まれ、「軽減」プランは危険で不適切と言わざるを得なかった。運営上、英国は絶望的に感染カーブに大きな遅れをとってしまったのだった。パブリックヘルス・イングランドは１日に数百人のレベルで検査を増加させることを目指したものの、感染拡大のために数日で数千人のレベルで患者が増加している状況をカバーできていなかった。NHSの対応能力に関する議論はほとんどなかった。感染者による病床占有率はすでに飽和状態に達しており、さらに増える患者にどのように対応していくか、病床と人工呼吸器を増やすのにどうすればいいのか、先行きが全くわからない状態であった。

　３月が過ぎ、私はNHSのトップであったサイモン・スティーブンスが引退して、SAGE会議に出席しなくなったのを見て驚いた。代わりに臨床主幹のステファン・ポウィスが着任した。SAGE会議から出されるアドバイスと、医療の現場で実際に必要なものを供給する任務の間に大きなギャップが生じていた。このようなギャップは役所内の縦割りでギシギシとした古い扉で仕切られた部署間で生じることでさらに悪化し、アドバイスをしてから実際に行動に移すまでに余計な時間を要して、現場で行動に至るときにはインパクトがなくなってしまう有り様であった。感染症流行により数日で患者が倍になる状況では、このようなギャップは致命的であった。

　病床の確保や医療スタッフのための個人用防護具の調達などの助言はSAGEのミッションではなかったし、われわれはみな自分の専門領域のこととは思っていなかった。しかしジョンは自分に課せられた課題と考え、制約のある現状に対してなんとか打開を図ろうと戦っていた。SAGE会議では、彼は政治アドバイザーを意図的に睨んで、「われわれは幾千万人の死について議論をしているのだ！」と連呼する戦略を取った。彼は「行動」と「承認」を欲しており、権力を持っているメンバーはそうされることによって次に何をするべきかを理解するのであった。

　ニールも同様に考えていた。彼は2020年３月の第一週と第二週、内

閣官房と内閣府からの要請により感染症のモデリングの分析を行ってい
た。その結果、6 種類の図から成る死亡者のシナリオを完成させた。「ど
んな政策を政府が採用するべきかを述べるのが私の任務であるとは思わ
ないが、自分は少し信じられない気持ちになった。」とニールは思った。
考えうる政策の選択肢を全て勘案して解析する努力と、実際に現場で起
きていることの間には明確な解離が生じていたように思った。われわれ
のフラストレーションであったのは、モデリング解析で得られたシナリ
オの一部のみが政策決定を行う政治家に主な情報として到達していたの
ではないかということであった。完全に道理にかなった主要な概算が、
理屈にあった最悪のシナリオとして政治家に宣伝されているかのようで
あった。将来ヘルスケアシステムが果たすべき医療サービスへの要求が
どのようになるかを予測するために、2020 年 3 月 1 日にインペリアル・
カレッジに NHS の分析専門家とモデル解析研究者が集まって行った会
議でもそのようなことが起きていた。「私にとって自分たちが理屈にあっ
た形でモデルで予想した最悪の数値が、まるでそれはとても実際には起
きそうにもない」という意味に誤解されて伝わったことであった。すな
わち、政治の側には「そんなことが本当に起きるだろうか」という不信
感と、内に潜む保守的な考えがあるために生じる誤解なのだろう。

　しかしながら、何か異なる空気が浸透しつつあった。ベン・ワーナー
やドミニク・カミングスなど総理官邸のアドバイザーらは SAGE 会議に
出席するたびに不安が増大していくのが見てとれた。パトリック・バラ
ンスも同様であった。

　そして、集団免疫に踏み切った。これは世間を騒がせる結果となった。

✳　✳　✳

　首相官邸の行動学的考察チーム（人呼んで「背中を押すユニット」）
の責任者であるデイヴィッド・ハルペンは 3 月 10 日の SAGE 会議に参
加していた。同日、彼は BBC のニュースで次のように語っていた。「新

型コロナが流行し感染が拡大していることを考えると、皆が繭で包むように感染のリスクにさらされている人々を守るようにする。そうすれば、集団免疫がその他の集団で成立する頃になれば、その人たちも守れるであろう。」こんな考えは SAGE 会議の見解とは全く異なっていた。

翌日、ボリス・ジョンソン首相は朝のテレビ番組で次のように語った。「ひとつの可能な戦略はおそらく、勇気をもって［ウイルス］を取り込み、すべてを飲み込み、病気にかかる... 住民の間に感染症を浸透させ、厳しい制限措置の多くをとらずに対応する」

パトリックはインタビューで次のように語った。「われわれの目的は、ピーク高を下げてピーク幅を広げ、それを完全には抑制しないようにすることである。また、大多数の人々の感染は軽度であるため、ある種の集団免疫力が得られる可能性がある。この病気に対してより多くの人々が免疫を持ち、われわれは伝播を減少させると同時に、もっとも脆弱な人々を保護することである。」メディアインタビューや記者会見で言及されたこれらのコメントを後で聞いたとき、私は驚いた。

自然感染を介した集団免疫は、SAGE によって明示的に推奨されているものではなく、戦略として SAGE 会議で議論されているものでもないことを思い出した。SAGE の他のアドバイザーもこの回想を共有していた。

自然感染による集団免疫は、たとえその意図ではなくても、集団を介して広がる疾患の潜在的な結果である。テレビでのインタビューがそうであるように、意図的な戦略として集団免疫を作りだすことは、愚かな選択に聞こえた。政府は、ウイルスを食い止めるために何もせずに、ウイルスを国中にまき散らすことを計画しているのではないかという国民の認識があった。

明らかな過ちであった。SAGE 会議の誰もが意味のある社会貢献を行うことができていると私は信じている。もし集団免疫で 60% の人々を感染させ、1% の人々が死亡すれば、6,600 万人のうち約 4,000 万人が病気になり、そのうち約 400,000 人が死んでしまうという厳しい統計の結果に気づくためには、ペンと封筒の裏面があればだれにでも簡単に推測

できることであった。他の命にかかわる病気や緊急事態で治療を受けることができない人たちの間には、病棟が Covid-19 患者で飽和することによって、さらなる死亡者が加わるだろう。

　パトリックは起きてしまったことを悔やんでいたに違いない。自分の言い訳として間違って「集団免疫」という表現を使ってしまったのは慙愧に堪えない、自分が後ろ向きになっていると思ったに違いなかった。今起きている事態を論理的に意味のある説明をしようとすればするほど、そして誰もが自身の能力の限界を超えるようなところまで追いつめられると、信じられないような混乱がもたらされる危険が過小評価されるようになるのである。

　非常にきつくピリピリとした時期であった。人々の心は粉々に砕かれていた。1 日 18 時間労働。政治の嵐の真っただ中に放り込まれたり、テレビカメラの前に突然さらされたりして、仕事のすべてがうまくいかず、何十万人もの人が死んでしまうというのは何と恐ろしいことだろうか。そのような極度のストレスの下では、人は考えてもいないことをうっかり口走るのである。確かに、SAGE は、ロックダウンのような政策は、人々、特に貧困層、脆弱層、社会から取り残された人々にとって、本当に厳しいものになるだろうと考えていた。それは間違いのないことである。そのような人々に加え、若者も恐ろしい困窮に苦しむだろう。国家を閉鎖することは決して軽々しく進む一歩ではないはずだ。しかし、これらの前例のない対策が困難であることを認めることは、決して思い切った政策を俎上に載せてはならないという意味にはならないのである。それは特にイタリアのような諸国が強固な行動をとっている場合には、なおさらのことであった。

　3 月上旬のデータは、選択肢がなくなっていることを示していた。われわれはもしも叶うならば、会議でのコメントをより丸めて、かつより明確にしたいと思っていた。そのおかげで SAGE の議事録の内容は、これまで行われた非薬物的介入（NPI）を徹底する議論をさらに強力に支援するように記載された。

　ウイルスが猛威を振るう間、集団免疫を獲得しようというわれわれの目論見は危険なギャンブルとなるかもしれなかった。弱者は保護を必要とすることはわかっていたが、2020年2月の段階では、高齢者が若者よりも重症化のリスクが高いことを再認識したものの、他にどのような人々を保護するべきかがわかっていなかった。それは単なる高齢者なのか？　若い人でも化学療法を受けている患者、免疫疾患のある人、移植を受けた人、妊婦についてはどうなのか？　社会のおそらく20％の人々を「密封」し、「数カ月間、おそらく1年の間、あなたを閉じた箱に入れるつもりだ」という考えは、実現不可能であり、実際的ではなく、倫理的にも望ましいことではなかった。自然感染による迅速な「集団免疫獲得戦略」を追求することは、当時しばしば主張されていたように「科学に従った」ことではなく、むしろ逆行することであり、非科学的であった。いわゆる風邪の原因となるコロナウイルスに対して「集団免疫」が全くといって働かないが、それは私たちが毎年繰り返し風邪をひく理由である。SARS-CoV-1 および MERS ウイルスに対しては、長期持続性の免疫があるとする考えはなかった。それにもかかわらず、われわれの免疫の知識が不足しているため、自然感染による集団免疫は Covid-19 にも当てはまると誤解した。これはもはや21世紀の公衆衛生とは言い難かった。たった3カ月の新型コロナへのあいまいな概念によって、集団免疫への信仰を物乞いするようになってしまったのである。

　われわれが心配したかぎりでは、2月下旬の時点での方向性は、早期に伝播が広がったため、ウイルスの排除は困難であることを受け入れたこと、伝播を減少させるR値を1以下にしてNHS基準内に留めること。それによって検査、追跡、隔離などの対策を講じる時間稼ぎをするということであり、そのためにNHSの実務能力を増強し、薬やワクチンを開発することであった。パトリックがSAGEに来て、「われわれの計画は、勇気をもってウイルスを取り込み、自然感染によって集団免疫を得ることだ」と言ったら、私は即辞任しただろう。

第5章

もしその計画が水痘パーティーだったら、おしまいだよ *

2020 年 3 月 10 日

世界の感染者数：113,702 人
世界の死者：4,012 人
英国の感染者数：373 人、うち死者：6 人

　われわれのほとんどが中国式のロックダウンに懐疑的だったのに対して、スティーブン・ライリーは違う考えを持っていた。「武漢でやったことは素晴らしいことだと思った」と彼は言っていた。彼らはそれがうまくいくとは思っていなかったのだ。それがうまくいくことなどだれも知らなかったのである。しかし、中国政府がすべてを投げうってロックダウンをする決定をしたことは、世界中にチャンスを与える唯一の出来事だったのだ。」

　スティーブンはロンドンのインペリアル・カレッジのニールの同僚であり、SPI-M のモデル作成グループの一員である。私と同じように、彼

---

*　高齢者の考えと若者の考えの間には明らかな違いがあった。「ちょっと待て。私はこれがやるべき政策だと思う、それに代わるものがあるとは思えない」というのが高齢の人々であったが、若者は、「もしその政策が水痘パーティーであるなら、われわれは最悪な目にあう」と考えた。英国のボリス・ジョンソン首相の最高顧問であるドミニク・カミングスの言。訳注：「水痘パーティー」とは、水痘に感染していない子どもを水痘に感染している子どもに接触させて免疫を獲得させる目的で行われるパーティーである。

の恒例の２月半期の家族のスキー休暇が、武漢の新型コロナウイルス騒ぎのせいでつぶれてしまった。彼はウイルスがどのように広がるかの数学的モデリングに力を注いでいたのである。一日かけて妻と三人の娘と鉄道でロンドンからフランスのメリベルに向かう途上、彼は自分のノートパソコンで英国においてこのウイルスがどのように広がっていくのかを新しいデータを登録しながらモデリングで予測をしていたのであった。彼は、金持ちの遊び場であるメリベルには行かなかったが、山を少し上がったところにある安いリゾートに行き、他の若い家族らと休暇をとっていると言った。「人々は、そこをアルプスのバーミンガムと呼んでいるが、本当にいい場所だよ」と彼は言った。

　彼はいつも携帯をスクロールして最新情報を探していた。「ヒト―ヒト感染についての記事を見た時おやっと思う瞬間があった。」イランとイタリアでウイルスが流出しているのを知ったとき、これは悪いことになるとわかったのである。

　私は二つの運命のいずれかをたどるしかないと思った。イギリスが感染症禍を被るか、中国のようにロックダウンをしなければならないかのどちらかであった。その夜、アルプスのバーミンガムで、スティーブンは 10 年ぶりに酒に酔った。

　彼が英国に戻った時、政府が無策のままで、われわれが神経質になっていた 2020 年 3 月の第 2 週まで、彼のモデリングの結果は大部分がお蔵入りの状態であった。彼は 3 月 9 日、翌日の SPI-M モデリング・サブグループ会議のための書類をまとめ始めた。

　スティーブンは次のように説明している。「政府内には感染症の流行を解決する手っ取り早い方法があり得るという感覚があった。この流行を急速に国民の間に広げて終わらせてしまうという方法がとれるかもしれない」。私の考えは「ノー」と言うことであった。書類を書き上げるのに徹夜仕事となったが、彼の妻ミシェル・ヘイズは国民保健サービス（NHS）の臨床疫学者であり、最終パラグラフを書き上げるのに役立った。スティーブンは彼女なしではこの書類を書くことはできなかったと言っ

た。書きあがったものの、スティーブンはそれを会議に送り込むかどう
かをめぐって苦しんだ。

　3 月 10 日午前 6 時 2 分、「Managed acquisition immunity」（管理による免
疫獲得戦略）と表記された電子メールが私に送付された。以下に注記を
示す。

　親愛なるジェレミー、おかしな時期に突然、このメールを送ってすみ
ません。
でも、お互いによく知り合っていなくても、あなたの判断を信じていま
す…

　私はこの書類を 2 週間近くかけて、送る必要はないことを祈りつつ
草案を作成していましたが、もはやあなたに送らなければならないと考
えました。できるだけ多くのコメントをいただき、2 つの質問にお答え
いただけますでしょうか？

① 私がイギリスの政府機関にこの記録を渡せば役に立つでしょうか？
② もしあなたが私だったら、あなたはそうするでしょうか？

予防の原則から見てその行為は完全に正当化できると私は考えています。

ありがとうございます。
スティーブンより

　そのメールの添付文書には、なぜ集団免疫が成立しないのか、そして
封じ込めがなぜ早く、可能な限り強力にしなければならないのかが説明
されていた。重篤な病原体に直面したとき、人々はどのように行動する
かを勘案する必要があったからである。
　そこには香港での 2003 年の SARS-CoV-1 のアウトブレイクを研究し

た経験を持つスティーブンの考察が含まれていた。感染症の初期の急増はパンデミックの始まりのように見えたが、その後、このアウトブレイクは謎に包まれたまま消えたのであった。当時スティーブンと同僚たちは、その理由を解明しようとしていた。彼らはやがて流行の経過が変わったと結論づけた。というのは、人々は、タワーマンションの住民が隔離施設に連れていかれるのを見て行動を変えたからであった。

　同様に、スティーブンは、感染率が急増し集中治療室が満杯になるにつれて、人々は危険を察知して自ら外に出なくなるようになるため、感染の流行が、ちょうど香港の市民がそうであったように、英国の人々にそんなに急速に広がらない可能性があると主張した。「地域の集中治療室が満杯になるような状況になれば、人間は必ずしもウイルスがそばにいないかのように自由にふるまうことは考えにくい」と彼は言う。もし、ウイルスが人々の間に蔓延すれば、人は自分を閉じ込めることによって先回りして自分の行動を抑制する結果、結局は集団免疫を獲得することはできなくなるだろう。このことは「流行を加速させることの利点」という机上の空論を一掃するとともに、結果として多数の犠牲者、医療保健システムの破綻、さらには感染症の流行の長期化をもたらすに違いない。

　彼は次のように記していた。「国は、保健システムが機能していないワクチンの入手可能性に立ち向かうか、あるいは発生率を封じ込めレベルまで下げるために最も厳格な可能性のある介入を試みなければならないだろう。同時に、これらのシナリオのどちらを取るにしても、現在進行中の封じ込めに直ちに切り替えた場合よりも、はるかに大きな経済的コストをもたらす可能性が高い」。

　彼の注釈を言い換えると、集団免疫の戦略、すなわち確実に流行を終わらせるために急速に感染を広めるような戦略は、世界中で最悪の結果をもたらすことになるであろう。急速に流行させることはその目的である集団免疫を達成することはできず、その失敗は莫大な人的および経済的コストをかけるであろう。

　スティーブンはまた、初期のWHOの中国への派遣団の報告に目を通していた。彼は、武漢において感染症の伝播が急速に低下したのは、自然感染による集団免疫の成立によってではなく、本当にロックダウンそのものの結果であったと結論づけた。その後、このような中国の考え方は香港、シンガポール、日本、ベトナム、韓国でも模倣されたと指摘した *。スティーブンは、これらの国々で感染率が低下していることは「緩和戦略＝集団免疫説を放棄すべき強力な証拠」であり、流行の期間そのものをできるだけ短くすることが如何に重要であるかを示していた。

　政府は、その注意と資源の全体をウイルスの存在に対する実行可能な継続的解決策を創出することに専念させる必要がある。私たちは、第1段階では厳しい期限付きの「ソーシャル・ディスタンス」を採用することであると提案し、英国がロックダウンに進むことによって、政府が次に何をするべきかを考えるための時間的余裕が提供されるだろうと主張した。

　しかし、スティーブンはそれと反対の視点を示すことに神経質であった。それが私の助言を求めた理由である。中国では、アパートでドアを溶接で閉めるなど、ロックダウンを強制するために極端な方向に向かっているとの報告があった。中国のやり方を支持する彼がなぜ寡黙なのかを、私は理解できた。私は最近、米国のクリスティアン・アマンプールのテレビショーに招かれた。これは、癌治療のために娘を連れて行く女性が、警察が設けた障壁を越えることができない悲惨な有り様を示していた。

　スティーブンはこう言った。「まさかドアが溶接されているということなんて聞こうとは思わなかった。想像もできなかったし、私はそれが本当だったのかさえ知らなかったのです。中国のロックダウンが成功し

*　2020年3月にランセット誌に報告された研究によれば、武漢の市民の約7％は新型コロナウイルスに対する抗体を持っていたという。すなわち自然に起こる感染によって獲得される集団免疫よりも、ロックダウンの方が感染の伝播を断つのには有効であることを示唆している。

たのは、共産主義国であったからだという噂もありました。しかし、中国が私たちとは違うように見えるからといって、私たちが同じことをすることができないということを意味するわけではないとも思いました。私はミッシェルとNHSのこと全般が心配でなりませんでした。われわれは3月6日に医者の友達と夕食をとり、彼らが期待していたことと私たちが期待していたこととの間には本当に断絶がありました。」

　彼の議論は協力的な聞き手を見つけた。ジョンはこう言った。「スティーブンは、この簡単なメモをテーブルに出して、こう言った。『見て、これで十分だ。これはうまくいかないし、すぐにロックダウンに入るべきだ』そうだ、私たちみんながそう感じている。戦略を設定するのは政府の仕事であり、それを働かせる方法を見つけるのは私たちの役割なのだ。だが、われわれは数十万人もの犠牲者が出ていないのに、ロックダウンをすることができないのだ。われわれがモデル化によって導いたすべての施策の組み合わせのおかげで、NHSが対処できるよりも多くの入院のキャパシティを生み出すことができた。そして、完全なロックダウンをすることを除いて、すべてのことをモデル化した。」

　3月10日の夕方から3月11日の未明まで、モデル研究者の間で活発な議論が続いた。ジョンは次のように思い起こした。「本当にロックダウンを実行して、単にワクチンを待つだけでよいのだろうか？」確かにスティーブンの考えは基本的に正しかった。つまり、感染症の流行を走らせるよりも、ロックダウンして失敗するほうがましである、という感じであった。

　真夜中になって、ジョンと彼の共同研究者たちは間欠的にロックダウンを行うことは、終わりのみえないロックダウンのちょうど中間の位置にあり、より遅く、より犠牲者を少なくする選択になるのではないかと思い至っていた。そうすれば感染症の流行を、NHSの能力の限界に論理的に保ち、少なくとも治療を必要とするすべての人々がきちんと治療を受けられることを保証できるかもしれないと考えた。武漢で行われたような完全なロックダウンは、症例数の追跡カーブがいよいよ危険な状

態に増加した際に検討するいわば緊急ブレーキとして働くであろう。

　ロンドン大学衛生熱帯医学校のモデル研究者らは、このモデルが実際に現実に一致するかどうかの研究を主導した。このアプローチによる研究によれば、流行が仮に 18 カ月間にわたって進行すると、おそらく約 100,000 人が死亡する可能性があることが予想された。この数字は誰の予想よりもかなり高かったものの、その他すべての代替案から予測される死亡数を半減させる結果でもあった。自然感染を介した免疫は、それが仮に存在していたとしても、ゆっくりと人々の間に蓄積され、たとえワクチンが来なかったとしても、いずれ英国での流行は沈静化するだろうというわずかな望みを差し出せるしかなかった。長期ロックダウンの有害性 (既知および未知) の一部は回避できるかもしれなかった。

　それでも技術的には、管理された集団免疫戦略であったが、より長期間で見れば、その過程での死亡者は少なくなるであろう。もしそのようなシナリオが無慈悲に聞こえるとすれば、この 2020 年の春を思い起こせばよい。事態がどのように展開するかについての不確実性はあまりにも控え目な表現であった。これまでのところ、Covid-19 ワクチンの開発に関しては保証できなかった。成功を収めた治療法や他の治癒法は知る限り存在しなかった。もし何年もの間、治療法もないままにこのウイルスのために制約がかかるとすれば、英国は社会の一部 (特に学校) の活動をしつつ、感染を低く抑えようとする持続可能な方法を必要としていた。これは「勇気をもって受けとめる」のとは大分異なる話であった。

　「断続的なロックダウンによって、われわれは集団免疫を得ることができるが、50 万人の死者なしでできるとは思わない」とジョンは言う。事態の進行につれて戦略を変更することになるかもしれない。ワクチンが入手できるようになったら、提供されるようになるまでロックダウンを続けることができる。しかしそういう政策を取るかどうかは SAGE が決めることではなく、政府の決定になるだろう。

✹　✸　✹

　2020年3月11日（水）、WHO（世界保健機関）はコロナウイルスの
アウトブレイクについてパンデミックを宣言した。大流行を「パンデミッ
ク」と分類することは、単に大流行が地球上のあらゆる場所に広がっ
たか、あるいは広がる能力を持っていることを意味する。SARS-CoV-2
は、南極大陸以外のすべての大陸に広がっていた。これまでに世界中で
118,000例以上の症例が累積され、4,300人近くが死亡した。SARS-CoV-2
が世界中で広がっているという、すでに先刻承知の事実を正式に追認す
ること以外、何も実質的には変わりなかった。

　一方、ジョンは、英国公衆衛生庁 (PHE) によって数日前に送られてき
た臨床監視追跡データの取り纏めとモデルへの実装を行っていた。これ
らの臨床データは、重度の肺炎で入院した患者を検査している病院で無
作為に新型コロナの検査をしている外科の総合臨床医のネットワークを
介して集積した症例であった。モデル研究者は数週間前から臨床監視検
査や追跡調査を現場にテコ入れしていた。新しいデータが集積されれば
されるほど、モデルによる推測がより正確になり、英国でどれくらいの
数の患者が発生し、流行がどのように進行するかを見積もられる可能性
があった。3月10日のSAGE会議では、その時点で英国全体で5,000～
10,000例の症例があると報告された。

　ジョンが英国公衆衛生庁（PHE）のデータをモデルに入力し、英国の
流行がどのような動向かを計算したところ、あらぬ方向の結果が出て
きた。しかも良くない方向で。「われわれは、流行が数百から五千人程
度の新規感染者が一日に出るというPHEのデータを元にして、全土に
概算規模を拡大した。その結果、中央概算値では一日当たり1,500人か
ら2,000人が新規に感染し、5～6日でその数が倍々になっていくと概
算した。そこから後をたどって英国における真の感染者数を求めると
30,000人近くに達し、当初SAGEが概算した5,000から10,000人を遥か
に超える悲惨な結果であった。

　ジョンは、3月11日のチャンピオンズリーグのリバプール対アトレ
ティコ・マドリードの試合を見に友人を訪ねると約束していたが、同僚

のマーク・ジットとティバウト・ジョンバートの相違点の解消を助ける
ために、この観戦をキャンセルした。彼らは見解の相違を解消できなかっ
た。そこで彼らは SPI-M の議長をしているロンドン大学衛生熱帯医学校
のグラハム・メドリーに接触した。グラハム自身はモデリングの結果に
非常に驚いていたので、彼は急いで英国公衆衛生庁のデータに基づき自
分のモデルを使ってトリプルチェックするように手配した。

　3 月 12 日、英国公衆衛生庁のデータに基づくモデリング結果は彼ら
の不安を的中させた。英国はこの感染症と対応をしながら、おおざっぱ
な見積もりで 1 日に 800 人の新規感染者を増やし、3 ～ 4 日ごとに倍増
していく結果であった。

　「そのデータを見る限り、1 日 800 件は 1,500 件よりもましだ」とジョ
ンは言う。「しかし、倍増が凄まじいスピードなので、実際にはとても
悪い知らせとなった。」今は信じるのは難しいと思うが、同日、Covid-19
の地域検査数を落とすと発表された。検査は病院でしか行われないとい
うことだ。こういうことが起こるとは思ってもいなかったし、説得力の
ある理由もなかった。

　その晩、私はニールとジョンにメールを送った：

日付 : 2020 年 3 月 12 日 (木)21 時 05 分 :
宛名 : ジョン・エドモンズ , ニール・ファーガソン :
題目 : UKG（英国政府）および COVID

UKG (英国政府) が準備した計画、行動のペースと実際に起きている変
革に、本当に二人とも満足していますか？

　モデリングのシナリオを恐れていたものの、ニールは依然として誤っ
た見方で極めて考えにくいと考えていた。

　ジョンからは 'NO I AM NOT'.（全くもって満足してない）というたった1行の返答がきた。

✹　✹　✹

　2020年3月13日（金）に次のSAGE会議が開催された。会の冒頭、英国は誰の想像も上回るスピードで流行が進んでいるという悪い知らせがあった。その会議は私たちが慣れ親しんだ広々とした地下室ではなく、ヴィクトリア街の別の建物の小さな密室のような7階の部屋で行われたため、会議の雰囲気は一層沈んだ。参加者は密室に折り重なるように集まった。私は、NHSのスティーブ・ポウィスとロンドン大学衛生熱帯医学校の疫学者であり国際開発部の主任科学アドバイザーであるシャーロット・ワッツとの間に肩を並べて座った。私は、この部屋は感染症が蔓延するのには完璧な場所だなぁと考えた。そのSAGE会議では、2つの重要なデータセット、すなわち感染者数とNHSの患者収容能力を初めて突合して分析しようとしていた。ニールにとって、英国での流行は恐ろしくも明確に頂点に向かってスピードを上げていた。「その週、3月13日開催のSAGE会議では、私たちは英国における状況の変化のスピードに合わせてどのようにより沢山のデータを集めるかがようやく動き始めたところであった。政府内でも、パトリック・バランスやクリス・ウィッティの頭の中でも、考え方が変わってきたと思う。すなわち、われわれがモデリングで予想していたシナリオが間違いなく起こるだろうという確信が強まったのだ。現実には、最悪の場合のシナリオは、最初からあったはずだったが、それはついにもっとも可能性の高いシナリオとして新たに出現してきたのであった。

　NHSの患者収容能力について、スティーブ・ポウィスが、ベッド占有率と全国で使用可能な人工呼吸器の数を示したファイルを引き出してきたことを思い出した。結論は、ニール、ジョンとスティーブンらによって行われたモデリング解析の結果を新規の追跡調査の最新データを実装

することによって改良すると、NHS の医療サービスは崩壊するような恐ろしい危機に陥るだろうというものだった。私たちはイタリアと同じ運命をたどるということであった。初めて、2020 年 3 月 13 日 (金) に、NHS が崩壊しようとしているという破滅的なシナリオを目撃したのであった。

　しかし、議事録の内容からそれを推測したと思われるものはほとんどなかった *。後で読んでみると、自分は本当に同じテーブルについていたのだろうかと見まごうような内容の議事録だったなあ、と心底思った。大規模な組織、特に政府部門の議事録は、非常に味気ないものであり、会議後に「解釈」を忖度する余地を残すことが稀ではないのであった。SAGE のような会合では、はっきりとしたメッセージを最初から最後まで一貫させる欲求と、パニックへの恐怖とを天秤にかけて比較検討しなければならなかった。しかし、イタリアで展開されてきた恐怖は、英国でもパニックが起こることが必然であることを意味していた。

　しかし、3 月 13 日金曜日の SAGE の議事録は次のように始まっていた。「モデリングのためのデータ提供に 5-7 日の遅れがあるため、SAGE は現在、この時点で以前に予測されていた数よりも英国での症例数が多くなると考えている。したがって、われわれは流行曲線をさらに先回りして予測できると考えられ、英国は現在想定している流行の軌跡とピークに達するまでの時間に留まっていると考える」。

　その議事録の内容は、われわれの待ち受ける事態の深刻さを理解しているとは言えないものであった。しかも、その最悪の事態は、想定よりも早く到達するだろうということを強調していなかったのである。3 月 13 日 (金) の SAGE 会議で、ウェルカムのオフィスと公共スペースはすぐに閉鎖すべきだと確信すると言い残した。その日、3 月 16 日 (月) までは政府からさらなる知らせがあるまでは閉館するという声明をウェル

＊ SAGE の議事録の内容はイースターを過ぎる頃から各段に改善した。秋には不明瞭な記載がなくなった。この間素晴らしく勤勉に働いてくれた SAGE の事務局に深く感謝する。

カム・トラストのホームページに掲載した。私は、ウェルカム・トラストの近隣にあるユニバーシティ・カレッジ大学病院が手いっぱいになったときに、私たちの本部施設を臨時スペースとして収容できるかどうかを検討していた。

　もはや非薬剤介入の導入を急ぐ段階ではなかった。議事録にはさらに、閉鎖や制限という手段は、持続するのは難しいだろうと、さも人心を安心させるかのように記載されていた。早期に非薬剤介入を強化することで「わずかな利益」が得られる場合もあった。スポーツイベントや大規模集会を禁止することは、ほとんど影響を及ぼさない。さらにその議事録には、小規模で非公式で緊密な集会がもたらすリスクが大きいと記載されており、その週末に開催される予定の競馬フェスティバル、チェルトナムゴールドカップに関わる人々にとっては良いニュースとなった。しかし実際のところ、スポーツや大規模な集まりはどちらも早くやめるべきだった。しかし、パブ、バーやレストランを閉じることは、感染症の伝播により大きな影響を与えると助言されていた。

　その金曜日の最も重要な結論であった、NHS の医療提供がまさに崩壊寸前であるということは葬りさられて、「現在提案されている対策 (個人と家庭の隔離と社会的距離) は NHS の医療サービスへの需要を十分に抑え込むことができないリスクがある」と、さらに丸めた表現に留まった。これとは別に、市中の PCR 検査数がその日に落ち込んでいることが議事録で指摘され、全体にトーンダウンしたものになったのである。

　3 月 14 日 (土) の夕方遅くに、私はパトリックとクリスに急いで「部外秘」のメールを送った。

　私は、これがどれほど大変なことか、システムの全員が非常に大きなストレスの下で、どれだけ絶望的な状況で働き、多くのことが行われていることか理解しています。あくまでも建設的に事を運ばなければなりません。送信するかどうか迷いました。

　皆さんはこの議事録の内容に賛意しているでしょうか？

実際の会議では指摘されていた次のような内容、すなわち緊急性の必要性、対策を展開するスピード、われわれは感染症流行の経過に遅れることなく対応している（いや、「かもしれない」とも言えないと思いますが）、モデリングによる推測や行動科学による考察には、多くの不確実性や注意が必要であること、ある時点で一週間に 1,000 検体 PCR をするという計画が反故になり、検査が遅れていることへの遺憾、いつ市中でのウイルス検査を止めたらよいかの決定が正しいのかどうか？　入院していない症例の市中検査をしないのかどうか？　感染症伝播の速度が速すぎて、政策決定との間に解離が生じていないかどうか？　ソーシャル・ディスタンスの政策導入を政府が可能な限り成文化し、ただちに実行することの重要性。NHS による医療提供能力の強化：実務上の問題であるが、明らかに喫緊の問題である。

そして次の 24 時間に以下のことを行う：

＊ 早期に決定的に行動する

＊ 英国政府内で使用されているすべてのエビデンスへのオープンアクセス

＊ 即効性のあるソーシャル・ディスタンスに関する政策の転換、および可能な限り、リモートワーク、職場、大勢での集会、宗教的な集まり、レストラン / バー / 映画、公共交通機関、ショップへのアドバイス、ショップなどの場所での人数制限など - 全てを横断的に - 制限することへの転換。

＊ 疑わしい症例および家族に対して 14 日間の家庭隔離

＊ 免疫機能低下者など脆弱な集団の「保護」

＊事業者、自営等への経済的支援の公平性

＊可能ならば、NHS 内での人員配置の問題を避けるために、イースター（2 週間）まで学校を開いておく - しかし、学校内では手洗いをする、集会を行わない、クラスをより小さな単位に分ける、複数で集まらないなどの行動

＊NHS における大幅な増加能力

＊診断能力の大幅な強化

＊G7 を通じた診断薬・治療薬・ワクチンの研究開発・製造支援

＊明確な意思決定のためのライン統制。しかしそれが決定を遅らせる要素になるのであれば、そのコンセンサスを守る状況にはないのかもしれないが…。

＊DHSC（保健省）、PHE（英国公衆衛生庁）、NHS（国民保健サービス）に対する、意思決定の単一ラインに関する能力、要求、期待を増大させること…。

今後 24 時間でこれらをすべて実行する必要がある：ウイルスの倍加時間は現在 2.5 - 3 日であるためである。

私は送信ボタンを押した。

　それとは別に、私はパトリックとクリスにウェルカム・トラストの業務を閉じると告げた。それは、このウイルスに関して政府の知らないことを、ウェルカム・トラストは何か知ってないかと誰かに尋ねられた場

合に備えての「丁寧なお断り」を示すための知らせでもあった。

❋　❋　❋

　それは単なる私の科学者としての予見ではなかった。2月下旬から3月上旬にかけて、ドミニク・カミングスは英国のパンデミック対策について心配し始めていた。SAGE、保健省、NHSと内閣官房の間で、私の意見に対して適切な調整ができていない状態であった。議論の内容も意味不明で要領を得ていなかった。

　誰もがあまりにも沢山の事をいろいろ考え、それぞれ他人の責任だと思っていたからだ。

　そのような現状を打開するために、ベン・ワーナーにSAGE会議に参加を開始するよう依頼した。

　カミングスは、欧州連合(EU)から英国を脱退させた有権者離脱運動の背後にいた悪名高い人物である。私はコロナウイルスの危機以前に彼に会うことはなく、かなり脅威に満ちた政治学者として人づてに知るだけであったが、科学においてはそういう人物であっても興味を持っていた。私は、ブレグジットに対する彼の見解を理解する時間はなかったが、この危機の間、彼の存在は政府内部の善良さの示す「力」となったと感じた。

　総理官邸でも他の場所での政府の会議でも、彼は常に好奇心を発揮し、科学的に正しい疑問を投げかけ、良質なエビデンスと馬鹿げた科学の違いを確実に見極める能力を持っていた。彼は熱心に耳を傾け、政府全体で物事を迅速に実現できる数少ない人々の一人であるように見えた。

　ベン・ワーナーは、ロンドン大学で訓練を受け、Vote Leave（欧州連合離脱を問う国民投票で賛成キャンペーンを展開する超党派団体）でカミングスに協力したデータ科学者である。ワーナーはSAGE会議に頻繁に出席した。カミングスはまた、ベンの兄弟でデータ科学者でもあるマーク・ワーナーとともにFacultyと呼ばれる会社を創設した。マークは国

民投票にも深く携わり、最近では NHS Digital との共同研究を始めていた。

　カミングスはこの重要な時期に起きたことについて、自身で説明をしており、それは 2021 年 5 月 26 日に英国の下院で行った 7 時間におよぶ証言にも示されている。ベン・ワーナーは 2020 年 3 月 13 日 (金) に開催された運命を決する SAGE 会議で、部屋の中の極度に不穏な空気を拾った。彼が感じ取った不安はそのままその晩のうちにカミングスに伝えられた。ベンからのメッセージには恐ろしい誤算の結果が含まれていた。それは NHS の医療提供体制は流行のピークが来るよりずっと前に、おそらくは 1 カ月前には崩壊するだろうという予測であった。カミングスはこう回想する。「その金曜日の夜、ベン・ワーナーは私とイムラン (ボリス・ジョンソンの個人秘書、イムラン・シャフィ) に言った。『この集団免疫計画は破滅をもたらし、NHS は崩壊するであろう。私たちはできるだけ早くすべてをシャットダウンするようにしなければならない。』」それが私の見解であり、私は SAGE のほとんどの人が同意するだろうと確信している。

　カミングスは SAGE 会議外の 3 人の科学者に見解を呼びかけていた。彼は SAGE の論文を時折送っていた。英国王立協会の会長でノーベル化学賞を受賞したヴェンキ・ラマクリシュナン、デミス・ハッサビス、英国の数学者・フィールズ賞受賞者であるティモシー・ガワーズである。私は不定期の SAGE 会議でデミスとヴェンキの二人には会ったことはあるが、ティモシーは知らなかった。

　ティモシーは、一連のメールの中でカミングスに語った。彼は、症例数が指数関数的に増加したため、ロックダウンのような困難かつ早期の介入を実行することが最良の策だと言った。ティモシーは、カミングスに与えた推論を説明する。「集団免疫によって新型コロナを回避する戦略は間違っていた。封筒の裏に書いてでもわかるような単純な計算によって、集団免疫を達成するには、どこの病院も過大な負担をこうむり、つぶれてしまうであろう。さもなくば戦略の完了には何年もかかり、再感染するかどうかに依存してしまうことが明らかです。」「集団免疫戦略

がうまくいかない可能性があることを考えると、ロックダウンは不可避です。ロックダウンが必然的であることを考えると、すぐに始めないことは狂気のさたです」とティモシーは言った。「必要なのは、基本的な数学の知識だ。」

　カミングスはまた、アイルランドのオンライン決済プラットフォームStripe の創設者で億万長者であるパトリック・コリソンに接触した。彼は英国が破滅に向かって直進しており、そのコースを変える必要があると確信している人のひとりであった。

　3月13日(金)に開催されたSAGE会議においてベン・ワーナーはSOSを発した。3月14日(土)と15日(日)に、カミングスに措置を講じる必要性を伝えるため、首相官邸での会議を手配するよう慌ただしく促した。カミングスによると、広く報道されている土曜日の午前9時の閣僚会議と同様に、2回目の会議が土曜日の午前11時頃に首相のオフィスで開催されたという。出席者はカミングスとベン・ワーナーの他、マーク・ワーナー、ボリス・ジョンソン、イムラン・シャフィ、アドバイザーのリー・ケインとクレオ・ワトソン、デジタルヘルスケア企業であるバビロン・ヘルスの主任疫学者であるローラ・ピムピンであった。保健長官のマット・ハンコックは参加を希望していたが、カミングスは彼を門前払いした(カミングスはハンコックの危機対応能力を酷評しており、かねがね彼を解任してほしいと考えていたらしい)。

　カミングスは「私は、病気やウイルスの何たるかを知っている者が首相官邸にはだれもいなかったので、ローラを招集した。彼女のことは以前より知っており、バビロン・ヘルスに頼んでその了解の下に派遣してもらったのだ。」と述べた。ローラは、何とかその週には感染の流行を止めなければならないと私に対して叫んでいる人の一人だった。ベン・ワーナーとマーク・ワーナーは実際のデータにあまねく目を通した。私たちは基本的に首相に「感染の極大波は6月よりもはるかに速くピークに達し、翌月にはNHSの医療崩壊をもたらすだろう。内閣官房と保健省の多くの人々は、感染症がピークに達するまでの時間とNHSが崩壊

に達するまでの時間の差に気がついていない。これは極めて大きく、重要な差である。もし誤った時間差を今すぐ変えなければ、50万人の人々を死なすことになる」と言った。カミングスはジョンソンに、死者を全部埋める計画すらない状況だと言った。「カオスの状態で政府が全権掌握をすると、あらゆる恐ろしい結果をもたらす可能性がある」

　その後、カミングスは、パトリックに電話し、今われわれの政府にはプランBが必要だと語った。なぜならば政府の原案（プランA）を構成するシステムでは結果として何が起こるかが理解されていないことが明白であり、DHSC（保健・社会ケア部門）と内閣の連携が取れておらず、多くの者は感染症の波とNHSの患者収容能力のギャップを示すグラフの意味を正しく理解していないとしかいいようがなかった」とカミングスは言った。パトリックは「了解した。政策決定の仕組みのどこかが破綻し、どこが破綻しているかがわからない状態だな。もっと早くすべてを回さないと」と言ったことを彼は回想で述べている。カミングスはパトリックに、日曜日に首相官邸に来て、プランBをジョンソンに示すように要請した。人流抑制に移行するという新しい計画はまだ決定されていなかったのであった。

✳　✳　✳

　議事録にははっきりとは記載されていないが、パトリックとクリスは、3月13日金曜日のSAGE会議後、首相官邸にはっきりとしたメッセージを示した。対策はすぐに始めなければならなかった。その一方で、2020年3月14日(土)のパトリックとクリスへの私のメールは、英国の対応能力を妨げているものを非常に明示的に捉えようとしたものだった。

　第一に、国が危機に陥った時点での公衆衛生の状態が極めて重要である。2月、英国公衆衛生庁は、おそらく週に5件程度のコロナウイルス症例しか対処できない。これは低所得国で期待される供給能力でしかなく、いまそこにない新たな医療資源を作り出すことができない状態で

は、危機的な打撃を受けた場合でも供給しなければならない。

　誰もが同じ医療資源を追い求めるために、必要なときに資源の供給能力を加速することができないのであった。もはやこのウイルスはあらゆる大陸に蔓延していた。PCR 検査に必要な酵素から検査そのものまで、絶対的にすべてのものが不足していたのであった。私たちは、国々が空港の格納庫で互いに買収しあい、別の場所で既に契約済の個人用医療防護服を横流しするような無法な話を耳にしていた。

　では 1 週間にたった 5 症例しかない対応能力に直面し、どこがそのような検査で最も恩恵を受けるというのだろうか。そのような検査は病院内で行うべきものに違いない。そうすることによって氷山の一角が見えるようになる。だが、それは市中感染の検査が脱落することを意味していた (カミングスは、それが集団免疫計画の一部として脱落してしまったと主張している)。

　恥ずべきことに、WHO は 3 月 12 日のこの決定の頃、各国に「検査、検査、検査」と勧めていたのである。英国の副医務技監であるジェニー・ハリーズは、高所得国には当てはまらないため、英国は WHO のアドバイスに従う必要がないと公言していることを思い出してほしい。発言は恐ろしいことだった。市中感染の検査を放棄することは、公衆衛生学的または科学的考察からではなく、検査能力の欠如に基づく決定であったという一般の認識はなかった。それはつまり病院外、地域社会、介護施設などに感染が広まった際に、市民は盲目の状態でさまようことを意味した。

　「特異体質」ともいえる英国のアプローチは、WHO の保健緊急計画におけるマリア・バン・ケルクホーヴを始めとする世界各地の感染状況を分析する人々を困惑させていたのである。マリアは「心配しないで。事件が起きたのは中国で、ここではない。それはロンバルディアで、ここではない。われわれは持つべきものを持っている」という態度であった、と回想する。イギリスのメディアの多くの人々は、最初に、「いいえ、英国では起こらない。私たちは、非常に強力な保健システムを持っており、それがあればきちんと感染症に対応できるし、有事は起きない」と

言ったのを覚えている。他の多くの国々も同じ過ちを犯した。それは不遜な態度であったと言わざるを得なかった。

　英国が新型コロナウイルスの本質を見抜く眼を持っていなかったという事実は深刻な結果をもたらした。国内での流行を実際に起きていることのように見ることができなかったために、それがどのように広がっていくのかを計算することがますます困難になっていった。「データ収集は無残な状態にあり、状況認識も酷い状態だった」、そして第二に、危機管理には明確な指揮命令系統が必要とされていた。われわれは、非常に細分化された一連の意思決定をナビゲーションした。命令内容に対して、誰が誰に回答したかのプロセスには不確実性が存在した。どの政府部門にも、パトリックに報告するような役割の主任科学者がいる。パトリックとクリスは仲間であったが、どちらもサイモン・スティーブンが率いる NHS England とは複雑な関係にあった。そして、マット・ハンコックが率いる内政省が率いる保健社会ケア部門は、サイモン・スティーブンスが NHS で行っていることを部分的にしか制御できていなかったのである。それに加えて、英国公衆衛生庁、内務省、外務連邦省、教育省などが複雑に絡み合っていた。権限系統をさらに複雑にしていたのは、スコットランド、ウェールズ、北アイルランドなどはそれぞれの政策のやり方が少しずつ違っていたことであった。

　この週末に聞こえてくる首相官邸の混乱状態を目の当たりにして、私や周りの多くの者は大きな重荷と不安を感じていた。一体だれが最終的にパンデミック対策に責任を負っているのか、大きな不確実性があったのである。ボリス・ジョンソンは、首相として主任司令官の役割を果たすというよりも、旧態依然の委員長のようにしか見えなかった。事実、官邸のドミニク・カミングスなどから助言を受けているだけの状態だった。誰がコントロールするのか、誰が疑問を投げかけられる権威で、説得力を発揮できるのか、誰が行動に移すのか、全くもって不明であった。

　カミングスは、一般的な混乱がその時期に再定着したという見方をようやく共有し「何も作動しなかった」と感じるようになっていた。「準

備はコミカルで、計画は破局であり放棄しなければならず、多くの重要な事柄管理は大失敗だった」。

そして彼の上司＝首相は注意を払っていなかった。カミングスは次のように付け加えている。「首相は2月のほとんどを、離婚話と彼の現在の女友達との関係についての公表をしたいと思っていた。メディアを巡る元女友達、代り映えのしない政策の変更によって悪化した経済的問題、シェークスピアに関する著書、その他のナンセンスな事項についてみる限り、明らかに彼は真剣に取り組んだものは何一つなかったのです。」

リーダーシップの欠如は、ジョンソンが3月末にかけてコロナウイルスに罹患し、外務大臣であるドミニク・ラブが引き継いだとき、さらに明らかになった。私は、エボラ危機の最中に出会った故閣僚秘書であり公務員長でもあったジェレミー・ヘイウッドのように、全部をまとめる人物が今の政府にはいないと感じていた。内閣官房は、特に危機に際しては、政府全体が一体になって機能するように調整することが使命のはずであった。ジェレミーの後任のマーク・セドウィルは、私にはリーダーシップを発揮する役割が欠けているように見えた。2020年9月には、ジェレミーは政府を去った。それは英国がEUから離脱した当時とそれ以降の大混乱のため、ブレグジットに伴う意見の衝突が原因で省庁の官僚は気を取られたため、政府は困難な状況に陥ったのであった。また、マイケル・ゴーブ内閣府大臣が不在であることにも不可思議さを感じていた。

2020年5月に設立され、MI5を拠点とするテロリズム合同解析センターをモデルとした共同バイオセキュリティセンターは、中枢神経として機能するまでに長い道を歩んできた。SAGEからの情報や、携帯電話のデータなど、他の情報源からの情報を活用し、人々の行動の変化やロックダウンにどれくらい忠実に従っているかをモデル化するのに役立てることができた。膨大な量のデータを利用可能な情報に変え、データに基づいて政策を立てることができ、英国のパンデミック対策を真により良い形に変えたことは、素晴らしいことだった。このようなことは、第20週

の4日目ではなく、第1週の1日目から実行する必要があった。

　第三に、アドバイスを受けることと、アドバイスが実行に移されたり、運用されたりすることとの間には時間的なずれがあることを忘れてはならない。レバーを引くのには時間がかかり、さらにレバーを引いた手ごたえを感じるのに時間がかかるのである。つまり、レバーを引っ張ることで、その衝撃がくるはずであったが、私は、引かれたレバーが、しばしばその端に何も手ごたえが感じられないことを強く感じた。

　時間のずれは、部分的には断片的な意思決定の結果である。重要な意思決定としてコンセンサスがあらかじめ成立していることを求める欲求は誰にでもある。しかしその助言はただちに行動に転換されなければならない。それぞれの段階は遅れて伝達され、次の行動に移される。だが、動きの速い感染症の流行は、あなたを待ってはいてくれないのだ。特に流行が3日ごとに倍増しているようなときはこの遅れが大問題となるのだ。

　個々の出来事については、人々は時間軸を後ろ向きでデータを閲覧する。今日の症例数、入院数および死亡数は、実は今日の流行の状態ではなく、数日または数週間前の状態を明示しているのである。すなわち、今日のデータは過去を反映している。これは確かに把握しにくいことではあるが、政府の意思決定には考慮されなければならないことである。

　例えば今日のデータから、3日前に1,000件の症例があったことがわかれば、現実には少なくとも2,000件の症例があり、次の倍増期には4,000件の症例があることになる。あらゆる遅れは、より多くの感染症患者が生まれることを意味し、それは必然的により多くの入院と死者の発生を意味する。気がついたときには、制御を失っているのだ。3月14日（土）、私がメールに書いたように、基本的にロックダウンを実施し、そしてイタリアや他のヨーロッパ諸国のようにモデル化で導いた必要なすべての措置を含めて、24時間以内に行動が必要だと感じていた。

　この時期は、カーター・メシャーが1月後半に行ったことを強く思い

出させた。 その電子メールには、ハチェットやその他の米国の面々が含まれており、われわれはこの予測の数値を実際の感染症患者の増加が上回ることはないだろうと予測していた。私たちはこれを自問し続けなければならなかった。2週間か1カ月後に、私たちは今日何をしたらよかったのか？

　今やカミングスは、何が起こるべきだったのかを理解していた。「振り返ってみると、一週間前にロックダウンしたほうがよかったのは明らかだ。2週間前のほうがもっとよかったはずだ...」私の観点から言えば、私たちがしたすべてのことがもっと早く実行に移すべきだったということは議論の余地がない。死亡する人は少なく、ロックダウンは短くて済んだのではないか。もし2週間も何も行動を起こさなければ、何万人、何十万人という人々が死んでしまうだろう。彼は「当時の計画を考えれば、簡単に起こったはずだ」と主張している。下院議員の前に現れたカミングスは、彼をはじめとする政府のスタッフが同国を崩壊させ、死ななくても済んだはずの何万人もの死者が出たことを謝罪した。人が不必要に死んだということは、いかなる内情に詳しい者の視点から見ても議論の余地がないことである。

✳　✳　✳

　カミングスは首相官邸に対して、私はSAGE会議から上がってきた「集団免疫戦略」を推薦することも信用することも拒否した。「シンガポールは非常に運営が良好な国であり、SARSおよびMERSの際にも素晴らしい対応をしてきた。そのシンガポールのやってきたことをなぜわれわれはできなかったのだ？」と繰り返し尋ねた。「SAGEは、中国や台湾、シンガポールのようなロックダウン戦略は効果を発揮せず、NHSに大きな負荷がかかり、少なくとも1年間はワクチンがない状況で冬季を迎え、第2の封じ込め不可能なピークをつくるだけであろうと予想し、結局集団免疫に代わるものはないと繰り返し考えていると述べた。私は聖

書を山のように積み重ねて誓うつもりだ。首相を含めて官邸の人々はかつてうそをつかなかったと誓えるだろうか？ *」

　オックスフォード大学の倫理学者、マイケル・パーカーは、当時SAGE にはいなかったが、おそらく集団免疫論争のためにすぐに参加を勧められたが、英国が視線を東の国々に向けることを拒否していた理由も不思議であった。「私にとって本当に重要な疑問は、なぜ東南アジア、中国、韓国、そして行動を起こしつつある他の国々を見て見ぬふりをしたのか？ということであった。これらの国々が行っていたことが効果を発揮していることは明らかだった。われわれの大きな誤りは、文化的、政治的に重要な違いがあるため、他国の人々から何も学ぶことができなかったことである。それは一種の人種差別だ。そして、それは私たちが持っていた時間を最大限に利用することができなかったことを意味し、英国は大きな代償を払ったのであった。」

　私は、カミングスが熱狂的な集団免疫論者だったという考えは持っていない。無論ティモシー・ガワーズもそうではない。「（カミングスが）人間の生命について冷淡な考えを持っているという噂は間違っている。私がこの状況で思うことは、彼は、その当時最も優れた科学的助言だと思っていたことに従おうとしていたのだと考える。」

　Covid-19 に罹患したカミングスは、その政策決定者としての枠組みにいまだに動揺している。「[そのような非難は] 私を憎んだり、私を追い払ってほしかったシステム内の人々の組み合わせによってなされた。彼らは、『カミングスはこれを思いついた』とブリーフィングしていた。そして、あなたは、『なんてことだ、悪辣なカミングスは今、国民を殺そうとしている！』という、非常識なソーシャルメディアネットワークを使う人々を持つにいたったのだ。」

＊　論争をひき起こしている科学の問題に関して、かつてのカミングスの意見には驚きを禁じ得なかった。「デザイナーベビー」に関する 2014 年のブログで、彼はこのような技術が利用できるようになれば、NHS は高知能のベビーの胚選択のコストをカバーすべきであると主張したのである。

　SAGE が集団免疫を進めるように政府に助言したとのカミングスの信念が強調されたと同氏は言った。首相官邸の会話では、この戦略を「水痘パーティー」と比較していた。2020 年 3 月 12 日、ベン・ワーナーは、官邸の幹部に他の疾患とのアナロジーの使用を禁止するよう求め、水痘は 50 万人も殺さないと指摘した。カミングスは、以下のように言ってその場にいる者たちを脅かした。「高齢者ほど、より上位者の間にはっきりとした分裂があり、『ちょっと待て。これは計画であり、代替案はない』と思っている高齢者と、『この計画が水痘パーティーだとすれば、万事休すだ』と若年者は思っている。」

　そんな議論の類似性は SAGE からは決して得られるはずがなかった。

　カミングスは、パトリック・バランスとクリス・ウィッティが SAGE のディスカッションのプレゼンテーションで常に注意深く述べていたことを強調している。「彼らは常に『これは政策アドバイスではない』と注意深く言っていました。そして、私は慎重に言いました。「あなたは私たちにどのような政策があるべきかを教えてくれません。それが私たちの仕事です。しかし、あなた方が明白に言っているのは、中国の計画が失敗し、シンガポールの計画が失敗し、台湾の計画が失敗し、全員が基本的に集団免疫を行使しなければならないということです」。私は、クリスとパトリック、つまり SAGE が、それに承知の上で同意したとは思わない。

　現在のところ、カミングスは政治と科学の両側から、すなわち「一種の精神的、心理的、または認識論的ループ」に閉じ込められたと考えていた。SAGE の人々は考えていた。(A) 首相がロックダウンに対する政治的な意欲がない。なぜならそれが機能するとは思っていないから。(B) 行動科学者が言うように、市民はいずれもロックダウンを受け入れないだろう。したがって、(C) われわれは抑圧を行えないので、まさに集団免疫の方針に向かうべきだという考えを進めていたのである。

　「それこそが、わたしがこれまでやっているように思えることだ」と、カミングスは、行動科学の前提をもっと注意深く調べておけばよかった

のにと言った。「それこそ、わたしが自分の責任だと考えることのひと
つなのです。行動やコミュニケーションについて[なぜ英国がロックダ
ウンできなかったのかについて]は、多くの人々が話題にし始めた。

　私は、ブレグジットの国民投票の文脈で、この問題に多くの時間を費
やした。そして、多くの賢明な人々が、この問題について完全に気が狂っ
ていたのを知っていた。ベン・ワーナーも私も、一般大衆がロックダウ
ンを受け入れない、あるいはテスト・アンド・トレース・システム（検
査し追跡する）を受け入れないという考えは信じないと述べた。ロンバ
ルディの惨状を示すテレビ画面を見ることができた。私たちは、友人や
家族から、「何が起こっているのか、いつロックダウンするのか」とメッ
セージを受け取っていた。

　SAGEの行動科学者が、一般市民がロックダウンを受け入れないと
主張したことなど一度もないと私は考えていた。その科学者ら自身は、
カミングスの主張を棄却しており、介入を示唆するのは自分らの役割
ではないと指摘していた。政府がどのような介入を選択したとしても、
国民が遵守するように促すことに徹するための助言が役割であると考
えていた。

　そして私は、閣僚たちが自宅内隔離さえも普遍的に反対していたと聞
かされていた。根拠が説明され、その理由が透明で、一貫して適用され、
遵守することで不利益を被らない場合、人々は対策を遵守するであろう
と理解した。政府は科学者の陰に隠れるのではなく、政府が追求した戦
略を自分のものとして所有するべき事態である。カミングスは、これら
の考えはSPI-BまたはSAGEに由来すると考えているようだが、私はこれ
には反論しようと考えている。英国政府は、国民の行動様式を調査す
る専門チームを独自に有しているが、そのチーム長であるデイヴィッ
ド・ハルペンが、最初に集団免疫について言及した聞き取り調査を行っ
たことに注意を払うべきである。

　英国のパンデミック対策を伝えた科学がどこから来たのか、この難し
い論争は、もとより首相官邸スタッフの科学に対する理解の貧困に挑む

ために必要な、技術的なノウハウを持った人材の不足を決定的に浮き彫りにした。

✳ ✳ ✳

2020 年 3 月 16 日 (月) に、私と他の SAGE アドバイザーは、ビクトリアストリート 10 番の暗くて狭い地下会議室で、自分たちが元に戻っていることに気づいた。後ろ向き解析のデータは以前と比べて驚くほど変化していた。この会議で、議事録に記録があるように、ロンドンだけでも 10,000 例にもなっていた。感染者数の倍加時間は約 5 〜 6 日と推定された。この時間は私が予想したものよりも長かったが、それでも相変わらず驚くべき数字であった。

それでも、中国などの諸国で実施したロックダウンが、カーブを本来あるべき正しい方向に曲げているという明確な証拠があった。私たちは毎日、イタリアの救命救急からの情報を処理することに追いまくられていた。3 月 15 日現在、イタリアの症例は 25,000 に急増し、1,800 人の死亡が確認された。政策の実行をするのに確かに時間がかかった。もし実行するためにさらに別の説得力のある理由が必要な場合に備えて、「レポート 9」が必要条件となった。

「レポート 9」は、ニールのチームが主導する疫学モデリングの中心的要素であった。チームは、放任した場合、流行がどのように進行するかをモデル化していた。もし予防措置がとられず、かつもし人々が自身の行動を変えなかったなら──「緩和されていない」流行が起こるわけだが、ニールのチームは、人口の約 80% が感染すると計算した。全体の感染による致死率は 0.9% で、英国では 510,000 人、米国では 200 万人以上が死亡する計算になった。第二次世界大戦では、英国軍全体で推定 384,000 人が死亡したので、計算結果を比較するとそれ以上の死者が出る予想であった。

このモデリングはまた、このような流行曲線が実際の生活の中でどの

ように流行するかについて、悲劇的な有り様を示した。4月初旬までに感染者用の集中治療室のベッドはなくなる。ピーク時には、利用可能な1つのベッドをめぐって30人の患者が競合し、そのうち29人が脱落し、おそらく死に至ると予想された。それまでSAGEで議論されていたような、緩和措置―既知の症例の隔離、家庭内隔離、70歳代以上の保護―でさえも、病院の収容能力を超過しないように保つことは無論不可能であろう。それによって約250,000人が死亡するだろう。

　人流抑制―流行を管理可能なレベルまで低下させること―は、すべての対策に加えて、人口全体でソーシャル・ディスタンスを保つこと(人が勤務することが許される以外は、完全なロックダウンのように)を加える必要があった。

　スティーブン・ライリーが3月10日にSPI-Mで強調したのは、まさに予防原則に基づいた中国式ロックダウンの先見性だった。即座に軽減から抑圧まで - ウイルスの循環を阻止するために、如何なる困難にも全力で立ち向かうように切り替える戦略が必要になった。

✳ ✳ ✳

　3月16日の昼過ぎに開催されたSAGE会議の後、私は実際、英国がコースを修正しようとしていることを楽観的に感じた。午後4時過ぎに、私はウェルカムの同僚に長いメールを送った。

　韓国、香港、シンガポールはかなり統一されたアプローチ[すなわちロックダウン]をとっており、それによってピークが下がり、コミュニティ伝播が抑制され、あるいは流行曲線を変えるか、いずれかが可能であった。これは非常に印象的なことであり、これらの国々が行ったことから教訓を学ぶべきである。このパンデミックの流行の中心は現在ヨーロッパであることが非常にはっきりしている。ヨーロッパ大陸諸国はかなり均一なアプローチをとっている。英国は(2020年3月15日現在)、

変更しなければならない別のアプローチを取った。本日 [2020 年 3 月 16 日]、首相の記者会見ではっきりとすべき戦略の大きな転換が見込まれている。

　私はいくつかの良いニュースを投げかけた。CEPI（感染症流行対策イノベーション）が資金提供したコロナウイルスワクチンの最初の安全性試験は、米国のバイオテクノロジー企業モデルナによって開始されたのである。また、パンデミックがオフィスから自宅への「避難」を余儀なくしたという歴史的な瞬間を、私の同僚にとって点数をあげたいと思った。

　今後数週間、数カ月間、私たちは皆、時々疲れ、怯え、間違いを犯すだろう。これらは非常に厳しい期間である。われわれはこの期間、短気で気難しくなるであろう。しかし、私たちは、それを乗り越え、お互いの団結、連帯、支持を勝ち取るであろう。ここでぜひ覚えておきたいのは、私たちは歴史が作られるように日々生きており、今起きていることは 100 年先に歴史として議論されることになるだろう。ちょうど 1918 年のパンデミックが今議論されるように。

　その晩、私は、ウェルカムでやったように、英国中どこの店でもシャッターを閉じる音が聞こえるのを期待していた。しかし、ボリス・ジョンソンがテレビに登場し、彼は人々にリモートワークをして、不急の旅行をやめ、パブ、バー、レストランなどでの大勢の集まりを避けるように依頼しただけで、場所や店そのものの閉鎖の要請はなかったのであった。その措置は強制的なものではなく、あくまで助言であり、かつ首相は確信犯の自由主義者であり、彼がロックダウンを制度化することに消極的であることが期せずして明らかになったのだ。

　私は大きなショックを受けた。首相として厳しい決断をするよりも、自らがそれを丸めてしまったのである。実際、ジョンソンは 2 月 25 日

の会議では SAGE が注意喚起した内容を自ら正確に示した。ソーシャル・ディスタンス対策は、任意ではなく、必須であるべきであると。

　首相は、人々がそれを気に入った場合、ロックダウンを要求することはできないということである。東南アジア諸国では、正当な理由で、このようなことを行った国はなかった。このような方法では、公衆衛生政策はうまく機能しないのだ。

　SAGE 会議の議事録を見ると、アドバイザーがより強力な行動を呼びかけることを明確に示しているわけではないというのは、公平な批判であろう。SAGE がその点でもっときっぱりとしていなかったことを残念に思う。私たちは、とりわけ 3 月 13 日金曜日から 16 日月曜日までの重要な週末にかけて、特に 14 日の土曜日深夜の私のメールは、その議論をもっとわかりやすく、直接的にパトリックとクリスに向かって、24 時間以内にロックダウンという行動が必要だということを説明しようとする試みであった。

　それでも、2020 年 3 月 16 日 (月) には、政治家も科学者も喜ばない中途半端な措置、つまり自由意思によるセミロックダウンが施行された。

第6章
すべての人への感情的な打撃は避けられない *

2020 年 3 月 16 日

世界の感染者数 : 167,515 人
世界の死者 : 6,606 人
英国の感染者数 :1,395 人、うち死者 : 35 人

　経済を閉鎖する決断は、信じがたく困難である。戦時中以外の西側諸国は、中世以来、私の知る限り、一度もロックダウンを経験したことはない。これは政府が普通行うことではない。しかし、イタリアからやってきたロックダウンの恐ろしい話は、保健システムが十分機能していたイギリスから 2 時間飛行でいける目と鼻の先にある豊かな国であり、十分な証拠であったに違いなかった。スペインはそれほど遅れておらず、フランスも同じような軌跡をたどっているので、私たちは彼らとは違うと考えることはもはや現実的ではなかった。

　しかし、英国は、傲慢な例外主義という、自国の持つ長年にわたる「病気」に苦しんでいた。英国にはインドやブラジルなど他国も追随しており、これは失敗に終わった。2021 年 2 月、インドはモディ首相とその党である人民党の支持のもとに決議を経て、Covid-19 に勝利を宣言した。

＊ 「すべての人への感情的な打撃は避けられない」インペリアル・カレッジ・ロンドンのニール・ファーガソンの言。

そのたった 2 ヵ月後、同国は世紀末的な新型コロナの第 2 波に飲み込まれた。その理由の一部は、B.1.617 変異株のせいである。B.1.617 変異株は、本書執筆時点で世界的に支配的な株になりつつある。2020 年 3 月中旬は、英国の対応に失敗した臨界期であった。率直に言って、私は政府がもっと明確に動かなかったことに驚きを禁じ得なかった。この頃までに、ウェルカム・トラストは多くの組織とともに、1 ヵ月間の緊急事態対策計画の後、業務を閉鎖した。

　パニックの欠如から、英国は国際的な外れ値のように見えた。パトリックやクリスと同様に、大臣たちも適切な時期に適切な措置がとられるだろうと述べた。その信念は、「行動疲労」が始まる前の限られた期間、人々が厳しいソーシャル・ディスタンスを遵守することができるだけであり、流行がピークに達する直前に、諦めてしまうと危険であろうというものであった。

　行動疲労は、何らかのメリットまたはエビデンスのない領域で生まれた枝葉末節な考えであったと思われる。SAGE に所属する行動科学者は、人々が制限を遵守するのに苦労する可能性があることを認めていたが、重要なことに、これは証拠に基づく知見ではなく、直感的な観察であると警告していた。その間にも、危険性は増大しており、選択肢は枯渇していた。

　2020 年 3 月 16 日、700 人近くの心理学者と行動学の研究者が、行動疲労に関する証拠を開示するか、または証拠がなければ進路を変えるよう求める公開書簡を政府に発表した。彼らは「行動疲労」について十分に知られていること、あるいはこれらの洞察が現在の例外的な状況にどの程度当てはまるかについては、確信が持てていなかった。そのような証拠はリスクの高い公衆衛生戦略を取ろうとする場合には不可欠である。

　それは建設的な介入であった。3 月 16 日までに、アウトブレイクの専門家、疫学モデル研究者および英国の行動科学コミュニティからの判断はコンセンサスに達した。すなわち、すぐに行動せよ、ということだ。

　SAGE は 3 月 18 日（水）に再び開催された。その日、英国全土で新規に 999 例のコロナウイルス症例が報告された。私は、デミス・ハッサビスと、国家統計局の頭脳明晰な統計家リーダーであるイアン・ダイアモンドとで会合を持った。部屋には約 10 人のアドバイザーがおり、他にも多くの人が電話で参加しており、SAGE の管理スタッフも一握りいた。

　われわれは恐ろしい状況に直面していた。英国はその流行曲線からイタリアの 2〜4 週間後にピークが来ると推定された。この予測は NHSのデータと一致しており、集中治療対応能力が 4 月初旬までにロンドンで失われることを示唆していた。しかし、さらに 3 週間たたないと、首相が 2 日前に国民向けに要請した自発的措置が災害を防ぐことになるかどうかは判断ができないであろう。

　ロンドンでは他の地域に先駆けて感染数が急増し、病床数も急速に増加したので、カミングスが出席した別の COBR 会議では、首都ロンドンをロックダウンすることについて議論された。ロンドンを隔離する見通しは、混乱した感情を引き出すこととなった。都市部の人々が郊外のセカンドハウスに逃げこんで病床数の少ない地域にウイルスを伝播する結果にならないかを危惧する者も現れた。そのような事は実際に海峡を越えて起こった。フランスの田舎である海峡沿岸部の島々の人々は、感染の可能性のあるパリからの住人の流入に不満を抱いていた。

　首相官邸はまた、ロンドンのロックダウンが株式市場を崩壊させるのではないかと危惧していた。2020 年 3 月 12 日、FTSE 100 株価指数（ロンドン市場）は、1987 年のブラックマンデー以降、一日当たり最大の下落を見ており、2008 年の財政危機によって引き起こされた信頼喪失を矮小化していた。首都を隔離するという考えは放棄された。英国の症例の半数以上はいずれにせよすでにロンドン外にあり、ヨーロッパから帰国した旅行者によって全国に流行が広がった。

　3 月 13 日と 16 日に開催された SAGE 会議のメッセージを再掲したモ

デリングの結果では、わが国のように死者が多数出るのを防ぐために
は、単に脆弱な人々を保護するだけでなく、感染者を隔離し、感染した
家庭を隔離することが必要であることが示されていた。ジョンの同僚の
一人、ニック・デイビスのモデル論文は、全国規模で学校や大学が閉鎖
されれば、大したことではないが、時間稼ぎをすることができるだろう
と示唆した。「学校が閉鎖されたとしても、英国は大きな流行病を経験
する可能性が高く、その結果、保健医療サービスの需要が圧倒的に増大
すると思われる」と同博士の論文は結論づけた。それでも、死亡者を約
9％減らすだろう。

　デミスは、自分が聞いていた数字を使って、封筒の裏で簡単な手書き
の計算を行っていた。その結果は、死者が数十万人にも及ぶことを示す
ニールとジョンのモデル計算結果とほぼ一致した。デミスは驚いて、ス
ティーブン・ライリーが私に提起したのと同じ懸念を表明した。「予防
の原則について何か？」すべてのモデリングが部分的にでも正確なら、
私たち英国は次のイタリアになろうとしているわけであって、そうなれ
ば残された唯一の介入は経済を閉じることであった。それはすべてを閉
鎖することを意味した。

　SAGEは、キーワーカーの子供を除いて、可能な限り早く学校を閉鎖
すべきであると勧告した。パブ、レストラン、その他のサービス業お
よび余暇は、室内の職場とともに閉鎖すべきである。何らかの介入が
必要である、いますぐに、ともう一度助言を行った。印象的なことに、
YouGovの世論調査では、3月16日から始まった週に学校の生徒の16％
が登校していないことが示された。家庭の両親の判断はすでに政治家に
先んじていた。

　コロナウイルスは、個人的にも専門的にも戦略的にも、われわれより
も遥かに先んじていたのであった。電話で参加していたニールは、発熱
と乾性咳嗽が出現し、自宅で隔離されていた。他の何人かのアドバイザー
は、前回のSAGE会議のヴィクトリア街の地下室で、全員がテーブルに
座っていたため、同時に感染してしまったのであった。

　3 月 18 日の会議の後、デミスは、このウイルスがヴィクトリア・ス
トリートにまで到達したらしいと私に伝えた。あなたに何か症状があっ
たか？心配し始めるべきかどうかと彼は尋ねた。

✳　✳　✳

　その日の午後、首相は国民に向けて演説した。彼は、弱い立場の子ど
もたちとキーワーカーの子どもたちを除いて、学校はさらに知らせを送
るまでは週末に閉じるだろうと発表した。
　翌 3 月 19 日、保健相のマット・ハンコックはコロナウイルス法案を
英国議会に上程した。この法案は、警察が国民を隔離し、港湾や空港を
閉鎖し、必要であれば人々の会合や集まりを止める力となるであろう。
退職する医師の制限を緩和し、年金権を損なうことなく仕事に復帰でき
るようにした。2020 年 3 月 20 日金曜日には COBR 会議が予定された。
驚いたことに首相はこの会議を欠席したことが報じられた。
　3 月 23 日（月）に開催された次回の SAGE 会議まで、10 日の無駄な日
を過ぎる間もなく、現実は権力者らに襲い掛かった。新型コロナの流行
はまさに上昇の一途をたどったのである。その会議で、モデル作成専門
家は急速に拡大するアウトブレイクがどのように進展するかについて、
2 ページから成る恐怖に満ちたコンセンサス声明を提供した。集中治療
室に入る新型コロナウイルスが確認された患者数は 3 〜 5 日ごとに 2 倍
になっており、首都の病院は 3 月末までに収容能力超過になることを意
味していた。「今日、追加対策を講じたとしても、月末までにロンドン
の ICU 収容能力が破綻する可能性が非常に高い」との声明が出された。
「ロンドン以外の破綻は、1 〜 2 週間後に起こるだろう。」これはいずれも、
前回の 3 回の SAGE 会議で注意を払っていた人にとっては驚くべきもの
ではなかった。
　このウイルスは、おそらくは当初疑われていたよりもはるかに伝播性
が高かったのである。これは、初期のあやふやな疫学データで不明瞭に

なっていた重要な事実である。さらに声明では「観察された ICU 入室の急速な増加は、2.4 より高いR値（再生産数）と一致している」と述べられた。[われわれは] R が 3.0 よりも高いことを除外することはできない。つまり、ひとりの感染者が 3 人以上の人々に感染させる可能性があることを意味した。ちなみに季節性インフルエンザのR値は約 1.4 である。

　もう一度、家に持ち帰るべきメッセージは、イギリスが恐ろしい立場におかれていたということだった。地域社会に何例の症例が集積しているかはわからなかった。なぜなら、検査のペースは十分なほどには上がらず、実施場所が病院に限定されていたからである。3 月 18 日の政府の発表後、人々が社会的接触をどの程度遮断しているかを計るには時期尚早であった。所在不明な人たちが多すぎて、学校閉鎖が実施されたときにどのように行動するかを推定する条件を入力した上で一緒に計算することにより解明することは困難になっていたからである。

　しかし、ショッピングのデータは、その国の状況を如実に示す重要なポイントとなった。食料や医薬品への消費支出はうなぎのぼりとなり、人々は備蓄やスーパーマーケットに走った。トイレット・ペーパーとパスタを配給し、棚が空っぽにならないようにした。

❀　❀　❀

　3 月 13 日、16 日、18 日、23 日に開催された SAGE 会議では、英国が危険な流行曲線を描き上げていること、政治権力によってブレーキをかけることが必要であることを示すメッセージが出され、ようやく政府の中心部にメッセージが届いた。首相のジョンソンは、同夜 8 時半に、法定のステイホーム指令が直ちに実施されるようにすると発表した。SAGE はすべての国に国境を閉じることを勧告しなかった。英国の流行はほとんどがヨーロッパからの旅行者によって伝播されたことを考えると、英国は流行の経過を変えるために遅くとも 2 月 1 日までにその国境（ヨーロッパを含む）を完全に閉じなければならなかったであろう。た

とえ後知恵であっても、私はそれが実現可能だったとは思わない。

　新しい制限は、在宅で仕事をすることができない場合の通勤、1 日 1 回の運動、食事や薬品の購入、医療を求めるという 4 つの理由のいずれかを除いて、家庭から出ることができなくなることを意味していた。必須でない物品を販売するショップは閉鎖され、共に暮らしていない 2 人以上の人々の集会を禁止することになるだろう。人々は、一緒に住んでいない人々から 2 メートル離れているように注意された。結婚、パーティ、宗教サービスは止まるだろうが、葬式はまだ続くかもしれなかった。SAGE は、世界中の他の多くのワーキンググループと同様に、Zoom の使用に切り替えた。

　70 歳以上の健康な人々や最もリスクの高いグループは、12 週間室内に滞在する必要があった。この新しい生活様式は厳格に続けられるであろう。コロナウイルス法 2020 年はその週の終わりまでに法制化された。

　イギリスは、イタリア、フランス、スペイン、ベルギーが既に制定したようなロックダウンに最終的に進んだ＊。3 月 24 日付けのウェルカムの同僚への最新情報として次のように伝えた：

　英国の COVID19 政策は、最終的に世界的な取り組みとようやく整合した。すなわち英国政府から「集団免疫はわれわれの戦略である」という言葉を二度と聞くことにはならないと思う。

　だが、行動を起こすまでには 10 日かかっていた。その間、流行の倍増時間はおそらく 5 日以下になっていた。より早く行動しなかった決断は過ちであり、疑いなく生命と引き換えの犠牲を払っていた。2020 年 6 月、ニール・ファーガソンは英国下院のサイエンス・アンド・テクノロジー・セレクト・コミットメント会議において、1 週間早くロックダウ

＊　イタリアは 3 月 9 日、スペインは 3 月 16 日、フランスは 3 月 17 日、ベルギーは 3 月 18 日に国家ロックダウンに入った。

ンすれば死亡者数が半減したであろうと語った。ニールが話す頃には、イギリスで約 40,000 人がコロナウイルスで命を失っていた。それは、直面してみて、実に驚くべき誤算であった。20,000 人の命が、余分な 1 週間の間に犠牲になったのである。伝染病への介入を延期することは、偽りの経済であり、後に閉鎖された国は長期間閉鎖されたままであり、自由の浪費であり、国が市民を守ってくれるという信頼を失う危険があるのであった。

　英国がロックダウンに入ったとき、中国は独自の政策による成果を生んでいた。2020 年 3 月 24 日まで、武漢市は 5 日間、新たなコロナウイルス症例を見ていなかった。他にもよい知らせがあった。モデルナの Covid-19 ワクチン試験が始まり、実行されていた。そして、可能性のある治療法を検証するためのいくつかの臨床試験が 40 カ国にわたって進行中だった。しかし、最新の機密情報でウェルカムの同僚に指摘したことは、世界の感染者数は日を追うごとに青天井に増加していたことであった。

65 日＝ 1 〜 100,000 例が確認されるまでの日数
11 日＝ 100,001 〜 200,000 例が確認されるまでの日数
4 日＝ 200,001 〜 300,000 例が確認されるまでの日数
2 日＝ 400,000 例が確認されるまでの日数
　これが各国で確認されている数字である。

　3 月が終わりに近づくと、ウイルスの勢いは権力中枢にも達した。2020 年 3 月 27 日、ロックダウンの第 1 週の終わりに、保健相のマット・ハンコックと首相であるボリス・ジョンソンの両者がコロナウイルス検査陽性であったことを明らかにした。ハンコックは比較的軽度の症状を呈したが、ジョンソンは重症で幸運ではなかった。4 月 6 日、首相は集中治療に救急搬送され、議事堂からウェストミンスターブリッジを越えたセントトーマス病院への移動中に酸素吸入を受けた。外務相のドミニク・ラーブが首相代理に任命された。

＊　＊　＊

　3月から4月にかけての差し迫った脅威は医療崩壊であり、イタリアで起きたことは私たちにも起きるであろうということであった。中国が印象的に行っていたように、英国は収容能力を拡大しなければならなかった。9日間で、同国最大の会議場の1つであるロンドン東部エクセルセンターは、臨時の野戦病院に転換された。他の2つの野戦病院、いわゆるナイチンゲール病院はマンチェスターとバーミンガムで後に開院した。それらはある程度までは素晴らしかった。しかしそれらは適切に活動するための訓練されたスタッフを欠いていた。

　新しい塹壕が掘られたとしても、私たちはまだ目に見えない敵と戦っている状態であった。検査の効率は新型コロナの急速な伝播によって危険にさらされており、英国の対応のアキレス腱であることが証明された。英国公衆衛生局は3月11日までに週に約10,000件の検査を行っていた。比較すると、ドイツではドライブスルー・センターの一部も含めて、週に500,000件、シンガポールや韓国などの国々も、流行の封じ込め作業は素晴らしかった。

　4月には病院内でウイルスが蔓延していることが明らかとなった。身動きの取れない状況に陥っていた。検査能力を上げないと、病院やケアホームで起きていることを測ることはできなかった。方策も作動しなかった。SAGEがこのような検査がすべての戦略の中心であると助言しようがしまいが、そもそもそれを成立させるための権限や監視力を持っていなかったのである。

　院内（病院／介護施設）での伝播率が高いことから、実施すべきことは、清掃員や救急車の運転手など、スタッフ全員を検査することであった。感染が判明すれば隔離することができた。しかし、検査をどこに充当するかは悪魔に魂を売る商売でもあった。もし病院に勤務するすべての人と患者とスタッフを加えて検査したら、おそらくその労働力の25%が隔離されなければならず、NHSの医療機能は崩壊する羽目に追い込

まれるということを知っているのだろうか？ さもなくば、私たちはそのような現実に対して本質的に盲目になっているのか？

　そのような盲目状態は病院やケアホームでの壊滅的な流行を誘導する導火線に火をつけた。このウイルスに感染した患者は退院し、検査を受けず、退院後、時にはほとんど規制されていない施設環境に戻され、その施設では、不十分な支払いしか受けられない介護者が複数のケアホームにわたって働いているのが現実であった。そもそも、病院は選択の余地はなく、患者をケアホームに戻すように指示されていた。彼らは、これから吹き荒れる暴風雨になるために病床を空けておくように指示されていた。

　2020 年 5 月 5 日の SAGE 会議の議事録は、「3 つの別々ではあるが相互作用する流行病：地域社会；病院；そしてケアホーム」の撹乱を示す現状が示された。6 週間のロックダウンが R 値（再生産数）を押し下げたにもかかわらず、病院やケアホームが制限を緩める最大のブロックとなった。R 値は当時 0.5 ～ 0.9 の間にあり、集団発生は縮小されつつあると示唆された。

　しかしロックダウンだけでは社会を正常に戻すことはできない。決して言うことを厭わないが、このままではウイルスやパンデミックの基本を変えることはないのである。ヒトが室内に滞在することは、病原体の伝播性や危害を加える能力そのものを変化させることにはならず、感受性のある人をウイルスが蔓延する循環から逃がすだけの対応であったからだ。ロックダウンが終わると、人々は再び循環に戻る。ワクチンやその他の対策が実施されていなければ、制限をかけないと社会的接触が増え、伝播が増加する。制限が緩和され、R 値が再び 3.0 まで上がってしまうと、われわれはすぐにもとに戻ることがわかるだろう。2020 年 3 月下旬のように、流行は制御を失い指数関数的に増加するはずである。科学の恩恵 — ワクチン、薬剤、検査 — が唯一の出口戦略であった。

　SAGE が当日および以前に指摘したように、英国は検査、追跡および分離システム（TTI）を必要としていた。TTI は感染が始まる早期に最も

効果的であり、制限が始まる前にそれを実施しなければならなかった。森林火災を検知するシステムを立ち上げるようなことであった。小さな下草の火事は、静かなバックグラウンドに対しては容易に検出できるが、そこら中でぼんやりと燃えている際には検出できないのである。TTI は、公衆衛生に関する教科書レベルの勧告であり、ドイツや韓国のような国では、これを当たり前に円滑に進めていた。なぜそれがイギリスはできなかったのであろうか？

　大臣らは中央主導で進めるべきだと決め、5月7日、バロネス・ディド・ハーディングは給料なしのポストに任命された。保健相のマット・ハンコックは彼女の「医療とすばらしいリーダーシップにおける重大な経験」を賞賛したが、彼女がその役割にどのような技能をもたらしたのかを見るのは困難で、深刻な誤りであった。彼女は規制当局 NHS 改革の議長を務めたことはあったが、残念ながら公衆衛生の広範な経験はなかった。

　それ以来、委員会構成員を選ぶための彼女のコメントの中には、私の意見を和らげるようなことは何もなかった。彼女は、第2波の始まりである2020年9月に感染者の急増を予測できた人はいなかったと主張した。この急上昇は明らかであり、以前よりモデル化されていた。すなわち、症例数は学校が開校する直前に上昇していた。ティモシー・ガワーズが言うように、疫学は時に簡単な数学でかたづくことがあるものだ。

　SAGE はその年の後半に、5月下旬に発売された「検査と追跡」は、その欠点に取り組もうとする多くの有能な人たちが多大な努力を払ったにもかかわらず、わずかな利益しかもたらさなかったと結論した。首相は感染症の対応が世界的に連動していると主張しているにもかかわらず、実際には全く機能的なものではなく、他国と対応能力で差をつけるほどでもないことは明白だった。濃厚接触者の追跡を行うには、感染者の接触者のうち48時間以内に感染し発症に至る者の80％を追う必要がある。しかし現実は50％に近かった。

　TTI を中央に集中させ、地方当局を回避することは間違いであった。

病気に関連する仕事に従事したことがある人が知っているように、すべての流行病は地域的なものである。英国周辺の地方自治体は、自らのコミュニティをよく知っており、食中毒や性感染症のアウトブレイクの際の濃厚接触者の追跡調査に使用されていた地域の公衆衛生チームを動員した。

　この頃の関連した問題は、TTI の取り組みに不可欠だった NHSX アプリであった。アップルとグーグルは追跡アプリの配信を支援すると申し出ていたが、政府はすべてを国産にとどめることを主張した。私は、このアプローチについて、われわれの未来型の研究アームであるウェルカム・リープを運営するレジーナ・デューガンのような人に話をしたことがあった*。レジーナは以前、Facebook と Google で働いていた。彼女の専門知識に関する人々の見解は、単独の選択枝に行こうとすると失敗する可能性が高いということだった。それは事実であることがわかったが、単独行動主義は、誰の利益にもならないまま、あまりにも長く続いた。

　同様に、人工呼吸器に焦点を当てていないことが悩みであった。2020年3月、8,000台の人工呼吸器が NHS で不足しているのではないかという懸念から、イギリスの製造業者は、迅速に新しい基本的な人工呼吸器を設計し、構築するよう呼びかけるようになった。ロールスロイス社やダイソン社のように医療機器製造歴のない企業に応募してもらった。4月には治療計画と同じように機器の仕様が変更されたが、規制基準に沿ってそのような機器をすでに製造していた会社は不満を表明した。多くのプロジェクトは音もなく中止され、政府のダイソン社への人工呼吸器製造の指示は結局取り消された。

　政府は必要と思われる医療機器を「これはあそこ、あれはどこ」とい

---

* ウェルカム・リープとは Global ARPA for Health のこと。ARPA は Advanced Research Projects Agency（高等研究計画庁）の略で、米国が 1958 年に設立し、前年 1957 年のソ連のスプートニクショックに反応して設立されたものである。

う具合に、公衆衛生の知識などとは関係なく無造作かつ無作為な決定が
あった。このようなやり方は、崩壊して燃えて消えるまでひと月と持た
なかった。危機的状況において、時間、金、資源、情緒的エネルギーを
無駄にするのは瞬間瞬間のいきあたりばったりの意思決定の結果であっ
た。多くの素晴らしい公務員の最善の努力にもかかわらず、体制を立て
直して戦略を立てることはあまりにも少なかった。

　混乱した雰囲気のおかげで、政府は公金詐欺のような被害のために脆
弱化した。ボリス・ジョンソンが主催する首相官邸での会議に出席し、
正しいことをしようとする非常に優れた診断薬会社の幹部に囲まれてい
たことを思い出す。しかし、あやしげなほら吹きの販売員も、単に役に
立たなかった迅速検査を推奨していたのが実態だった。誰もが、可能な
限りの検査キットを買おうと、ただ駆けずり回っていた。英国保健局を
含むすべての人が明らかにゴミ同然の物品を発注するために大量の金銭
を費やす独断的な決断をした。まるで「第三の男」のセットに迷い込ん
だかのように感じることもあった。この素晴らしい映画はキャロル・リー
ド監督が、ペニシリン売買の闇市場を題材にしたグレアム・グリーンの
小説を映画化したものである。4 月中のある時点で、首相官邸に対して
迅速検査を指示する政府の決定を中止するように依頼した。いずれも役
に立たず、大規模な注意散漫であり、当時は良好な迅速検査は存在しな
かったのである。

　3 月、4 月、5 月に欠けていたのは、冷静な戦略的思考だった。1 つの
明るい兆しは、個人防護具不足を解決するためにロンドンの 2012 年の
オリンピックを陰で支えた最高経営責任者、ポール・デイトンが 4 月に
任命されたことであった。彼はメンバーに入ると、舞台裏でとても静か
になすべきことを整理した。もう一つ良かったのはワクチン特別部会長
のケイト・ビンガムで、中庸を退けることのできる才覚と能力を持った
人材であった。状況はごく一般的なパターンであり、個人個人は信じら
れないほど有能であったが、皆が混乱し、官僚主義に陥り、戦略的方向
性の欠如にフラストレーションを抱いていた。

　日々感ずることは、日々の責任の呪縛から解放されないでいる一群の人々がいるということであり、次のパンデミック対策に根拠なく焦点を当てている状態であると、私は官邸にメッセージを送った。

　これには、必要なものを設計するために、専用のチームを本体から遠ざけて進める必要がある。...検査、隔離、接触者追跡、ロジスティックス、データなど...？ 6-9月期には軍隊さながらのキャンペーンが続く可能性がある。同上、検査での大失敗が繰り返されれば大災害になるだろう。

✺　✺　✺

　この長引くストレスの多い時期には、2人のSAGE出席者がより個人的なドラマに隠れていたことも見られた。2020年3月27日、ボリス・ジョンソン首相主席補佐官であるドミニク・カミングスは、ロックダウン・ルールに反し、おそらくは自分が感染していたのに、自分と家族がダラムの義理の両親のところまで自動車で移動したのだ。それ以来、彼は議会の委員会に、彼と彼の家族が死の脅しを受けたからと釈明した。しかし、どんな状況であれ、公職にある人にとっては壊滅的なミスであった。

　カミングスは辞任を拒否した。ジョンソンはCovidから回復して4月12日に退院したが、彼を解任しなかった。カミングスは首相の屋敷にあるバラ園で自己弁護のための記者会見を行った。彼の話が何であれ、彼は規則の番人であって、彼の行動は、他の私たちが全員がかかっても発揮できないくらい大きな、そしてあなたが誰であるかによって法律も変わるという強力なシグナルを送ったのであった。英国の副医務技監であるジョナサン・バンタムが当時述べたように、この規則はすべての人に適用された。行動学の専門家が明らかにしたように、公衆の順守はこの基本原則を拠りどころにしていた。

　二度目の違反は、胸にこたえた。どれほど多くの科学者が憎悪の対象

になったかを実感させた。2020 年 5 月 5 日、ニール・ファーガソンがロックダウンの規則を破っていることが明らかになった。彼と付き合っていた既婚女性が彼のアパートを訪れているのが発覚したのであった。私生活の詳細は『デイリー・テレグラフ』でばらまかれ、彼はそのことを発行当日に知った。そのため彼は SAGE をすぐに辞任した (彼は依然として SPI-M および NERVTAG に関わっている)。ニールは Covid-19 から回復したことから、彼は免疫ができたのではと考えたと説明した。ニールは自分がミスをしたことを最初に受け入れ、私は彼が起きてしまったことを後悔していることを知った。しかし、新聞に書かれた彼に各省庁から向けられた辛辣な皮肉が示したのは、個人としての彼と彼の科学、そして暗に SAGE の両方を損なうように意図的に仕組まれているように思われた。

　自由主義者たちは、ニールを憎んでいた。彼は何名かのモデル研究者の中の 1 人だったにもかかわらず、データの数値がロックダウンの背後にある原動力と見たためである。

　そこで彼らは、タバコロビイストや気候変動懐疑論者たちが使った戦略を借り、まず個人を弱体化させ、それからデータやアドバイスを弱体化させようとした。他の科学者たちには、真っ向から反対するいわゆる専門家の見解を与える準備が整っていた。その目的は、大衆の混乱をまき散らすのに十分な疑いを科学に投げかけることである。信頼区間があると思われるシナリオのデータとグラフを提示することは正しいことであったが、頭から批判しようとする者は極端なもの、特に予測情報について、完全に妥当な中央推定値に対する信用を傷つけることを可能にした。

　ニールは彼のいうところのメディアの「超極化」と呼ばれるものに後悔をした。彼が嫌っているところのウォール・ストリート・ジャーナル、テレグラフ、メールなどの新聞の「エピソード」になることを目撃した。「何を信じるべきか、何を信じないべきかを選ぶ傾向は、パンデミックで増幅されています。私たちにとって、インターネットの周縁に、陰謀説論者がかなりたくさんいますが、特に残念なのは、メディアが明らか

に政治的な視点や意図を持っていることです。彼らの編集部は、真実に
はあまり興味がなく、政治的な議題や、それに応じた自分の好みの記事
を出すことに興味を持っているようです。英国でそういった事が起こる
のはあまりに衝撃的なことです。」

　ニールはそのエピソードを「有名税を払わされた」と認めた。　私は
1週間あまり仕事をしなかったので、帰ってきたときには、毎日18時
間働くのをやめて、週末を休み始めていたときだった。この出来事は皆
に感情的な犠牲を与えたと思う。長時間にわたって全力投球で働くこと
は消耗する以外の何物でもない。

　パトリック・バランスは、これまでも親切で支持的であり、SAGEメ
ンバーを支援するために設置されたいくつかの自発的なグループセッ
ションにも参加してきたと、ニールは言った。彼は公人であることを嫌
い、「ロックダウン教授」というニックネームをつけられてひるんでいた。

　ニールはこう付け加えた。「私は、これまで市街の通りで2回しか認
識されておらず、どちらもよい人たちだった。

　SAGEのアドバイザーは、すべて無報酬であるが、市民としての義務
感から喜んで奉仕しており、多くのメディアの注目も受けてきた。ニー
ルの経験が示しているように、われわれは政府によいアドバイスを提供
できるように夜間や週末を通してベストを尽くしてきたが、メディアの
反応の多くは敵対的だった。われわれはキーワーカーであり、日々の仕
事をしっかりやろうと努力していた。われわれは心のケアを受け、個人
セキュリティに関する助言を提供され、何らかの懸念がある場合にはそ
れをすぐに報告するためのホットラインをもらっていた。私は子供たち
がソーシャルメディアで挑発的な投稿を受けた際にそれを使用した。彼
らが私の苗字を知ったのではメディアと公正な戦いができないからだ。
そのような個人的虐待は絶え間なく続いた。

　ジョン・エドモンズはニールが本質的に密かに偵察されていたという
事実にも悩まされた。彼は、利益相反についての記事を取り上げている
様子のテレグラフ紙の記者ともめ事があった。ジョンは、ジョンソン・

エンド・ジョンソンとエボラ出血熱ワクチンについて協力するために
EUから研究開発費を取得しており、彼のパートナーは製薬会社のため
に働いていた。ジョンは次のように思い起こした。「記者は、私のパー
トナーが所有している共有金の額を尋ねており、ジョンソン・エンド・
ジョンソンから金銭を受け取っていることを特に強調していました。私
はすでにすべてを宣言し、彼らは最終的にはあきらめました」と、ニー
ルについての記事が掲載された日、ジョンは自転車で大学のオフィスに
行くのをやめ、リモートワークをすることにした。

　2020年5月10日、ロックダウンがはっきりと解除されるのではない
かと懸念し、同僚に最新情報を提供した。その日、首相は、公共交通機
関を避けながら家庭から職場復帰することがしたくてもできない人々に
対して職場に戻るように強制していた。この時点でのロックダウンは、
依然として感染症がどのくらい高かったかを考えれば、解除は極めて危
険度が高いと言わざるをえないというのがSAGEの見通しであった。

　現在、ヨーロッパと北米は、ロックダウンという制限の解消について
かなり臨時の実験を行っている。英国は、これを実施できる最後の国の
一つになるだろう...1月末と2月中に下された意思決定の悪さの結果で
あるが。

　介護施設、刑務所や病院における流行が制御されるまでは、英国にお
ける感染率は依然として高いままであり、ロックダウンを解除する能力
はさらに制限されるであろう。

　これまでは少なくとも2ヵ月間は実施するべき

というのが、SAGEのアドバイスであった。

　残りの5月は、さながら洪水を防ぐ水門を閉じるための闘争のように

感じた。R 値は、相変わらず 0.7-1.0 前後であった。流行が縮小するためには R 値を 1.0 未満にとどめる必要があった。しかし、TTI（検査、追跡、隔離システム）は適切に配置されておらず、英国は毎日 9,000 件もの新規症例が発生していた。感染がこんなに多数起こっている間に制限を緩めることは、システムをあっという間に悪化させてしまうのである。

　学校は 2020 年 6 月 1 日から段階的に開校され、必須ではない小売は 6 月 15 日から再開されることになった。SAGE は、学校、小売業、ホスピタリティといった複数のセクターが、それぞれの制限が伝播に及ぼす影響を検証するために間隔を空けるのではなく、すばやく連続的に、あるいは一度に完全に開かれてしまうのではないかと懸念した。それは、複数の燃料容器を、再び燃え盛ろうとしていたウイルス火災に投げかけることになるだろう。

　首相は、再開が迫る中で、自分自身の頭の中にある時間表に合わせようとしていたのかもしれない。ジョンソンは 3 月 19 日の時点で、英国が 12 週間で「コロナウイルスの潮流を回転させることができる」と宣言した。6 月 11 日の期限は間近に迫っていた。SAGE は、データは日付ではなく、スケジュール（工程表）を設定すべきであると考えた。政府が「科学に従う」と主張したにもかかわらず、実際はそうではなかった。3 月のように、状況は科学の傘の下でそれほど慎重ではない道を歩んでいると言わざるを得なかった。

　5 月 31 日、全国集計で新型コロナウイルス感染症が新たに 1,000 件以上追加された日、私はウェルカムの同僚に、現在の英国の混乱を記したメッセージを送った。

人々は権威に対する信頼を失っているかもしれない。

ヨーロッパの他の国では、現在の英国の症例数程度ではロックダウンを解除していない。各国とも、1 日当たり数百名になった時点でロックダウンが解除され、各国とも監視が強化された状態を維持していた。

制限を解除する決定はまぎれもなく政治的決断である。

間違っているのは、政治家たちが SAGE の科学的助言に基づいて意思決定がなされたと主張することである。

　私が激怒したのは、国民に対する真摯さ正直さの欠如であった。SAGE のアドバイスは全会一致であった。感染は高く、TTI（検査、追跡、隔離システム）はカタツムリのペースで這っており、アプリは大失敗であり、度重なるチェックのゆるみを放置したおかげで、追跡や封じ込めるのが極めて困難な結果をもたらした。

　閣僚たちは、たとえ科学者の言ったことでもそれに従うことはなかったのであった。政府は、いつ助言に従ったか、いつ拒絶反応を起こしたかを国民に対して明確にしなければならないのだ。彼ら政治家は決定に対して責任を担い、考えられるトレードオフについて先行して考えなければならないのだ。一般市民は、制限が緩和されるにつれて症例が増加することを予め警告されるべきであった。しかしあろうことか、制限の解除によって彼らは流行が終わったのだと信じるようになった。

　おそらく閣僚たちは科学が救援にあたることを望んでいた。オックスフォード大学とアストラゼネカ社が自主製造したワクチンを含むいくつかの Covid-19 ワクチンの治験が行われていた。オックスフォードワクチンは 9 月までに準備できるかもしれないというような噂さえ存在していた。6 月 16 日、オックスフォード大学が調製し、NHS に長年にわたって構築した驚くべき臨床ネットワークを利用した RECOVERY 試験によって驚くべき治療上のブレークスルーがあった。デキサメタゾンと呼ばれる安価なステロイド薬により、最も重症な Covid-19 の死亡率を 3 分の 1 に低下させることができると報告されたのである。

❉　❉　❉

　これらは陰鬱な出来事ばかりの中にあって素晴らしい出来事であった。特にRECOVERY試験は、それが生まれた素晴らしい瞬間、つまり18番のバスにのっているときに起きたことだった。

　私はオックスフォードからロンドンまで電車に乗り、その後、メリルボーンの駅から、雨を避けて18番バスに飛び乗った。マーチン・ランドレイはたまたま同じ列車に乗り、たまたま同じバスに乗り、同じ方向に向かっていた。ウェルカム・トラストである。

　マーチンはオックスフォード大学の疫学者で医学部の教授であり、薬剤や治療の利益（その他）を測定する方法について多くの時間を費やしている。マーチンは6ヵ月前、世界中の臨床試験をより容易かつ迅速に実施できるようにする方法についてウェルカムに助言を開始していた。これまでの臨床試験は、複雑で、遅く、官僚的なものであることが知られている。すなわち、「ヒト用医薬品のための技術的要件の調和に関する国際協議会」が作成した60ページを超えるガイドラインによって運営されていた。

　多くの点で、ペーパーワークとプロトコルを用いることで、臨床試験はそれに価値を加えるものにはならず、むしろ研究の足かせに終わってしまう可能性があった。

　話は理解しにくいものであった。私は、この混み合ったバスにマーチンが1階に立っていることを思い出していた。英国が襲われようとしていた病気の波について、感染が気がかりな乗客を不安にさせないために私たちはささやいていたが、結局、適切な会話ができるように、早めにバスを降りた。人類は薬品棚には何の薬も用意していなかった。患者はすでに病院に担ぎ込まれ、その中には重篤な病気に陥って死亡する人もいた。Covid-19の潜在的な治療法を検証するために、どのくらい迅速に臨床試験を立ち上げることができるかを尋ね、ウェルカムはそれに資金を提供するのに貢献するであろうと述べた。

　しかし私はエボラ以後、カオス的な感染症流行の真っただ中では治験がうまく動かないことも知っていた。そのため、ISARIC（International

Severe and Acute Respiratory and Emerging Infection Consortium）が WHO ブルー
プリントおよび CEPI とともに数年前に設立された。ISARIC には、具体
的にどうするかを簡略に示した方法のガイドがあった。そのおかげで臨
床試験をすばやく開始出来、エボラ出血熱の流行時にはすでにその価値
が証明されていた。ピーター・ホービイは、現在、ISARIC の責任者で
あり、ベトナム時代の自分の同僚であるが、オックスフォード大学に籍
があり、すでにビン・ツァオと中国で試験を開始していた。1 月から 2
月にかけて、ピーターは英国の試験計画および潜在的な治療法の簡略な
リストの作成も開始した。私はマーチンに彼と連絡をとらせた。

　その後は、医学の歴史となった。マーチンとピーターは、数日後、
RECOVERY 試験 (Covid-19 療法の無作為化評価) の研究に同意した。こ
れにより、英国全土の病院がウェブサイトに行き、患者を登録し、最小
限のデータをいくつか入力した後、どの薬剤を投与するかを知ることが
できるようになった。マーチンとバスの中で話をした後、9 日目には、
最初の患者が登録された。

　この疾患の最悪の症状のいくつかは、制御不能の免疫反応と関連して
いると思われたことを考えると、彼らが試験するために選択した最初の
薬剤は、免疫系を落ち着かせることが知られている治療法であった。こ
れは、患者が生命のために闘っているときに、潜在的に危険なアプロー
チである。しかし、Covid-19 で病院に入院した人に使われる可能性のあ
るこの治療法の試験規模は、医師も患者もその成績に自信を持っている
ことを意味していた。

　流行して約 3 ヵ月のうちに、人類はついにデキサメタゾンを薬品棚に
入れることができた。それは万能薬ではなかったが、ある程度の命を救
うことができた。すでに 100 万人の命を救っており、さらに数百万人を
救うことになるだろう。また重要なこととして、ヒドロキシクロロキン
（治療法として早くから効能が噂されていた）を含めて、何が効果がな
いのかも示してくれた。

❋　❋　❋

　安全性の担保までは長い道のりだった。感染症のリバウンドが地平線上に間違いなく襲来するのは間違いなかった。症例数はもはや低下せず、プラトー（平坦）になった。私の最善の推定値は、6月下旬または7月上旬に英国の症例数が上昇し始めることであったと、5月31日の更新で付け加えた。国家統計局によれば、感染症例数は実際に6月22日から26日の間に最低値となった。病院の症例は7月上旬に最低となり、感染から重篤な症状までの時間的ずれを反映していた。これは私の役割から見て素晴らしい予測ではないものの、単純な疫学の結果であった。

　私はウェルカムの同僚たちに、「誰もが『ロックダウンは終わった』と解釈しているのではないかと心配している」と恐る恐る聞いた。それは確かにムード音楽のような雰囲気であった。パブとレストランは7月4日にドアを開けた。新聞はこのウイルスからの英国の「独立デー」を賞賛した。8月3日、「Eat Out To Help Out」キャンペーンが始まった。客は店で食べる食事に対して多額の割引を受けるが、持ち帰りにはサービスはなかった。このキャンペーンをジョンは「Eat Out to　Help the Virus Out」と言い換えた。ウェルカムのマイク・ファーガソンは「Eat Out to Spread It About」と揶揄した。それまでに、英国のCovid-19死亡者数は46,000人を超えた。

　有病率が高いという背景の中で、TTIに疑問がもたれ、1より少し低いR値では、集団的なシグナリングは明白であった。ウイルスから独立した日、店を助けるために外食する、仕事場に戻る、最悪の事態は過ぎた、太陽は輝いている、恐れなく生きている、などである。

　その結果、危険な状況をつくりだすことになった。症例数は2020年7月から8月にかけて増加し始めた。8月6日に開催されたSAGE会議議事録には以下のように記されている。「入手可能なすべてのデータを考慮すると、症例数は変化がないか、あるいは増加している可能性が高い。つまり、R値がイングランドで1を超えている可能性がある。」

　8 月の後半、バーミンガム、特に南アジア人コミュニティーで感染症が劇的に増加し始めた。8 月を通じて、感染者の自己隔離が十分ではないという懸念があった。資金は損失され、TTI は蔓延を食い止めるほど速くも包括的でもなかった。

　9 月に学校が再開されたことは、小さな出来事であった。感染の増加は、人が密集する冬に引き継がれるだろう。ヨーロッパの事態は来るべきものが来たとの予兆であると思われた。フランスでは 8 月の最後の週に感染数が毎日増加した。最初は 1 日に 5,000 人、その後 6,000 人、その後 7,000 人になり、パリの集中治療室には患者が流れ込んできた。

　フランスがどのような状況になっても、英国もその跡を辿るだろう。私はドーバー海峡を隔てて専門家と会話をしていた。入院患者や重症者の波はまた英国にやって来るだろう。

　症例数が増加するにつれて、希望的思考および楽観主義バイアスが戻った。数字を上向きに上向きに小さな動きを見て、「たぶんそれはただの一瞬で、また下向きになるだろう」と考えたくなるのであった。だから、何の証拠もなく、おそらく自然免疫が発達し、今度は状況が違うだろうという無益な希望が始まる。

　人は今まで経験したことが二度と戻ってこないことを切実に願っているものである。

第7章

われわれは政府の意思決定に加担しているのだろうか？ *

2020 年 8 月 31 日現在

世界の感染者数：24,854,140 人
世界の死者：838,924 人
英国の感染者数：332,756 人、うち死者：41,498 人
(Covid-19 検査陽性から 28 日以内)

　2020 年 8 月 31 日、最初の症例が WHO に報告されてからちょうど 8 ヵ月後に、私は世界にいるウェルカム・トラストの仲間に声をかけて、私の持つ機密情報の更新版を彼らと共有することにした。私の個人の概算ではあるが、世界の真の症例数（感染者数）はいまや 2 億から 3 億の間に達していると思われた。

　現在、パンデミックが急速に進んでいる中心地域はインド、バングラデシュ、ネパール、パキスタンなどの南アジアである。

米国／カナダにおける流行は主要な人口密集地（ニューヨーク、フロリダ、テキサス、カリフォルニア）から人口密度の低いアメリカ中西部お

＊「中心的な道徳的ジレンマに立ち戻らせる。助言的な役割にとどまることは、政府の最悪な決定に従順になることを意味するのだろうか？」（著者 -p.182）。

よびカナダへとシフトしている...

中南米：ブラジル（リオデジャネイロ／サンパウロ）、メキシコシティ
は発生率のピークに達するか、それをちょうど越えているが、米国と同
様にこの流行は現在、より多くの農村地域に広がっている...。

アフリカ：まだ伝播の始まりにあり、人口動態、気候、接続性の低さで
少し守られているが、依然として非常に脆弱である...と信じている。

中国、日本、韓国、東南アジア
中国では、現在、他国から中国に渡航する患者がほとんどであり、現在
も非常に厳しい対策がとられている。

ベトナムは依然として、非常に厳格な検疫が国または地方の管理下で行
われている。

シンガポールは、移民労働者のコミュニティ内を除いて、流行を本質的
に制御することができている...

オーストラリアはビクトリア州で症例が増えているが、これまでのとこ
ろ全国的な広がりではなかった。ニュージーランドはまだ隔離政策に
よって厳密に制御されている。太平洋の島嶼国では症例が増えつつある。

欧州
夏期から秋期への移行に伴い、新型コロナの感染は明らかに新たな
フェーズに入りつつある。

　世界中の農村部への蔓延は避けられないものであったが、深刻な心配
もあった。それは、農村部の人々は都市部の住民よりも高齢である傾向

があり、医療サービスの密度もまばらであったからである。それはまた、ウイルスが地理的爪痕を広げていくことを意味した。

　その更新からちょうど2週間後、インドの症例は1日当たり100,000件にまで増加した。これは、3月に発効した非常に厳しいロックダウン制限の緩和を反映している。

　インド医学審議会は、2020年8月15日（インド独立記念日）までにCovid-19ワクチンが準備されることを約束した。ポピュリストのリーダーによる楽観主義バイアスの例として、今回インドの首相であるナレンドラ・モディ（トランプやブラジルのジャイール・ボルソナーロなど、他のポピュリストのリーダーと同じ反科学的手法でモディを批判することは公平ではないとは思うが）が主張した。

　たとえインドが自主的に課した期限を逃していたとしても、ロシアと中国は、自国政府が支援するワクチン開発プログラムを前進させていた。2020年8月、ロシアは自国製のCovid-19ワクチン「スプートニク-V」を認可したが、公表されたデータは非常に少なく、その有効性と安全性についての懐疑論が高まった。臨床試験の最終段階である第3相は、現実の世界でワクチンがどのように作用するかという大規模試験から構成されているが、まだ結論は出ていないなかった。

　公的利用のための安全なワクチン開発には規制当局に政治的干渉がないことが必要であった。英国、ヨーロッパ、中国ではこのことを確信していたが、われわれはロシアについてはあまりそういった確信を持っていなかった。ソ連時代の宇宙船の名前を付けられたワクチンでは、迅速承認は科学的理由よりも政治的な扇動によって認可された可能性が大きいと思われた。

　一方、オックスフォード／アストラゼネカワクチンは、その製剤に別のアデノウイルスを使用したが、開発に暗雲が立ち込めていた。9月初旬、AZ1222というコードのワクチンの試験は、複数の国で休止された。ひとりのボランティアが横断性脊髄炎を発症したためだ。このような休止はよくあることだ。臨床試験中に病気になったボランティアが、偶発

的ではあるが無関係な不健康の発作を被ったのか、あるいは試験の結果として真の有害作用を被ったのかを評価するのには時間がかかった。

　ワクチンに対する国民の信頼を維持することは極めて重要であり、パンデミックからの回復は、人々のワクチン接種意欲に大きく依存していた。治験の当初は約 40 〜 60% の効果があると推測され、WHO の承認には最低 50% に効果がでなければならなかった。しかし実際に（変異前の）有効性が 90% を超えると最初に聞いたときは、自分は驚いた。その驚きはいまでも続いている。

＊　＊　＊

　2020 年 4 月に話を戻す。世界中でパンデミックが勢いを増していたころ、CEPI のリチャード・ハチェットは、私に電子メールや電話の情報を集めてくれていた。ワクチン開発に関する議論を加速させるための大規模な計画を立てるためであった。

　この電子メールは、刺激的な人物であるリチャード・ダンジグによって調整された。ビル・クリントン政権の元米海軍長官、バラク・オバマの顧問、そして別のリチャードは彼を「生物学的防衛の知性」と呼んだ。これは非常に熱のこもった会話であり、何が達成できるかを野心的に考えるものであった。いわばワクチンと医薬品開発のためのマンハッタン計画であった。

　ダンジグは、希望的な見通しとされていた通常の 12 〜 18 ヵ月のスケジュールの代わりに、ワクチンのスケジュールを 6 ヵ月まで短縮できると感じていた。この計画は、米国、インド、中国、日本など、世界中の主要な政府にワクチンを届けることであった。ダンジグは 2020 年 3 月に、パンデミックからの脱出を阻止する障害は、科学ではなく、製造ラインからガラスバイアルの入手可能性まで、ワクチンの物理的供給であることをすでに見抜いていた。

　ダンジグは、2020 年の終わりまでに世界がワクチンを希望した場合、

財政や製造などのパズルの他の部分を迅速に、かつ世界中で得ることを始めなければならないだろうと理解していた。この呼びかけは、コミュニティ全体を駆り立てて、すべてをワクチン開発に集中させる挑戦であって、それを実行するコストは、実行しないコストに比べて些細なものであることを指摘した。多くの場合、問題について最初に尋ねることは、どれくらいの費用がかかるかということである。しかしパンデミックでは、この考えは全く逆であった。世界はパンデミックを終息させるために何が必要なのか？結論は、診断、治療、ワクチンであったのだ。それにかかる費用は二の次の問題であった。

ダンジグの「国際マンハッタン計画」の構想は実現しなかったが、2021年1月までに3億回分のワクチンを供給する180億ドルの米国のプロジェクト「オペレーション・ワープ・スピード」にその基本的考え方が吸収されてスタートすることになった。別のスピンオフの動きは2020年5月4日のEUの契約会議であった。これの目標は80億ドルの契約を得ることであった。振り返ってみると、この金額はあまりにも低すぎたが、それによって世界が健康を目指して動き出すのだった。誰も支持しないような愚かな案に乗りたくはないが、それは、必要以上に得られるものはいつも少ないということを意味していた。

今考えると、「パンデミックが凄まじくなれば、新型コロナウイルスは世界中を駆け巡り、もし今1年間で1,000億ドルを投資すれば、1年もたたないうちに大儲けできるだろう」と言ったかもしれない。しかし実際には、2020年4月から5月の時点では、多くの国がパンデミックがその背後にあると考えていたにも関わらず、それに関連して、まだ脅威かどうかわからない病原体に対するワクチンを製造するために1,000億ドルを要請することには、だれも聞く耳を持たなかった。それでも、2021年6月、WHOと世界銀行は世界中が苦しみ続けるにつれて、500億ドルの投資を申し出た。2020年5月にそれだけの額のお金を持っていれば、われわれがどうなっていたか想像できるだろうか？

たとえ米国、ロシア、中国が自国民のための適正なワクチンを選別す

る途中であったとしても、それが全世界に及ぶ十分な量があるという保証はなかった。ワクチンはそれを開発・製造できる国や、購入できるだけの豊かな国だけでなく、どの国でも手に入れる必要があった。遠隔地や紛争地帯なども含めて、何十億回分もの量が必要になるだろう。パンデミックでは、世界中の皆が無事になるまで、誰の安全も確保できないであろう。

＊　＊　＊

　それまでに、WHO はすでに ACT アクセラレーター（ACT-Accelerator）と呼ばれるものを立ち上げていた。「ACT」は「Covid-19 へのアクセス」の略称であり、「Tool ＝道具」とは、彼らの戦略の中で病気を食い止めるのに役立つすべてのことを意味した。検査、治療、個人防護具、酸素、ワクチンを指した。「加速器」の唯一の目的は、これらすべての必要性の開発を迅速化し、その後可能な限り多くの国々にそれらを配布することにより、パンデミックに一刻も早く終息をもたらすことであった。これらのツールはすべて、蔓延を阻止するためにどこでも必要とされるだろう。

　夏が過ぎ、秋か冬には効果のあるワクチンが市中に供給されるだろうという憶測が渦巻いており、世界にワクチンを供給するためのマスタープランに対して抜け道が横行するようになっていた。どんな国にも供給ラインがあったわけではなかったからである。

　中国もロシアも、自国民を守るために自国のワクチンを使用することを計画していた。どちらも、計約 30 カ国への提供を宣言した（どちらもアフリカの国々に十分な接種量を提供したが、いわゆる「ワクチン外交」と解釈されているものであった）。他の 60 カ国は、GAVI を通じたワクチンの援助に適格と判定された。GAVI は、最貧国の一部、特に子どもたちに救命のためのワクチンをもたらしていた。

　それでも、英国、シンガポール、日本、ノルウェーなど 130 ヵ国前後が

残されており、確かな供給元は存在していなかった。英国や日本を含むいくつかの国々は、自国民のための物資を調達するべく製造業者と交渉するために、自国のワクチン作業部会を設置した。英国が EU の調達計画から離脱したことには当初失望したが、ケイト・ビンガムが率いる英国のワクチン特別部会＊は、同国のパンデミック対策の際立った成功例のひとつであった。そうは言いたくないものの、英国の例外主義、つまり緊急性、リスクの負託、実用性が混在した課題の解決に迫ることの好例となったのである。私は、ヨーロッパの多くの人々が、この同盟を代表して同じアプローチがもたらされることを望んでいたと確信している。

　しかし、各国が独自のワクチンポートフォリオを組み立てるための専門知識や資金を持っているわけではなかった。2020 年 7 月、シンガポールは COVAX につながった約 160 カ国の会議を招集した。COVAX というのは、パンデミックの状況で見落とされがちな世界中に生まれた多くの理解しにくい頭文字でできた機構の名称の一つであるが、「Covid-19・ワクチン・グローバル・アクセス・ファシリティ（Vaccines Global Access Facility）」の略称であり、支払い能力にかかわらず、すべての国に全面的にワクチンを供給できるようにするための取り組みである。ちょうどバイヤーズ・クラブや保険市場のように運営されている。各国はお金をプールに投じ、COVAX はワクチンの買い手に代わってワクチン製造業者との契約を結ぶのである。この支払いは、COVAX に交渉力を与えるが、同時に、COVAX からの一連のワクチンプロジェクトへの投資を可能にし、さらなるワクチンの供給をスムーズにする。

　COVAX への契約を締結した各国は、英国と同様に、製造業者との二者間契約を依然として締結することができる。COVAX は、幅広いワクチンプロジェクトを支援することによって、国のポートフォリオにワクチン購入資金が全くなかった場合には、セーフティネットを提供することができる。COVAX は、中国、インド、米国など、国際的にかなりの

＊　利益相反の開示：　私はワクチン特別部会のメンバーである。

同意を得た。この枠組みには世界の国の大半が参加し、ドナーまたは参加者のいずれか、あるいはその両方であった。

　国際赤十字や赤新月社のような人道支援機関もワクチンを申請することができ、得られたワクチンは、難民や紛争地帯のような到達困難な地域に住む人々に向けられた。最終的には、2021 年末までに COVAX が 20 億回分を確保する計画となった。これまでのところ 60 億ドル増資したが、2021 年の目標を満たすためにはさらに 20 億ドルが必要であった。

　そのような状況にあっても、まだ基本的な困難があった。すなわち、現在ワクチンを供給している豊かな国が、COVAX に資金を注入することによって、結果としてワクチン供給を独占していることである。英国は必要量の 5 倍のワクチンを発注していたが、2021 年 6 月 1 日、WHO は低所得国が接種したワクチンの接種率はたったの 1% 未満であったと報告した。リスクの高い状況では、どのワクチンが効くのかが保証されていないため、必要量以上に発注するのは実際正しいアプローチであった。しかし、現在では、各国は、それらのワクチンの一部を、接種をどうしても必要とする国と共有する必要がある状態であった。

　私は COVAX が、支払能力にかかわらず、誰にでもワクチンが届くようになることを望んでいる。COVAX は ACT アクセラレーターの 4 つの柱、つまり構成要素の主要な 1 つとなり、特にワクチンをカバーした。他の 3 つの柱は、診断と検査、治療、保健システムの強化を包含している。ACT アクセラレーター（または、より完全には、「Access to Covid-19 Tool アクセラレーター」）は、ゼロから一気に全速力で立ち上げた貴重な組織となった。基礎科学と新しいワクチン開発に始まって、世界銀行を介した資金提供、そして、もっとも困難である供給と社会実装に至るまで、この機構においてはワクチン供給の活動は驚くほどひとまとまりになっていた。ACT アクセラレーターは、製造業者と契約を交渉し、流通を組織し、コールドチェーンを含む物流を整理した。

　ACT アクセラレーターの設置に携わったこと、それは最初のころは悪夢だった。

❋　❋　❋

　これまで見てきた最悪のパンデミックに、可能な限り速いペースでどのように取り組んだらよいか？　それが ACT アクセラレーターの背後にある考えだった。言い換えればそれは、世界の保健医療分野で名だたる複数の機関を、一つの目的＝パンデミックの急性期を可能な限り速やかに終息させること（伝播を抑制することを意味する）を掲げて協力するよう説得することを意味した。

　ジュネーブは、このような重要な国際的努力を主催するのに適した場所であったが、私は、WHO がこの機能を動かせるかどうか懐疑的であった。当初、トランプ大統領が WHO からの撤退をにおわせて脅迫し、あらゆる機会をとらえてけん制し、中国は事実上、同機関を擁護するようになっていた。私は、パンデミックを終息させるための世界的な努力の中心となるべき ACT アクセラレーターが、ウェルカム・トラストの治療部が何らかの責任を果たすことによって、政治的な道具に使われるのではないかと恐れた。

　私は、WHO 事務総長のテドロス、および彼の部下であるベルンハルト・シュバルトランダー職員長を交えて電話で議論した。WHO、世界銀行、Unitaid、世界基金、FIND、GAVI（ワクチン同盟としても知られる）、CEPI、ウェルカム・トラスト、ゲイツ財団など、パートナーと密接に連携するためには、これらの機関とは完全に独立した事務長が必要だと考えた。ゆるぎない会話の後、テドロスは最後に、WHO がハブとなることが最善の選択肢と思われると私を説得した。私はその議論に負けたが、彼の言ったことは正しかったし、実際私は間違っていた。その後数週間以内で、ACT アクセラレーターは 2020 年 4 月に立ち上がり、矛盾なく成功を導いた。

　テドロスは、WHO の代表であり、招集者であるが、指揮者ではないという言葉に変わりはないことについて一貫していた。実際彼は ACT アクセラレーターの会議にすべて出席しているが、その議長を務めたこ

とはなかったのだ。テドロスの同僚であるブルース・アイルワードは、ACTアクセラレーターが、厳格で独立したやり方で仕事をするために、全員が結集した素晴らしいエネルギーと、それに相当する十分な時間の手間を払ってきた。私は、そのために戦っていたのだ。

ACTアクセラレーターが立ち上がった後、WHO以外に属するどのメンバーが会議のイニシアチブをとるのかを決めなければならなかった。それも、テレビ会議の通話や電話のあわただしさの中で決めなければならなかった。2020年の7月頃から12月までの最初の半年間は、GAVIの取締役会長を務めたンゴジ・オコンジョ・イウェアラ（ナイジェリアの経済学者で元財務相）と、アンドリュー・ウィッティ（グラクソ・スミスクラインの元最高経営責任者）が共同で議長席に就いた。財政的背景をもつンゴジと、研究開発製造について詳しく製薬業界に信頼されるアンドリュー、ふたりとも2020年12月までしか仕事をしないと明言した。

このようなことを指揮するのは信じられないほど難しいことである。ACTアクセラレーターはいわば軌道上にスポットライトを共有したこともない、しかも個々の企業のエゴをむき出しにした状態で複数の組織の連合体を作り上げる仕事であった。これは必ずしも個人的なエゴを意味するわけではなく、大企業やビッグブランドに付随する組織的なエゴを意味していた。

NGOセクターは、資金提供の仕方の違いもあって、協力し合って作業するわけではなかった。数年ごとに、組織は金銭を獲得するために政府に頭を下げなければならないのだ。そのためには、あらゆるものの正面と中心に立って牛耳らなければならないのだ。スポットライトを皆で分かち合うことは自然には起きないのである。

だからこそ、連合体の議長は重要な役割を果たすのである。すなわちこのような連合体を維持することは、分断を解きほぐし、エゴを鎮めて、人々を喜ばせ、気分が落ち着いたときに人々の周りに腕をまわすなど、重要な役割を果たしたのである。

その意味でンゴジとアンドリューの仕事振りは素晴らしかったが、た

またま圧力が高まってきたときに辞めてしまったのだ。

　誰もがその圧力がどこから来ているのかを見ることができた。2020年9月までには、治療や診断検査と同様に、ワクチンが不足していることが明らかになりつつあった。酸素不足、個人防護具不足にもなっていた。

　私は2020年12月に暫定議長になった。しかし自分はこの職務に適した人間ではなかった。その職務には政治的な知識を持った人が必要だった。またACTアクセラレーターが壊れてしまうのではないかと恐れていた。

　わたしはテドロスとブルースに絶えず連絡し、ほぼ毎日彼らにメールを書いて、ンゴジとアンドリューの後継者たちを配置するように言った。ほとんどどこからともなく、テドロスは、スウェーデンの元首相で、バルカン半島の平和維持に貢献していたカール・ビルトに接近するというアイデアを浮かべた。

　カールは以前エチオピアで外相を務め、広範な国際政治の場面で経験を積んでおり、テドロスはカールの携帯番号を持っていた。刺激的な示唆であったのは、2021年の時点で、パンデミックを終息させることはもはや科学的な問題ではなく、政治的な問題となっていたことだ。カールのような、複雑な政治的取引を仲介した実績を持った政治家が、世界中のほんの一握りの人々しかできないことを一気にする必要があった。彼ならば誰かが答えることを知っていれば、いつでも誰にでも電話をかけることができるかもしれない。

　私は、2021年3月末にACTアクセラレーターを降り、カールと交代し、間もなくグローバル・サウスから新議長が加わった。

　2020年は私にとって目を見張るような年だった。私は、おそらく大部分の人々と同様に、世界は公式または公式の経路を介して活動するものと考えていたが、その多くは私的電話電話やメッセージアプリを介して活動していたのだ。

　オックスフォードのティーンエージャーが互いに会話するにしても、世界保健機関の事務総長がスウェーデンの元首相と会話するにしても、会話というものは軽いおしゃべりで始まるものである。

☀ ☀ ☀

　2020年の夏には、いくつかのワクチンの成功を期待して、国際的に事態が大きく揺れ動いていたが、英国の状況は急速に悪化していた。2020年の秋は、疑いの余地なく、パンデミックの期間中、自分の落ち込み方は最下点に達していた。私はSAGEを辞めることを真剣に考えた。

　「Eat Out to Help Out」のような政策によって浮上した、新たに開かれた経済は、徐々にウイルスをはびこらせる結果に陥っていた。SAGEアドバイザーであり納税者でもあるジョン・エドモンズがウイルスの蔓延をさせたことは、苛立ちの要因であった。

　2020年7月以降、感染率は週ごとに上昇し始めた。これは、9月に再開校するまでの前哨戦であった。ウイルスに対して人流促進により肥沃な土地を提供し、R値を0.3または0.4だけ持ち上げる可能性があることをわれわれは知っていた。季節の変化も、屋内に移動する人々のおかげで、わずかな追加的影響を与える（季節性は、あらゆる種類の気候でパンデミックが急速に広がったという事実で示されるように、それほど大きな差をもたらさないが）。

　2020年夏の休暇月の動向をみると、特に検査、治療、隔離に関して、冬に備えて十分に行われていなかったと非常に強く感じていた。秋には、ワクチンに対する希望を確実にするにはまだ早すぎたが、やはり、最悪の事態は過ぎ去ったという誤った認識があった。その時点では、武漢由来の祖先株よりも伝播性が高いことが判明したコロナウイルスの新たな変異株については知らなかったし、その変異株を英国内で封じ込めることはむずかしいということがわかった。それでもなお、古い変異株は、まだ免疫がない集団において将来の感染の波を引き起こすのに十分な伝染性を持っていた。

　7月以降すべては誤った方向に向かっていた。8月16日、ニュースはPHE（英国公衆衛生庁）が廃止される予定であることを伝えた。さらに悪いことに、夏にかけて約束された世界規模の検査、治療、隔離（TTI）

のシステムを確立できなかったディド・ハーディングは、PHE に取って代わった NIHP の暫定理事長に任命されたのであった。信じられないことに、TTI システムの構築に責任を負っていた英国公衆衛生庁がパンデミックのバスから投げ落とされてしまったのであった。事実上、英国公衆衛生庁にはコロナ危機の非難が集中していた。コロナウイルスの危機に対する責任転嫁をされていたといえる。少なくとも、それは賢明ではなかった。

　英国公衆衛生庁は 2020 年の 1 月、2 月および 3 月の段階では検査能力を欠いていたが、その能力の不全状態は少なくとも 10 年間にわたり無視され続けた結果であった。パンデミックの間、地方レベルでも全国レベルでも、非常に優秀な人々が必死に働いていたが、緊縮財政のために英国公衆衛生庁に資金が枯渇しており、少なくとも今回のような規模の危機に見合った予算が充当されるべきであった。今はこのような国の実務を負託されている機関を廃棄するべき時では全くなかった。私は不快な気持ちを公表し、ツィートした。

恣意的な解任。非難の通過。
短期的な反応的改革を通してしか考えられない病的な思考。
何年にもわたる投資の中で。
将来の課題に必要な戦略的ビジョンのないままの特異的な危機への対応。
必然的な公的調査を先行させよ。

　英国の医療・社会福祉省の下級大臣、ウェルカムの議長でもあるイライザ・マニンガム＝ブラーが私のツイートについて文句を言った。数週間後、政府は、経済を開放し続けるために、迅速な集団検査を全国的に導入する計画「オペレーション・ムーンショット」を検討していると発表した。報告によれば、この費用はおおよそ 1000 億ポンドになるという。医学専門誌である *British Medical Journal* は、莫大な額が英国の NHS の年間予算全体にならんとする範囲内にあると指摘した。一方、公衆衛生学

の教授たちは、実施を検討中の検査は偽陰性と偽陽性の両方の実質的な
リスクを伴い、ここでは証明になっていないことを政府に伝えていた。
　2020年9月13日に、私は何人かのウェルカムの同僚に、私のフラス
トレーションについて、アップデートで解説した。

　6月から8月は、必要なものを配置するのに十分な活用がなされず、
最悪の事態は過ぎて、これ以上は悪くならないだろうというあまりにも
強い楽観主義が覆っていた。その結果、短期戦術に集中し続け、無防備
に、バイアスを確認し、中心的なリーダーシップや戦略が発揮されない、
などの問題があった。多くの時間が、若者や旅行者／国境を非難したり、
公的な問い合わせを非難したり、［次の］6ヵ月にわたって必要とされ
る人々のやる気をそぎ、英国公衆衛生庁による被害モラルを廃止するこ
とに無駄遣いされ、NHSの準備をしておらず、TTIシステムはその時点
での崩壊に非常に近い...。

もしそれが予防できるのなら、この3ヵ月の間に何が起こる必要があっ
ただろうか？（6月から8月）

「退屈な」基本を正しく理解し、秋冬に備え、私たちが知っていること
を実装し、うまくやるべきであった。

レトリックより適切性が重要だ。

状況と必要なことについて、正直かつ透明性のあるものであること

われわれが知っているべき必要なこと、それを実行する能力の間の
ギャップを狭める

内閣官房・首相官邸の強化、あるいはこれを監督するための新しいグルー

プの創設。政治的な告知で動くのではなく、事実に基づく違いを生み出すことによって動く。

ここには、党派を越えた国家的な緊急危機的アプローチが必要なのではないか？

すべてが思った通りに動かなくてもよく、直ちにレビューを行い、1週間以内に真に統合された戦略を再設定するように動く。

「世界中を打ち負かす」ふりをするのはやめよう―誰もがそれを知っているのではなく、より多くの信頼を失うだけであることを何度も肝に銘じよう...。

　その後のアップデートで、私は同僚に、進行中の劣悪な意思決定を考慮して、ウェルカム・トラストの状態が政府にいかに近いものであるかを深く考えてもらうように頼んだ。
　英国は夏を浪費し、秋に入ろうとしていた。NHS のスタッフは動揺し、英国公衆衛生庁のスタッフは士気を失い、解雇されそうになった。教育部門と地方自治体は中央政府と、特に学校の安全をめぐって戦っていた。まるで国民は中央政府への信頼を失ったかのように感じていた。
　私は、「中心的な助言の役割にとどまることで、『結果に共謀しているのか』」と本当に絶望した気分で同僚に尋ねた。
　私が現在の協力体制を続けた場合の被害の見通しをめぐって9月中旬に苦悶していたころ、英国のパンデミックへの対処における最も致命的な決断のひとつが、ちょうど1週間ほど先に迫っていた。

❋　❋　❋

SAGE のメンバーは 2020 年 9 月 21 日月曜日に Zoom を使って会合した。夏季の感染の急上昇のデータを見ると、すべての世代で Covid-19 の発生率が上昇していることを示していた。感染者数は週毎に 2 倍になっているように見え、これは学校の再開が始まって衝撃が襲う前にすでにそういう状況であった。入院数も上昇しており、当然のように集中治療室への入院数も急増していた。

SAGE 会議からの助言は明白であった。「症例の指数関数的な増加を逆転させるためには複数の介入手段からなるパッケージが必要になるだろう」。対策には、「悪循環を断ち切る政策、例えば短期のロックダウンの実施、在宅勤務の推奨、支援バブルを除く複数の家庭での交流禁止；カフェ、バー、レストラン、室内ジムおよび美容師などの個人サービスの閉鎖；大学および大学のオンライン学習への移行などが含まれた。

さまざまな対策の影響を要約した通知では、「ただちに、症例を減らすために行動しないことは、直接的な COVID 関連死とニーズを満たす保健サービスの能力という点で破滅的な結果をもたらし、非常に甚大な流行をもたらすだろう」と指摘されていた。大きな第二波が襲来した場合の負担は、「われわれの社会の中で弱者に集中的にしわよせが来るだろう。より低収入層と BAME［黒人、アジア人、少数民族］のコミュニティにとって大きな負担にもなるだろう」。

より速く、より厳しい移動制限は、Covid-19 による死亡者数を減少させること、そして政策は、特定の地域に限定するようなものではなく、地域的および全国的なものでなければならない。その日の夕方、パトリックとクリスはテレビで記者会見を行い、このまま新しい施策を講じない限りさらに 5 万人以上の新規感染者が発生し、11 月までに毎日 200 人が死亡する可能性があると警告した。驚いたことに、その記者会見場には誰一人大臣はいなかった。

ドミニク・カミングスは、ジョンソン首相の考えを改めさせるために 2020 年 9 月に起きた出来事に触れて、いまやわれわれには「サーキット・ブレーカー」が必要であることをジョンソンに説得するために努力をし

ていた。その頃までに、パトリック、クリス、ベン・ワーナー、ジョン・エドモンズの間で、介入が必要であることに対して意見が一致したとカミングスは述べた。しかしジョンソン首相はそのような行動は依然としてしたくなかった。

　カミングスは、ジョンソン首相の心を変えようとするため、2020年9月22日（火）に会議を開催した。この会議では、新たに首相官邸に召集されたデータ科学者であるキャサリン・カッツによって、症例数と感染率が示された。彼女はジョンソンに現在のデータを示し、1ヵ月後に予測される、10月に向けての感染者数と死亡者数のシナリオを示した。カミングスは次のように述べた「われわれはあたかも6週間先にいるかのようにデータを示した。それは経済にとっても健康にとっても、できるだけ早く困難を乗り越えることがより良いことであると人々に実感させようとする最良の試みであった。」

　ジョンソン首相は基本的に「私はそういうことは実施しない。そもそも政治的に不可能だし、ロックダウンはうまくいくはずがない」と言った。人づてに聞いたところによれば、ジョンソン首相はカミングスに、そもそも最初からロックダウンなどするべきではなかったし、カミングスがSAGEを操って3月のロックダウンを誘導したと感じていたということであった。SAGEが「操作された」とするこの主張は、全く真実ではなかった。

　「6週間後の10月31日、9月22日の時点で私たちが予測していた通りに会議が行われた。ただちにロックダウンしなかった場合、首相官邸のすべての人々は、ジョンソンがその他の代替法がないことが明らかになったときに、結局はロックダウンすることを知っていた」とカミングスは主張している。

　官邸の扉の陰で何が起こっていようと、政府は2020年9月にはロックダウンをしないことを選択した。というよりも、ロックダウンを課さないことを選択した。それは午後10時以降の外出禁止令を発出したに過ぎず、在宅勤務を推奨するように要請したに過ぎなかった。私は、科

学者が助言し、かつ大臣が決定しなければならないという「呪文」を尊重するが、大臣は、SAGE の助言を、しばしばそれに従うことを主張しながら、はっきりと無視しているような状況だった。

　政府の「不作為」という決断自体、重篤な結果をもたらした。今は 2020 年 3 月とは訳が違っていた。あの時には、例外的に寛大であったならば、流行が起こっていることも知らず、データが乏しかったと言い訳をしていれさえすれば良かったのだ。2020 年 3 月を振り返ると、大臣は、感染症モデリングや、おそらくは公衆衛生医の過剰な恐怖に基づいて、国家をロックダウンするほど深刻な決断を下したくないなどと述べていた。自分はそうは信じていないが、3 月のロックダウンの遅延をそのように合理的に言い訳することができた。

　そして 6 カ月後、2020 年 9 月、政府のそのような言い訳は通用しなかった。私たちはすでに経験をもっていた。ロックダウンによって何を成し遂げることができるのか、そしてロックダウンが遅延すると如何に恐ろしい影響が出るかを知っていた。データが乏しいために不作為になったなどと言い訳をするようなことはできなかったはずだ。2020 年の秋までに、英国は世界で最も優れた Covid-19 の疫学的データを収集していたからであった。そして、そのデータが明らかに示していたのは、週を経るたびに感染者数がうなぎ上りになっていったことであった。R 値は 1 以上であり、その次の SAGE 会議のあった 9 月 24 日には、R 値が 1.2 〜 1.5 の間に達していると議事録に記載されていた。

　後方視的（レトロスペクティブな観察）効果のおかげで、9 月 21 日の SAGE 会議の当日に報告された死亡数（11 人）は、3 〜 4 週間前の流行の状況を反映していることも明らかになった。その同日、4,000 人以上の新たな感染が報告された。すなわち、3 〜 4 週間かけて、それらの感染者の一部は症状を発症し、症状のある患者の一部は入院することになり、悲惨なことに、一部の入院患者は死亡するという連鎖が起きたのであった。

　政府は報告のあったその時点でしか事態をとらえていなかったので、

感染症の実際の伝播はすでに彼らからはるか遠くで起きているも同然であった。ゆっくりとした政府の動きで不作為の時間が過ぎることによって起きた破局であった。

　これがパンデミックの中で最も暗澹たる瞬間であった。私は、助言を使わないことを選択した団体＝政府に助言を与えるという自分たちの立場に疑問を呈し始めた。自分で自分に質問しなければならない時期が来て、自分が信頼している人々は、結果としてなされる決定に実際に従うのかどうかを判断しなければならなくなった。

　もし辞任することを選択したら、事態はどうなるのだろう。そんなことで政府の態度に何らかの違いがもたらされるだろうか？きっと辞任して１時間くらいは気分が良くなるかもしれない。１日分か２日分の新聞の見出しにはなるかもしれない。しかしパンデミックは依然として存在するだろう。お構いなしに世界の情勢は動いていくであろう。最終的には、おそらく、政府へ助言を与えることは悪いことではないという、いくぶん不可解な結論に達するのである。

　それは、ウェルカム・トラストの議長を務め、秘密の最新情報をくれていた元諜報主任であったイライザ・マニンガム＝ブラーの意見だった。政府の顧問として同じような状況に置かれていることが起こった場合には、事態が難しい状況の時には、テントの中にとどまったほうがよいと考えた。彼女は、たとえ無視されても、合理的な科学的助言が聞こえてくるようにするのが一番だと思った。私はパトリックにメールした。彼の見解も同じだった。

　ニール・ファーガソンのように、ロックダウンルールに違反した後にSAGEを辞めなければならなかった以外では、他のSAGEアドバイザーは辞任していなかった。これはパトリックとクリスのリーダーシップのおかげである。彼らは、国の安全保障を侵害したり、軍事上の問題に立ち入ったりしない限り、科学とデータに対する見解について、誰もが自由かつ率直に話すことを奨励したからであった。彼らはSAGEを会議体として長期間ひとまとまりに保つためにうまく機能したのである。それ

でも、他の SAGE アドバイザーが『なぜ SAGE にいるのか』といつの時点でも考えていなければ、私はとても驚いただろう。

　実際に尋ねたことはないが、クリスやパトリックも、SAGE を去ることを考えたことがなかったのかと疑問に思うことがあった。もし彼らが「そんなことは考えたことはない」と答えたら、私はとても驚くだろう。

　恐ろしいことが起きたときの公衆衛生の歴史を振り返るのは冷静な考えである。科学者や医師たちは確かにそれからうまく抜け出せず、多くの場合、抜け出す必要はない。そのことが、私を中心的な道徳的ジレンマに立ち戻らせる。助言的役割にとどまることは、政府の最悪な決定に従順になることを意味するのだろうか？ ... どうすればよいのか、正直なところ、私にはその答えはわからない。

❈　❈　❈

　10 月 14 日、英国における行動制限は 3 段階方式になり、全国均一ではなく、地域的に制限を適用できるようになった。第 1 段階はもっとも緩い制限であり、第 3 段階はもっとも厳しくほとんどロックダウンと同じ制限となった。その背景にある推論は、全国一括のロックダウンははっきりとした方策になる可能性があるものの、その複雑さを、あまねく注意深く説明しなければならず、十分な周知徹底ができなかったからであろう。3 つの段階のルールはそれぞれ異なっていた。屋内外での集まり、家庭内での集まり、外食、宗教、運動、旅行など、いろいろな局面で国民に説明しながら、常にチェックするようなシステムはおそらく大問題になるだろう。

　英国はまた、人口密度が高く、つながりの深い小さな島でもあり、毎日都市内外を往来し、家族や友人と会ったりしている国である。3 段階の境界は不明瞭ではっきりした区切りがなく、いずれもかなり多くの自由な流れがあった。地域内の感染症の増加を封じ込めるのに十分な精度で流行を制御できると考えるのは甘い想像にすぎないと思われた。第 3

段階が流行をコントロールするのに十分ではないと感じた人もいた。これは単に高度な制限によって流行が制御しきれない場合、それによって低い制限の地域が全国に孤立して存在するようになり、結局は全部の地域が組紐で締め付けられて、全国が同じ一つの束縛に入る結果になることを意味していたのであった。

　2020 年の秋までに、英国はコロナウイルス感染症に関する全国的なデータを集めるという作業に拍車をかけていた。2020 年 3 月に話は戻るが、私は国家統計局（ONS）のイアン・ダイアモンドとチームを組んで、人口の無作為抽出による ONS 感染調査を指揮した。ONS による調査に加えて、インペリアル・カレッジ・ロンドン校と世論調査会社である Ipsos MORI は 2020 年 4 月に REACT（Real-time Assessment of Community Transmission）試験を開始した。REACT 試験には 2 つの群が設けられていた。1 つは現在感染している患者集団、もう 1 つは抗体を発現している（したがって過去に感染した）既往者の集団の把握であった。ロンドン大学の非常に優秀なローラ・シャルクロスが主導した VIVALDI 研究では、同じ 2 つの指標 ─ 現在の感染と過去の感染 ─ 特に介護施設における感染 ─ を調査した。

　毎週木曜日の夕方、イアン、ローラ、ポール・エリオット、インペリアル出身のスティーブン・ライリーなど、私たちの一団は「データ・コール」を持っており、これはデータがどのように見え、特定の方向にデータが推移しているかを考察するものであった。われわれのチームは、ロンドンのキングスカレッジのティム・スペクターが率いる ZOE Covid Symptom Study によって集められた情報を見ることがある。こういった違う視点で見た他のデータと比較して、いわば「三角測量」をするようにして、感染症のトレンドが異なるデータ間で一致しているかどうか、あるいはそのトレンドが一致していないのはなぜかなどの理由を調査したりすることができた。われわれはケンブリッジにあるウェルカム・サンガー研究所のジェフ・バレットにも参加してもらっていた。この研究所は、ウイルス変異体に目星をつけるために必要なウイルスの全ゲノム

塩基配列決定を行うのに役立っている。

　この会議は保健省（DHSC）のマーチン・イネスが共同議長を務めた。マーチンは、同部門の Covid-19 のデータサーベイランスストラテジーを主導し、Pillar 4 データとして知られるものを照合し、関係者で共有をしていた。このデータは全国サーベイランスデータであり、国内で流行がどのように進行しているかの直近の現状を示している。

　2020 年 10 月 22 日（木）に、われわれは、通常のデータの追跡調査に目を通し、マーチンはその要約を送付した。データは予想したとおり悲惨なものであった。3 段階の制限システムは、ウイルスの波を抑え込むには至っていなかった。毎日 20,000 件以上の新規感染が報告されていた。これは、SAGE が伝播を止めるためにサーキットブレーカーパッケージの介入を助言したまさにたった 1 カ月後のことであった。

　マーチンは Covid-19 データーメールリストに 30 人を加えた人々にいつものように要約を送り、コメントを求めた。私は「全員に返信を」を強制的に打つ準備ができていた。私のきっぱりとした態度は、英国公衆衛生庁と保健社会医療省の高官たちに見られることを覚悟の上であった。

マーチン、ありがとう。

　この要約は、データが明白で一貫性があり、7 月中旬以降、予測可能な心配がそのまま的中した内容である。

　私たちは、私たちの眼前で流行の展開を注視してきたが、単に局所の地域から地域、国へと、2 月から 3 月の時よりもゆっくりと全国へと広がっている。しかしこれは次に来る冬場の災害への確かな道筋でもある。睡眠しながら歩行しているように見えるが、それよりももっとひどいことである。なぜなら、われわれは自分らで理解し、証明をして、すべてデータを開示して予測をしてきたことだからだ。睡眠歩行よりも悪

いのは、それがきわめて明白に見えていたことであるからだ。

　ときおり、私たちは隙間から入る一筋の光を見て、小さな領域でのデータの下降に気づいたり、ひとかけらのデータを見て、行くべき道筋の峠を越したつもりでいた。しかし実際はそうではなかった。最悪の確証バイアスである。われわれは部屋全体を支配する重要な事実をイメージすることができなかったのだ。結局は、すべての年齢、すべての地域、各層の（ティア）の感染者が増えており、この仕組みは効果的ではなかったのだ... そして、私たちは、第1層（ティア1）が第2層（ティア2）になり、第2層が第3層（ティア3）になり、第3層がさらに悪化していくのを見ていたのである。また、院内感染の増加や、介護施設における感染症の心配の兆しも顕著になってきていた。

　これは3月10〜23日の時期以来、最も心配な時期となった。

　もはや私たちは、それをただ傍観したり、決断を遅らせたり、最善を望んで幸運を望むだけではやっていけないのだ。

　他人が私の心配事を共有しているかどうかは確かではないが、今日、最新のONSとREACTのデータであるPillar4のデータレビューを見た。今、SAGEは深刻な抑うつ状態にあり、大きな懸念を抱いている。
ジェレミーより

　　　　　　　　✳　✳　✳

　10月22日のSAGE会議も同様に明白であった。議事録の記載にはすでにその年の冬に起こる災害に向けての兆候が現れていた。すなわち、流行は指数関数的に増加する。R値が1.2から1.4という高値であり、モデル計算によればそれは英国で1日に53,000人から90,000人の新規

患者が出ることが予想された。調査の結果、平均 433,000 人が英国だけで感染することが示唆されたのだ。

　9 月にロックダウンをきちんとやっていれば回避されたかもしれない関連死亡数はすでに激しく上昇していた。議事録によれば、「もし強力な介入を直ちに実施して、R 値を 1 以下にしたとしても、死亡者数は増加し続けるだろう...。」介護施設や大学のホールで感染症の増加のマーカーとなるものの動きがあったものの、後方視的効果のおかげで、その後になってアウトブレイクは必然的に増加することとなった。

　すべての数字は、パトリックとクリスがこの 1 ヵ月間、首相官邸の住人に公的、私的に言い続けてきたことをそのまま表していた。すなわち、事態をただちに変化させるのか、さもなくば英国では 11 月には 1 日に 200 人が死亡し、50,000 人が新規感染者になるのか、どちらかを選ぶ局面であったのだ。首相官邸の住人はそのような不安なときに嘲笑されていたのであった。11 月が近づくと、パトリックとクリスはその悪夢が現実化するのを見た。10 月 27 日、367 人の Covid-19 による死亡（Covid-19 検査陽性後 28 日以内の死亡と定義）が確認された。そして 11 月 12 日、確認された 1 日の新規感染者数は 33,000 人以上と急増し、真の数は 95,000 人に近くなっていた。

❋　❋　❋

　もし科学者たちがロックダウンを主張していたとしても、多くの政治家たちは絶対にロックダウンを支持しなかったであろう。11 月 4 日、英国議会の保守派である下院のメンバー 80 名程度から成る Covid-19 回復グループからの招きで Zoom を介してインタビューを受けた。（私は別の機会にシャドウキャビネットについて話をしていた）。その際、厳格な行動制限が必要な理由を説明し、このままでは感染症、入院、死亡が増加することを強調した。彼らは次のような質問をした。「COVID をあまり見ない私の有権者たちに、私は何と言えばいいのか」。

　私はずっと、あなたが今行動して短時間で決着するか、それとも後に
なって行動して長時間かかるのか、どちらかであるという点に帰着し
た。選択の余地はあるが、タイミングの問題だ。行動するかしないかと
いう選択ではないのだ、と主張した。そのことはまさに私が 2020 年後
半からエマニュエル・マクロン大統領に対して与えてきたメッセージで
もあった。われわれは、自国を閉鎖するかどうかを決定しているリーダー
の苦悩を理解し始めることはできないものの、行動が遅くなるほど、失
われる生命が増え、社会のあらゆる分野（学校、事業者、余暇、輸送）
が崩壊することになることはわかっていた。実際、多くの政府は、2020
年 3 月に英国で起きたように、単に事態の推移を眺めて、保健システム
の崩壊を見るだけになり、結局、行動を余儀なくされていたのだった。

　下院議員らは丁寧に耳を傾け、消極的で、しかし攻撃的な態度で、私
が彼らの前に現れたことに一見感謝しているように見えた。しかし、私
はそこにいる誰かの心を変えることができたのだろうか？否。彼らの心
はすでに結論が出ていて、おそらく多数派は制限に反対する投票をした
に違いないと自分は信じている。

　私は、なぜ私の科学的な世界観が、そのような議員たちにとって不都
合なものであるのか、深く考えてきた。一つの理由はイデオロギーであ
ろう。自由主義は彼らの行動原則の一つだ。ロックダウンは「大きい政
府」への徴候となり、誰も望まないような専制的な方法で個人の自由を
間違いなく抑制することになると考えたのだろう。しかし、われわれが
発見したように、政治が生み出した代替案はさらに悪いものであった。

　私が直面したもう一つの障害は、別の科学者たちが自分らとは異なっ
た意見を提供することだった。10 月初旬には、グレート・バーリント
ン宣言＊が「代替的」な科学理論として多くの注目を集めていた。これは、

＊　グレート・バーリントン宣言は、2020 年 10 月 4 日、マサチューセッツ州グレート・バー
　リントンの自由市場シンクタンクである米国経済研究所で開始された。

集団免疫力が高まることによって、速やかにウイルスを集団から消し去ることができるという危険な命題であった。そのような概念を推進していたのは、3人の教授 ── スタンフォード大学のジェイ・バッタカラヤ、オックスフォード大学のスネトラ・グプタ、ハーバード大学のマーチン・クルドルフであり、基本的には集団免疫概念を「重点保護」として再パッケージしたのであった。提唱者である彼らは実際に前月の首相官邸での会議で自分たちの考えを発表するよう勧められていたのだ。これは、ジョンソン首相が SAGE のロックダウンのアドバイスに従わないという決定に影響したと考えられる会議である。

「グレート・バーリントン宣言」は、科学の衣を装ったイデオロギーであり、その科学はナンセンスであった。集団免疫が実行可能な戦略であるというその中心的な考えを支持するエビデンスそのものは存在しなかったのだ。2020 年の初頭、科学者の1人であるスネトラ・グプタは、英国の半分はすでに感染しており、したがって英国は集団免疫を獲得する途上にあると主張していた。

しかしこのような主張を支持する抗体検査のデータは何もなかったのである。流行が始まって9カ月が経過していたが、2020 年9月の時点で英国人口のわずか 6% しか感染していなかったのである。その時点で、宣言の信者たちは、人々が「免疫学的ダークマター（暗黒物質）」によって守られていると示唆することによって、彼らの理論と抗体データとの矛盾の言い逃れをしていたのだ。これは証拠のない主張であり、グレート・バーリントン宣言の支持者たちが、第2波はないと主張したのと全く同じであった。

ドミニク・カミングスは、グレート・バーリントン宣言の背後にいる人々や、包括的な制限政策に反対していたカール・ヘネガン（オックスフォードの教授・臨床医）、「メール・オン・サンデー」のコラムニストであるピーター・ヒッチェン、がん研究者のキャロル・シコーラなど規制に反対する他の人々に対して、積極的なプレスキャンペーンを実施したいと主張していた。

　カミングスは次のように言っている。「7月に、私はジョンソン首相に言った。『見ろ、多くのメディアは狂っている。あなたは、これらの人々に、第2波はありえない、ロックダウンはうまくいかない、と言わせている。みんなでたらめだ。首相官邸は、こうした人々にはるかに攻撃的になり、彼らの議論を世間に暴露しなければならない。彼らの発言の中味のナンセンスは、まじめな科学者に相当するものとして扱われるべきではないと説明しなければならないのだ。』それらの発言は、その他の専門家やクリス・エバンス（テレグラフ編集者）や狂気のピーター・ヒッチェンなどの人々に拾われていた。」

　カミングスによれば、ジョンソン首相はメディアに対してもっと攻撃的になるという考えを拒否し、「ドミニク、問題はピーターと一緒にいることだ」と言ったという。「私の心はボンカーズとともにあり、他のだれも信じていない。あとの連中はどうしようもない。私は、映画のジョーズに出てくる市長のように、サメのいる海をずっとオープンにすることを望んでいるんだ。」

　自然感染による集団免疫は、信頼性に欠けるコロナウイルス戦略としか言いようがなかった。私はそれを科学と呼ぶことさえできない。それにもかかわらず、意見の対立する専門家の意見は、気候研究におけるのと同じように役に立つ。それは、政治家や時には科学者自身でさえ、既存のイデオロギー上の偏見によって歪曲された世界観を選択することを可能にしてしまうのである。

　その上、流行病についてのわれわれの見解が常に過去のものであることを把握することは、残念ながら一部の政治家にとって困難であることが証明されている。つまり、後方視効果を理解したがらない場合、やはり観念的な姿勢を強めることができるのだ。もしあなたがロックダウンに反対していれば、9月21日に11例の死亡例が報告されたことを知ることができる。そして、「われわれは6,000万人の国であり、1日に11例の死亡を引き起こす病気を恐れているわけではない。流行は6月に終息し、再び起こるとは思わない。」

　はっきり言って、誰もロックダウンには賛同しない。ロックダウンは最後の手段であり、他の方法では感染を制御できなかった表れである。ロックダウンは、ウイルスの基本的な性質を変えるものではなく、病院の能力、検査、接触者追跡などの能力を向上させ、ワクチン、治療薬を供給する時間をかせぐ効果がある。

　この宣言の背後にいる人々は、その国を誤った思想で扇動する人々を増やそうとして、科学と公衆衛生に大きな国損をもたらした（すなわち、学問の自由の原則に対して代償を払わされる）。免疫学の研究が明らかにしたように、彼らの理論を支持するデータはなかった。インペリアル・カレッジ・ロンドン校のダニー・アルトマン免疫学教授は、グレート・バーリントン宣言の「中心教義」を「ナンセンス」と記述し、署名者の中に免疫学者を見ることができないと付け加えた。「彼らの意見がそんなに注目を集めることができたのは残念なことでした」とダニーは言った。

　それにもかかわらず、彼らは多くの放送時間を得て、政府の人々、特に容易な解決のために同じ楽観主義的バイアスを共有した米国と英国の人々に聞いてもらえたのだ。率直に言えば、彼らの見解とジョンソン首相が彼らに与えた信仰は、多くの不必要な死の原因になったと確信する。

❋　❋　❋

　2020年10月28日、エマニュエル・マクロン大統領はフランス全土にもう一度ロックダウンをかけた。私は、バイオセキュリティー合同センターのメンバーとして複数の専門家とやり取りを5日間にわたってやっていた。そして、より多くのグラフやデータ分析を求めて、政策決定に取り入れようとしていた。

　それに先立つ、10月23日、わたしは絶望感を彼に向って吹きかけた：

　私は、これがいかに受け入れがたいことかは知っていますが、今は、国家的なロックダウンに代わるものを見ることはできません。とにか

く、私たちは徐々にロックダウンとそれに伴う混乱に近づいています。おそらくあなたはそれをより長く施行しなければならないでしょう…。しかし、英国政府は行動しなければならず、現在の漸増的でばらばらなアプローチや段階的対策では、現状を動かすことは望めない状態にあります。そうするうちに、私たちは遂に冬の悪夢に滑り落ちようとしています。

　10 月 28 日、私は、政府がその政策目標が本当に何であるかを知らなかったか、あるいは明らかにしたくなかったと感じていた。ロックダウンを行わないという（誤った指針による）目的は、「生命と健康を犠牲にして経済を救う」ことにあるかのように見えた。

　政策目標は国民に対して率直であることが要求された。私は、バイオセキュリティー共同センターに再度電子メールで連絡した（彼は私の書状を開くことを楽しみにしていたに違いない）:

アプローチをすぐに変更しなければ、11 月末までに 1,000 人／日の死者が出るでしょう。たとえ私たちが悲劇的に多くの人たちが現在システムにいるとしても。

決定の遅れは、今日では毎日、それ自体が結果をもたらす状況です。SAGE が人流の断線を勧告してから 1 ヵ月以上経過しています。

率直に言うと、私たちの行動は遅すぎて、3 月に何千人もの命を犠牲にしています。そして今私たちはまた同じ間違いをしています。しかし、今回知ったことは、データが得られたことで、私たちはこの病気のことをよく知っているのです。

現在の対策は道半ばにあります。流行の道筋を変えることはないでしょうが、医療上の利益をほとんど得ることなく、経済をも損なうことにな

ります。世界最悪の事態です。

これらは当たり前の政治的決定によって起きていることです。しかし、もしその政治的決定が 1,000 人／日の死亡と NHS の崩壊を受け入れるならば、政治家はその目的を公衆に正直に説明する責任があります。

✺　✺　✺

　政府の決定が実際の措置に至るまで、さらにもう 1 週間かかった。2020 年 11 月 5 日、最終的に英国全土のロックダウンがようやく発効した。それは 12 月 2 日に解除される予定だと政府は国民に通告した。現場の事業者が計画を立てるにはある程度の確実性が必要だが、携帯電話、クレジットカード、輸送ネットワークから匿名化されたデータなど、バイオセキュリティ合同センターに流入する情報から判断すると、ロックダウンの開始時と終了時に人々が行動を調整することが判定できる。
　実際の制限に入るまでにしばらくかかり、その後、公的な緩和より 1 週間ほど前にリラックスし始めるようだ。1 ヵ月後の解除固定日を知らせることにより、英国は実際のところ 2 〜 3 週間続いたロックダウンをもって終了した。
　しかし 12 月 2 日にロックダウンが解除されても、R 値はまだ 1 前後で動いていた。第 2 段階の制限のかかっていた地域において飲食店が「そこそこな食事」と一緒にアルコールを出すことができるように通達されるようになると、3 段階制限制度の複雑さが明らかになった。その週の世間の議論の多くは、スコッチエッグ（揚げ卵）が「そこそこの食事」とみなされるかどうかに注がれていた。ある食品卸売業者によれば、ソーセージの肉とパン粉で揚げたゆで卵であるこのずっしりとしたスナックへの需要が、パブが（文字通り）規制に応えようとするなか、10 倍に急造した。
　12 月 19 日までには、人々が室内で混ざり合い、家族がクリスマスを

過ごす準備をしていた（3世帯が5日間混ざると言われていた）のち、感染は、政府が4段目の制限指針に到達するくらいまで上がっていた。クリスマスの集まりは11時間目には放棄されたが、これは感染症例が急増したためであった。しかし、いくつかの学校が再開されたわずか1日後の2021年1月5日まで、次の国家ロックダウンは発効しなかった。第2波の1月最高時には、Covid-19による死亡は1日1,000人を超えてしまったのだ。

　このウイルスのもっと伝染性の高い変異株が9月にケントで発見されたが、次章に記載を譲ることにする。すでに「発酵状態」にあった災害はさらに悪化の一途をたどった。

　手順のミスは明らかだった。まず2020年9月21日にサーキット・ブレーカーを導入しないと決定した。ロックダウンは11月まで実施せずに待った。さらに12月2日には実施したロックダウンを早期に解除した。

　これらの失策は、2021年1月と2月の「大虐殺」としか記載のしようのない場面を作り出した。そのような短期間での多数の人命の喪失は、2020年の春にあった最初の波がさざ波としか思えない状況を生み出したのである。

　何が起こったかを記述するには、「悲劇」ということばは、あまりにも陳腐な言葉である：これらの死亡の多くは防ぐことが可能であったからだ。私が10月にバイオセキュリティセンターに連絡したように、政府は富と経済を守るという誤った信念のもとに、国の健康を取り扱っているように思われた。私は多くの先進工業国における伝播のレベルと経済の状態の相関関係を示すグラフをセンターのスタッフに送った。

　グラフは4つの象限に分かれており、大部分の国は対角線を挟んで位置していた。上の左側には、感染症の伝播が少なく、経済的な混乱が比較的軽い国。下の右側には、英国のように伝播が多く、健康上の苦痛と経済的な落ち込みを抱えていた国があった。

　私はさらにメールに加えた：

このグラフは、感染症伝播の制御と経済の関係を示している。感染症伝播の制御を達成した国は後者を支えて浮上する。経済の落ち込みを抑えていた。英国はこのままの対策をすると、このグラフのもっと右下に落ち込むことになるだろう。

そのような英国の戦略は、経済的、公衆衛生上の失敗により生み出されたと思われた。2020年前半の他国からの教訓は、公衆衛生において、あまりにも巧妙にしようとしたり、少しでもごまかそうとすると効果が生まれない、毅然としたロックダウンができるかどうかということであった。ニュージーランドやオーストラリアがそうしたように、ありとあらゆることをしなければならないのだ。これらの国では、発生率はほぼゼロに保たれていたが、そうでなければ、中途半端な対策では、利益の半分近くまでにも届かないのである。それは、文字通り、誤った経済である。

英国はこの問題に本腰を入れていなかったが、その代償としてペナルティを2倍支払っていた。すなわち、英国の人々は恐ろしい数字で命を落としており、経済は疲弊してしまったのだ。2021年3月23日までに、イギリスが最初のロックダウンに入ったまさに1年後の時点で、Covid-19による死亡者数は126,172人となり、その多くは2021年に急増したのである。この300年間で最も急激な経済の衰退を経験したのだ。

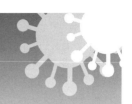

第8章

ワクチン 対 変異株

2020 年 12 月 27 日

世界の感染者数 : 79,231,893 人
世界の死者 : 1,754,574 人
英国の症例 : 2,256,009 例、うち死者 : 70,405 人
(Covid-19 検査陽性から 28 日間以内の死亡者)

　2020 年はへとへとの状態で終わりつつあった。英国は、ふたつの顔をもつヤヌス神のようになってしまった。失敗と成功の両方を同時に見ていたのだ。

　失敗は感染者数の急増であった。2020 年 12 月 17 日の SAGE の議事録には次のように記載があった。「第 3 段階の制限におかれている地域で症例発生率が増加し続けていることについて... 以前の SAGE の助言に従って R 値を 1 未満に保つために、このような場所では追加の介入を考慮する必要があるかもしれない」。2020 年クリスマスの 1 週間前に、英国で追加の制限段階が発効した。第 3 段階の制限では破綻を抑えるには不十分であると前もって警告していた SAGE のアドバイザーらの正しさが証明された。

　成功はワクチン開発の進展であった。すなわち、英国は、完全に臨床試験で効果が証明された Covid-19 ワクチンを承認した最初の国となった（中国とロシアは、試験の最終段階が終了する以前に、自国で開発

したワクチンを承認した）。ファイザーとビオンテックと呼ばれるドイツの企業との間で共同製造された承認済みワクチンは、メッセンジャーRNA（またはmRNA）技術を用いた新しい種類の先駆的な注射薬であった。従来のワクチンは一般に病原体由来のタンパク質を用いて製剤されるが、mRNAワクチンは単にタンパク質の「遺伝コード」を用いるだけである。この遺伝コードは脂質膜の内部に封じ込められており、そこで体自身の細胞が注射されたmRNAのコードを読み、対応するタンパク質を生成する。その新たに産生されたタンパク質は、免疫系が防御抗体を産生する引き金となるのだ。

　メッセンジャーRNAワクチンは、基本的にはタンパク質製造を人体に「委託」する形で開発するため、潜在的にワクチン生産が早く、人体への適応も早いことを示していた。2020年12月2日にファイザー・ビオンテック社のワクチンが承認されたのは、臨床試験が開始されたわずか7カ月後のことだった。

　オックスフォード／アストラゼネカ（Ox-AZ）ワクチンは4週間後、2020年12月末に承認された。これは素晴らしいニュースだった。mRNAテクノロジーを使わないOx-AZワクチンは、営利目的で製造されておらず、超低温ではなく普通のフリーザーに保管できるため、配布が容易である（ファイザー・ビオンテックのワクチンは、-70℃では長期間保管が必要だが、こちらは-20℃前後で最長2週間保管できる）。2021年5月、米国食品医薬品局は、市中への配布を加速するために、このワクチンを通常のフリーザーに1カ月間保管することを認可した。

　さらによい知らせがきた。2021年1月、モデルナ社が開発したmRNAワクチンは、英国の承認を取得した第3番目のワクチンとなった。新型コロナウイルスワクチンを開発するために同社にCEPIが資金提供する意思があると、ダボス会議においてモデルナのCEOであるステファン・バンセルと並んで会見をしてからちょうど1年のことであった。

　ステファンは、モデルナのワクチンが94%有効であることが判明し、トニー・ファウチから電話で祝福を受けたときに、どんなに感情が高揚

したかを記憶していた。「電話を離れて、妻のもとに駆け寄り泣いたん
だ。私はただそれが役に立つすべての人たちのことを考えていた。劇的
な出来事や動揺、死を見ただけでなく、パンデミックの副作用も見てき
た。それは、低所得家庭、10代、若年成人の子どもたちが青春時代を失い、
精神衛生上の問題を抱えているという、パンデミック禍での子どもたち
における学習の不平等さなどである。」

　「そして自分の母のように血液がんにかかって、わずかな余生しかな
い高齢者のこと。彼らは世界を旅行したり友達に会うこともできずに室
内に閉じ込められてきた。私が知っている職を失ったシェフのように、
職を失ったすべての人々のことも考えた。しかしそのような痛みの連続
のあと、自分たちがそういう人々を救うことができるかもしれないとい
う事実は自分に驚くべき人間的な感覚をもたらしてくれた。」

　米国やEUを含む世界の他の地域でも、ほどなくmRNAワクチンが承
認された。Ox-AZワクチンの規制当局での承認は、有害事象による試験
休止、試験デザインやデータ解析に対する疑問、ワクチンと稀な種類の
血液凝固との関連＊のために、より時間のかかるものとなった。

　2020年がたえまのない絶望の持続であったのに比べると、2021年はよ
り希望的局面が突然現れたと思われた。科学が本当に出口戦略のすべてで
あった。3つの効果的なワクチンが迅速に続々と登場し、パンデミックを
防ぐためのワクチン接種という考え方が活発になった。ワクチンがどの程
度まで感染や伝播を阻止できるかは不明であったが、重篤な疾患や死亡の
阻止に非常に有効であった。ファイザー・ビオンテック社製のワクチンの
有効性は95%、モデルナは94%、Ox-AZは62〜90%であった。この数字
の違いはデータをどのように分析したかによって異なるものである。

＊　欧州医薬品庁の報告によると、ワクチンを接種した100,000人に1人の割合で、少数
　の症例で死に至る可能性のある異常な血栓が発生する可能性があった。2021年4月、
　英国の予防接種・免疫合同委員会は、健康な40歳代以下の人に代替ワクチンを提供す
　るよう勧告したが、一方ですべての成人においてワクチンの有益性がリスクを上回る
　ことを述べた。

　コロナウイルスが表面化した1年後、パンデミック脱出計画はようやく視野に入った。すなわち、世界中の集団ワクチン接種プログラムは、経済を再開、解放し、正常な活動を再開するための前兆となるだろう。英国のような国々は、ワクチン契約を詳細かつ強固に書かれた契約書を締結した順番によってワクチンを大量に確保する体制を整えた。例えば、侮りがたい能力をもつケイト・ビンガム率いる英国のワクチン作業部会は、科学をバックに、サプライチェーンを選別し、規制当局を準備し、合計3億6700万回の接種を可能にする7つの異なるワクチンを事前に購入する手はずを整えた。それはすべての臨床試験の最終結果が出る前のことであった。英国ワクチン接種・免疫合同委員会では、専門家がすでに集まり、どの市民を接種の第一選択とするかを決定していた。

　一筋の光明であった。これは本当に英国におけるパンデミックの終息の端緒となるかもしれない。

✴　✴　✴

　2020年11月下旬、これらのワクチンが最終的な規制を通過しつつある頃、南アフリカにおけるコロナウイルスの主要ゲノム配列決定作業を率いていたブラジルの遺伝学者、ツリオ・デ・オリベイラ博士は、なぜ感染症症例が東ケープ地域で急増しているのかを解明しようとしていた。彼とその仲間のチームであるクワズール・ナタール・リサーチ・イノベーション・アンド・シークエンシング・プラットホーム（KRISP）の面々は、この急増が、新型コロナウイルスのスパイクタンパク質の一部に現れた特有の遺伝子変異を有する新種変異株によって起きていることを実感していた。

　ツリオは、その重要な点変異N501Yをもつ変異株に501Y.V2と名付けたが、それはこれまでのものより極めて強い伝播力を付与するものであるようであった。感染力の強い疾患は極めて憂慮すべきであり、それは多くの人々が簡単にウイルスの網に捕らえられてしまうからである。

ウイルスに感染する人が増えれば増えるほど、死亡したり入院が必要になる人が増えるのである。

　新型コロナウイルス変異株に関する文献数は凄まじく膨れ上がったが、N501Y 変異株に関する予期せぬ嫌なことが現れた。この変異はデンマークで飼育しているミンクでも認められ、新型コロナウイルスが農場のミンクから同じ農場の労働者に移り、その後、またミンクに戻ってくる現象(それぞれスピルオーバーとスピルバックと呼ばれる現象)であった。抗体医薬では、この新たな突然変異を有するウイルスをそれほど簡単に中和することはできなかった。

　この発見は強烈なボディブローとなった。なぜなら大部分のワクチン、そして確かに注目を浴びているワクチンは、スパイクタンパク質を模倣して作られたものであるため、果たして新種のウイルスに対して効果が出るかどうかという懸念を生じさせたものであった。南アフリカのように、スパイクタンパク質が微妙にでも構造が変化してしまえば、ワクチンは予想通りにはまったく効かないかもしれないし、最悪の場合は、まったく効かないかもしれなかったのだ。

　ツリオは SARS-CoV-2 に関する WHO ウイルス進化ワーキンググループのメンバーで、同僚たちを緊急会議に招集した。これはまさに、同グループが注目していたウイルスの種類の変化であった。ワーキンググループは世界中の 20 人の科学者を数えており、2020 年 1 月に新型コロナウイルスのゲノム配列を学術研究の公開サイトに投稿する手助けをしたエジンバラ大学の科学者アンドリュー・ランバート氏も含まれていた。

　ツリオの助言にもとづいて、アンドリューは N501Y 変異株の英国サンプルの調査を開始した。数日後、「われわれは、データベース中にその突然変異を見つけ、非常に大きなクラスターを見つけました。」とアンドリューから返事があったことをツリオは思い出した。突然変異は英国南東部の地域からきたサンプルに集中しているようだった。

　その後、思ってもみない偶然が訪れた。12 月初旬、アンドリューは英国公衆衛生庁のゲノミクス会議に出席していたが、その際専門家たち

はなぜ 11 月のロックダウンの最中にもかかわらず、ケントで大規模な
新型コロナのクラスターが発生したのかが、不可解であったからだ。ア
ンドリューは思い出す。「それは偶然の出来事の一つだった。」私は、「第
二に、われわれはこれらの突然変異をちょうど見つけたばかりのような
ものであった」と言った。さらに、インペリアル・カレッジからのモデ
リングを含め、この株に関する研究を重ねた結果、成長速度が従来株に
比べて速いことが明らかになった。このことは、ゲノムサーベイランス
と英国公衆衛生庁の疫学的追跡とを結びつけて、この新しい高速で伝播
するウイルス変異株の重要性を突き止めたことを示している、とアンド
リューは述べている。

　ケントの市民は、疑われていたように、封じ込めのルールをおろそか
にしていたわけではなかったのだが、2020 年初頭に流行した最初の新
型コロナウイルスよりも、伝播性が 50 ～ 70% 高いと推定される変異株
に襲われていたことが判明した。この変異体がより重度の疾患を引き起
こすかどうかについては、依然として意見の一致をみていなかった。

　2020 年 12 月 8 日、グリニッジ標準時の午前 6 時 31 分、マーガレット・
キーナンはファイザー・ビオンテック製のワクチンを接種された。これ
は、臨床試験終了後に世界中で最初に Covid-19 ワクチンが接種された
例であった。その 1 週間後、英国と南アフリカの両国が WHO に、自国
で蔓延している心配なウイルス変異株を正式に通知した。英国で最初に
検出された変異体は、B.1.1.7 と呼ばれ、南アフリカで最初に検出された
501Y.V2 という変異体は、B.1.351 としても知られている *。偏見を避け
るべく、場所と病気を離して別々に考えるための科学者の最善の努力に
もかかわらず、これらの株は非公式に英国変異株および南アフリカ変異
株と呼ばれることが多い。

＊ 2021 年 5 月 31 日に、WHO は新しい変異株のネーミング方式を明らかにした。B.1.1.7
　は 501Y.V1 とも呼ばれ、アルファ（α）変異株と命名された。 B.1.351 は 501Y.V2
　とも呼ばれ、ベータ（β）変異株である。P.1 は B.1.1.28 または 501Y.V3 とも呼ばれ、
　ガンマ（γ）変異株である。B.1.617.2 はデルタ（δ）変異株である。

　2021 年春、私たちを震撼させている別の変異株があった。 P.1 または B.1.1.28 とも呼ばれ、2021 年 1 月にブラジルからの旅行者で日本の空港でスクリーニング時に検出され、おそらくブラジル型変異株と呼ばれるのであろう。B.1.617.2 は、英国を含むインド以外でも急速に蔓延していることから、インドで発生した変異株として大きな懸念があった。

　だが、なぜ私たちは新しい変異株を次から次に得るのだろうか。

✳　✳　✳

　SARS-CoV-2 は RNA ウイルスで、その遺伝物質が DNA（デオキシリボ核酸）ではなく RNA（リボ核酸）で構成されていることを意味する。RNA ウイルスはヒトや他の哺乳類の特徴である生命の素材である。インフルエンザウイルス、C 型肝炎ウイルスおよびエボラ出血熱ウイルスなどの他の病原体の多くは、RNA ウイルスである。

　ウイルスが体内に入ると、細胞を乗っ取り、複製を開始する装置を利用する。RNA のコピー過程では、突然変異とよばれるランダムな誤りが入り込むことがある。

　突然変異はいわば「遺伝子のタイプミス」のようなものであり、SARS-CoV-2 は平均して月に 1 〜 2 個の突然変異を蓄積していく。ごくまれに、まったくの幸運（ヒトではなく、ウイルスにとって）を介して、突然変異は、伝染性を増強したり、おそらくヒトのもつ受容体に強固に結合したり、鼻や咽喉に大量のウイルスを産生したりすることによって、ウイルスが免疫系を部分的または完全に回避することを可能にしたりするような、何らかの生物学的利点を与えるであろう。これらの新型の変異ウイルスはいわば「成功した」突然変異をもっており、これらの突然変異によってもたらされる生存上の優位性のために、競合に打ち勝ったり、適応度の低い変異体を押しのけたりする可能性がある。すなわちこれは「適者生存」である。

　この意味で、パンデミック・コロナウイルスは絶えず進化している病

原体であり、人に感染をしている間に変異体または系統といわれる新しい性質のウイルスが創出されているのである。大部分は死ぬが、一部は優勢となる。B.1.1.7 は感染期間が長かった患者で特別に進化した可能性があったのだ。ウイルスは、体内に長期間存続し、変異した後に、現在の極めて伝播性の高い形態に到達することができた。

　つまり、ウイルス変異株の進化は数字ゲームのようなものである。すべての感染者は、ウイルスが突然変異する可能性のあるるつぼであるため、感染率が高くなると、新種の悪質な突然変異株が創出される可能性が高くなる。これはおそらく、英国や南アフリカ、ブラジルなどで懸念されるような変異ウイルスが検出された理由は、ウイルスのゲノム配列を分析する能力が高いことと、国内でのウイルス伝播の制御が不十分であったことが重なった結果であったと考察できる。科学者たちは、感染の第 2 波では、新型コロナウイルスは第 1 波の間に自然免疫を獲得した生存者に遭遇したと考えていた。このことは、ウイルスの進化に圧力を加え、今日われわれが持っている変異株を生じさせたものと考えられた。ニュージーランドや韓国などの国々では、流行を制御し、伝播率を低く抑えているが、変異株がまだ出現していない。

　すべての突然変異、あるいはそれらが集合した変異株が懸念の原因となるわけではない。ある突然変異はウイルスの挙動に全く変化を惹起しない。さらなる研究に値する変異株は、まず「関心のある変異株」(VOI)または「研究中の変異株」(VUI) と指定され、臨床症状が強く最も懸念されるものは「懸念のある変異株」(VOC) として分類された。英国、南アフリカ、ブラジルおよびインドを起源とする変異株はすべて VOCである。その生存上の利点は、伝播性と「免疫逃避」にある。すなわち、他の変異体よりも容易に広がり、ワクチンは一部の変異株に対してはそれほど効果的ではない可能性がある。

　新種の変異株に対するワクチンの有効性は、Covid-19 感染またはワクチン接種後に抗体が発現したヒトから採血し、新種変異株をこれらの中和抗体に曝露することによって推測することができる。古い新型コロナ

ウイルスによって刺激された抗体は、南アフリカで最初に同定された変異体を中和するのに部分的にしか効果がなかった。

　変異株は 2020 年を通じて英国における SAGE の懸念事項のひとつであった。9 月にはサーキット・ブレーカーなどの制限を課すという考えが政府によって無視されたあと、英国では新型コロナの伝播が増加した。SAGE が伝播を減らすように勧告した対策は実施されなかったために、ウイルスは散布されてしまったのだ。それは、もしそれが正しい言葉であれば、新種の変異株、B.1.1.7 が広がることを奨励したようなものであった。それ以来、この国は「最も成功した変異株の輸出国」となっており、現在では欧米で優勢な変異株にもなり、初期のエビデンスでは、インドで最初に確認された B.1.617.2 がこれに取って代わっていることが示唆されている。

　もし、ある個体群でウイルス量が増えれば、このことは、まず生命が失われ、後にパンデミックの経過を変える力をもつ変異株が出現することで、再び悪化することになる。英国にパンデミックの最悪の事態が出現したことから、私は 2021 年 2 月 14 日にウェルカムの同僚にメールした。

　注目すべきことに、英国では過去 7 週間において、これまでの全死亡例の約 50%、全入院例の 35% 以上が発生した。戦慄の状況である。もし、流行の制御を失った場合、間違った決定を下した場合、決定が不十分で、制御を超えた出来事が起きた場合、それは新型変異株の出現と考えてくれ！

　私は、新しい変異株が私たちには制御ができないと言ったのが正しいとは確信できない。何もしないという決断は、まだ決断なのであろう。しかし 2020 年 9 月にロックダウンに入らなかったことにより、英国での新型コロナの流行は上向きの軌道を継続することになった。「行動しない」という決断は、パンデミックに劇的な影響を及ぼした、パンデミックの到来の条件と、それに続くこれらの新型変異体が猛威を振るう結果

となったのだ。

　それ以来何が起こったのか誰も驚かないに違いない。同月、2021 年 2 月に、ウイルスの全ゲノム解析により、英国変異株である B.1.1.7 のいくつかのサンプルが E484K という点変異を獲得したことが明らかになった。南アフリカで最初に検出された変異株でもみられるこの変異は、「逃避突然変異」として知られていた。このような「逃避突然変異」は、中国に端を発するウイルスの変異株に対する抗体に対してしてある種の「免疫」を与えるように見えるからである。E484K と免疫逃避との関連性を考えると、この改変された変種は自然免疫と英国のワクチン接種プログラムの両方に脅威を与えることになる。

　その後、私はウェルカム・トラストの同僚に通達し、変異株の意義を明らかにし、これには第二世代、さらには第三世代のワクチンが必要になるだろうと伝えた：

変異体
これらは依然として大きな懸念事項であり、2021 年とそれ以降の新型コロナのパンデミックの経過を決定づけることになろう。

話を単純にまとめると、2 つの互いに重なり合う原動力がある。

1: ヒトの受容体に結合することによって生物学的にヒトに適応するようにウイルスは進化する... 理論的には、ウイルスは進化の観点から長い道のりをたどっていく。
2: 自然免疫および現在のワクチン接種によって、ウイルスにとっての「獲得免疫」が進化することによってウイルスは増加する。

これら 2 つの原動力が今後のウイルスの進化に影響を及ぼすだろう。

私は、新しい変異株が 2020 年の下四半期にすべて報告されており、そ

れ以前に報告されたものではないことは、決して偶然ではないと思う。
2021 年にはさらに、そしておそらくより速く進化を予測することができ
きるようになるだろう...

　ウイルスが市中に循環するようになった場合、如何なる場合でも、さ
らなる変異株が出現する危険性がある。2021 年 3 月、アンゴラの空港
で足止めされた 3 人の旅行者から、ツリオなどによって新たな変異株が
検出された。この変異株は、2021 年 6 月現在、SARS-CoV-2 の中で最も
変異していることが確認されており、2019 年 12 月に初めて認められた
先祖の武漢ウィルス（野生型ウィルスと呼ばれることもある）と比較す
ると 31 の変異がウイルスゲノムに存在した。その 31 の変化のうち、ス
パイクタンパク質に 11 もの変異が入っており、ここでも E484K を含ん
でいた。

　ルワンダで検疫された 3 人の旅行者はタンザニアから来ていた。タン
ザニアではコロナウイルスをリーダーがチェックをしないせいで猛威を
振るっていたのだった。タンザニアの大統領であるジョン・マガフリ
は、コロナウイルスが自分の国にとって脅威であることを一貫して否
定した。アフリカ諸国の中でも異常な存在であったタンザニアは、2020
年 5 月にコロナウイルス感染および死亡をＷＨＯへ報告しなくなり、
COVAX からのワクチンの提供すら拒否した。国教会の年長者からタン
ザニア人にワクチンを真剣に接種するように促されていたにもかかわら
ず、マガフリは自国民は神の加護を享受しているからワクチンは不要だ
と主張した。

　2021 年 2 月下旬に、彼は姿を消した。3 月 17 日に死去したと発表さ
れたのである。心臓の問題でペースメーカーを装着していたこの 61 歳
の大統領は、Covid-19 で亡くなったと推測されている。もしそうであれ
ば、タンザニア議会の大勢の議員と同様に、Covid-19 のような症候＝心
臓発作や血栓症を患ったせいだと消息筋は伝えた。

　Covid 否定主義は致死的となりうる。

❋ ❋ ❋

　シャロン・ピーコックによると、タンザニアにまでさかのぼるこの新しい変異種の出現は「衝撃的だ」という。シャロンは、病原体のゲノム配列決定の専門家であるケンブリッジ大学の微生物学教授と、英国の科学団体である SAGE のフェローアドバイザーで、各省の長官クラスに助言を与えている。彼女は英国公衆衛生庁（PHE）の支援者として 2 年任期の終わりにきていた。

　英国の科学者たちは変異種探索の最前線に立ったが、パンデミックの最初に PHE の国立感染症サービスの責任者であり、その後、同機関の科学に関する責任者になったシャロンより探索のミッションの責任者として優秀な人材はいなかった。シャロンは、2020 年以降着実にゲノムシークエンシングを行ってきた Covid-19・ゲノミクス英国コンソーシアムである COG-UK を迅速に設置するために、PHE のミッションの領域外にも踏み出して貢献するようなビジョンを持っていた。このコンソーシアムは、世界的にも重要な抗菌薬耐性（AMR）の問題について、シャロンの助言の下でウェルカム・トラストが最初の会議を開催したことを誇りに思っている。

　COG-UK は 2020 年 3 月 4 日、シャロンが以下の 5 人の緊密な関係者に 1 行の電子メールを送ったところから動き出した。ケンブリッジ大学の同僚であるジュリアン・パークヒルはウェルカム・トラスト・サンガー研究所の病原体ゲノミクスの元所長（ゲノム配列決定専門部署）、ユニバーシティ・カレッジ・ロンドンのウイルス学者ジュディス・ブロイエル、バーミンガム大学の微生物ゲノミクスとバイオインフォマティクスの専門家であるニック・ローマン、オックスフォード大学のビッグデータ研究所ゲノムサーベイランス専門家デヴィッド・アーネンセン、英国公衆衛生庁（PHE）のリチャード・マイヤーズである。

今日の午後 2 時以降、私の携帯に電話していただけないでしょうか。
シャロン

　それまで、シャロンは SAGE の一員として議論に加わり、メンバー全員がそうであったように、いきなり 1 日に数百件の電子メールを受けるようになって衝撃を受けていた。シャロンはこう記憶している。「すべての情報を読み取って、信頼している同僚から素早くフィードバックをもらいたかっただけでした。」彼らから電話がかかってくると、「新型コロナウイルスに関する全国規模でゲノム配列を解析する能力が必要だと思いませんか？あなたは同意しますか？もしそうなら、来週にその件について会いに来てくれませんか？」　転がる石のようなものだった。5 人集まるようになると、さらに 20 人くらいの人に尋ねる自信がもてるようになった。そして、それは利用可能なすべての人を手中にすることであった。さらに招待されたのは、オックスフォード大学のパンデミックゲノミクスの専門家であるオリバー・ピブスとグラスゴー大学ウイルス研究センターの感染症専門家であるエマ・トムソンなどだった。

　シャロンはウェルカム・トラストのロンドン本部に会議室を借り、3 月 11 日にその会議の議長を務めた。COG-UK として初めて実質本位のミーティングを開く。午前 8 時半に開始して、サンドイッチやリフレッシュは用意しなかった（ウェルカム・トラストには非常に良いカフェがあるのだが）。一連の招待者のみによる「電光石火のトーク：最大 5 分、最大 2 スライドのみ」。会議の冒頭に私は入り込み、みんなを歓迎した。

　シャロンの会議はゲノム配列決定の科学についてではなかった。英国はすでにその領域で世界のリーダーだった。PHE、NHS、TTI などの複数の機関を通じて全国から採取したコロナウイルスのサンプルを供給し、その情報を迅速に処理し、その結果を元に流行曲線を下降させるために利用するという、ゲノムシークエンシングのパイプラインを立ち上げ、効率的に稼動させようとするものであった。

　「部屋に閉じ込められたのは、基本的に 20 人で、どうやってやるかの

青写真をつくるまでは、部屋から出さなかったんです」と彼女は言う。設計図は3月15日までにパトリック・バランスのデスクの上に届けられた。2週間後、COG-UKに2,000万ポンドが投下され、仕事を始める準備が整った。SAGEの会議に向かう途中、タクシーに乗っていて、ウェルカム・トラスト・サンガー研究所の所長であるマイク・ストラトンに電話をかけ、研究所がどれだけの資金を投入するべきか交渉したことを覚えている。

シャロンの切迫感は十分に英国の現状に合致していた。2020年3月11日の最初の会議から4月1日のキックオフまでの間に、英国での新型コロナウイルス感染者数は、約1,300人から44,000人近くまで上昇していたのである。

パトリックが十分に支持しているにもかかわらず、コンソーシアムには中傷者が少なくなかった。すなわち、SARS-CoV-2は同じRNAウイルスであるインフルエンザやHIVほど速く変異しない。「COG-UKがやろうとしていることは、高価な切手収集活動であるという、かなりの批判がありました」とシャロンは振り返る。「同じウイルスを何度もシークエンスしているばかりだ」と人々はツイートして、私たちに挑戦的です。それが公的資金の意味のあることに使われているかどうか疑問視されていました。私はそういう批判的な意見のために眠れない夜を過ごし、「もしこの配列決定がすべて無意味ならどうなるだろう」と考えていました。「誰があなたにCOG-UKを立ち上げる権利を与えたのか?」と挑戦的意見で挑んでくる人々に対して私は闘ってきました。私は「実際のところ、それはヒューマニティです」と答えたのだとシャロンは言った。

シャロンは、コンソーシアムは最悪の場合でも、少なくとも興味深い科学論文の山を生み出すに違いないという考えに安堵した。最善の場合には、全国的なウイルスゲノム配列決定プログラムは、ウィルスが行動を起こし始めたときには、英国はすでに対応する準備ができていることを意味していた。さらには、ウイルスゲノム配列決定が予測不可能なウイルスの出現を監視し続けるのに役立つという信念を共有している同志

がボランティアとして参加し、国内で最高のウイルス研究者の集団から
チームが構成されていたのであった。ウイルスが突然変異を起こすこと
は間違いないことだと彼女は言う。唯一知られていなかったのはそのタ
イムテーブル＝いつどれくらいの頻度で変異が起こるかと、突然変異の
結果起こるウイルスの性質の変化であった。

　幸いなことに、シャロンは「ウェルカムで同じ考えをもつ人々と会合
することは、私たちが成功を導くために必要な楽観的な感覚を与えて
くれたと信じています。私は、一緒に走ろう！ と心から思っています。
われわれが懸念するような方向にいつウイルスが進化し始めるのか、確
実に把握できるようにします」と答えた。

　2020年の終わりまでには、「眠れない夜」はなくなっていた。COG-
UKは切手収集作業などではなかったのだ。このコンソーシアムが組み
立てたパイプラインを通じて処理された英国国内のサンプルは、新種の
変異株にスポットライトを当てるヒントとなり、ウイルスの病原性が大
きく変化しているのを追跡しているツリオの助言と連携を取るように
なっていった。COG-UKは、B.1.1.7の頻度および広がりを解明する上で
重要な役割を果たした。

　今では、すでに存在する変異体を征服し、感染率を下げることによっ
て、ウイルスをボトルに戻して蓋をすることができるかどうかが課題と
なっていた。シャロンが言うように、「われわれがウイルス変異株と闘
う能力は、われわれが英国や世界中の感染者をどれだけ減らすことがで
きるかに直接かかっているのです。ワクチンがどのくらい早く配布され
るか、ソーシャル・ディスタンスや手洗いの徹底などの行動的制限を続
けるよう、いかに人々に説得できるかどうかということです。ただ正常
活動に戻ろうというだけではいけません。そして、国境封鎖をどうする
かについて私たちが行っている施策にも依存するでしょう。」

　シャロンは、次のように言った。「南アフリカで最初に検出された変
異体、B.1.351について懸念を表明してきました。それは、ワクチンの
逃避という点で人類が受けた最大の打撃だと思われる変異体でした。そ

れは完全なワクチンの逃避ではありませんでしたが、非常に重要な意味
をもつ変異体であり、われわれの見解では、ワクチンの有効性に対する
第一の脅威となるでしょう。もしわれわれが新型コロナの変異株の出現
を先取りできなければ、人類の側には大きな問題が残されるでしょう。」
ニューイングランドジャーナルオブメディスンの 2021 年 5 月号の論文
は、Ox-AZ ワクチンは B.1.351 変異株によって起きた軽度から中等度の
疾患を予防しないことを示唆していた。別の研究では、Ox-AZ ワクチン
は B.1.351 を含む一連の変異体を介して起きた疾病のうち、重度の疾患、
入院および死亡は予防できることを示唆している。

　それ以来、B.1.617.2（デルタ）変異体は爆発的に流行し、最初はイン
ドで、現在では世界中に広がりつつあった。2021 年 6 月現在、英国で
は他の変異株に取って代わられている。科学者らは、それがより伝染性
であるか、より重度の疾患を引き起こすか、またはワクチン誘発性免疫
を回避することがより良好であるかを評価することが必要であった。英
国政府は、インドとの境界をもっと早く閉鎖しなかったことに対して大
きな批判に直面した。英国はインドへの旅行者を帰国させてデルタ変異
株を伝播させていたのだった。

　しかし、ツリオは、英国が変異体を排除するために境界を閉じるべき
という考えに対しては批判的であった。英国では、変異株 B.1.351 で見
られたものと同様の変異を含む他の変異ウイルスに感染している人がす
でに数千人いることがわかっていた。このことは、これらの既存の類縁
変異株が同等の脅威をもたらす可能性があることを意味していた。「国
境を閉じることは、ニュージーランドのような島では、感染者数が非常
に少ないので、役立つ。英国では役立たない。英国政府は、感染症の流
行を管理する上で大失態をすでに演じてしまったわけである。そうであ
れば他の国に責任を転嫁するよりも、国内で懸念されるウイルス変異株
を外に出さないように制御しようとするほうがはるかによいだろう」と
彼は述べている。

　長期的には、ニュージーランド、オーストラリア、台湾などの国々が

目的としているように、大規模な流行にまで拡大する前に、小規模なアウトブレイクを阻止するための迅速な措置を講じ、さらなる新たな変異体を発生させる危険性を排除する政策を支持していた。ツリオは、毎年のように出現してくる変異株に対して世界中にワクチンを接種するよりも、変異株を排除する戦略の方が痛みが少ないだろうと考えている。「風邪のような治療はしないでください」とツリオは警告している。「もっと伝染性の高いウイルス疾患として治療してください。最良の解決策は、伝播をほぼ排除することです」。

　私は、根絶、すなわち天然痘で行われたように、ウイルスを世界中から取り除くことは不可能だが、駆除措置によってウイルスを国または地域から排除することが可能であり、実際に望ましいと考えている。現在、このウイルスは風土病となっており、これはおそらく何年にもわたって世界中に循環し続けることを意味している。取るべき道は、公衆衛生対策にワクチン接種を加えることによって、伝播を可能な限り最低レベルまで減少させることである。包括的なワクチン接種を受けている国は、排除を目指すことができる。

※　※　※

　同じ突然変異が、わずかに異なる集団ではあるが、異なる国々のコロナウイルスの系統において、何度も何度も作り上げられることは驚くべきことである。例えば、南アフリカの変異体 B.1.351 に見られた、E484K として知られるスパイクタンパク質における変異は、英国変異体 B.1.1.7 に属するいくつかの変異株にも出現している。また B.1.1.7 で見られたスパイクタンパク質の 681 番目のヒスチジン（H）の変異体は伝播性の増加に関連するものであるが、タンザニアで最近検出された変異株でも見られている。

　P.1 と呼ばれるブラジル由来の変異株であるが、B.1.351 とはスパイクタンパク質に見られる三つ揃いの変異、すなわち E484K、N501Y、

K417N/T を共有していた。別の変異体である B.1.617.2 は、2021 年 4 月のインドでの感染者急増に関連しており、L452R（452 番目のリシン（L）がアルギニン（R）に変異）という変異があるが、これは同年前半のカリフォルニア州での感染者急増に関連したウイルス変異株に共有されていた。ウイルスがすでに循環している世界のさまざまな地域で、「遺伝的アンコール」ともいえる特定の変異が個々別々に繰り返し発生しているという事実が示すのは、新型コロナウイルスがすでに市中に循環している変異体に比べて、競合的な生存優位性を付与していると言えるかもしれない。

　ツリオが説明するように、ウイルスが変化している様子にはっきりとした収斂があるように見える。「われわれは収斂進化の証拠を見出した。これらの変異株のスパイクタンパク質の多くには E484K があり、「抗体による中和」に影響する。言い換えれば、E484K 変異をもつ変異株は、少なくとも実験室内での分析によれば、中和抗体から逃れることができるようだ。」これは、古い変異株のコロナウイルスに感染した人、または古い変異をもつスパイクタンパク質を中心に設計されたワクチンを接種された人が、E484K を含む新しい変異体に対して感染または再感染しやすくなる可能性があることを意味するのである。もはや免疫系が完全に認識しなくなった変異ウイルスは、古い変異株とは十分に異なる病原体なのである。南アフリカは、B.1.351 に対する有効性の低下が懸念されるため、もはや Ox-AZ（オクスフォード／アストラゼネカ製）ワクチンを使用していない。またインド関連の変異株は E484Q を含んでおり、ヒトの細胞に対する感染能力が強化されているらしい。

　ワクチンは更新されており、モデルナは 2021 年秋までに追加接種の準備が整うと見込んでいるが、ウイルスが次にどう変化を遂げるのかは大きな問題である。収斂は安定な配置に落ち着くための最初のステップなのか？ ウイルスを見てきたこれまでの 20 年の経験があっても、ツリオは未来を予測することには距離を置いている。「このウイルスには非常に強い収斂を見ることができるが、このウイルスは過去 1 年半にわ

たってわれわれを 100 万回驚かせてきた。だからそれが安定になるかどうかは予測しがたい。」ツリオの恐怖は、将来起こりうる感染の波がウイルスの進化や適応度を飛躍的に増大させ、ひいては戦略として人類はやむをえず排除という選択肢を支持することになるのではないか、というものである。

　大胆かつ頭脳明晰なシャロンは第二の可能性を提示している。このウイルスは出現したときすでに有能なヒト病原体であった。その後の進化の爆発により、世界のいろいろな地域で同様の性質をもつ新しい変異体が生じた。ウイルスは常に変化することによって、伝播性の増大や自然感染やワクチン誘発性免疫を回避する能力をもつようになり、自己最適化を起こすであろう。大きな疑問なのは、このウイルスがもう一度大きな進化を遂げるようになるのか？ それによって人類のワクチンプログラムにとってどれだけの脅威になるのか？ ということである。

　新型コロナウイルスがそれより前までとは全く違う振る舞いをした、2020 年 10 月にあった「第 3 波」は、おそらく超伝播性または超免疫性の獲得という進化であったと考えることができる。そうであるならば、人類はまた同じような予期しないウイルスの進化を見せつけられることになるのだろうか？　正直言って、私にはわからない。

　　　　　　　　　　☀　☀　☀

　伝播を減少させ、ウイルスの市中循環量を減少させることは、新たな変異株による将来の脅威に立ち向かうための中心となるべき考え方である。だから、ワクチンを世界中に接種しているのもそういう考え方に合致している。ワクチン戦略は COVAX を支えており、2021 年に 20 億回分のワクチンを、ワクチン接種にアクセスできない国や住民にもたらすことになる。

　しかし、世界は現在必要とされるペースでワクチンを製造できておらず、ワクチンを保有している国はリソースを共有していないため、この

ようなことは当分起こりそうもない。ワクチンの需要は供給量を大幅に上回っており、ほぼ同時に77億人が新型コロナウイルスに曝露されている。このような状況はこれまで一度も起きたことのないことであった。この不足は金銭だけで解決することはできない。英国、米国、EUがすでに行ってきたように、政府が供給側と需要のある側で二者契約を締結し、ワクチンへのアクセスを結びつけることを選択すれば、COVAXは資金を使わなくても、ワクチンへアクセスすることができるであろう。

　例えば、英国は信じられないほど強力な立場であり、7種類のワクチンで構成される計3億6700万回の接種を確実に受けられるようになった。それは必要であった。なぜなら個々のワクチンの効果は保証されておらず、英国は成功の可能性を最大にするために広い製品ラインを必要としたのだ。私たちは現在、契約締結によって保証されるかなりの過剰供給状態を維持しており、米国もまったく同じ位置にあった。しかし、他の世界の多くは契約を締結することができない。なぜなら、原材料や製造能力 (これは十数カ国以下に限定される) は、すでに早期支払が可能な国に取り上げられてしまっていたからである。

　ワクチン供給のボトルネックは、だれにワクチン接種を受けさせるかの方針を各国が変えることにより悪化する。最初のワクチンが到着する前に、英国は人口の約30%、つまり基本的には医療従事者と50歳代以上にワクチンを接種することを想定していた。しかしワクチンが登場するにつれ、免疫力の低下や感染率の上昇が懸念される変異株が到来したこともあって、その方針は急激に変容したのである。現在、英国のワクチン接種計画は人口の100%にワクチン接種を行うものであり、臨床試験で安全かつ有効であることが示されれば、これには小児も含まれる可能性がある。そのため、他の国々のウイルス感受性の高い人々のために備蓄していたストックが国内供給に流用されるようになった。

　その結末は、買いだめしたワクチンを英国住民の低リスク地域に住む人々に予防接種する一方で、世界の残された地域に充当し、人々が亡くなるのを食い止めるために使う予定だった在庫を消費してしまっている

ことであった。政府の主な責任は自国の市民の保護であることは実用的には受け入れることができるが、われわれは、信じられないほどのおかしなやり方のワクチンの配布に終わっている。ボリス・ジョンソンやマット・ハンコックが公の場に出てきて次のようなことを言うのは政治的にはほとんど不可能であることがわかる。「われわれはもはや 30 代の国民にはワクチン接種をしない。なぜならナイジェリアやブラジルにワクチンを提供するからである。」しかし、それによって自らの関心と善行に啓発を受けるだろう。私はただ彼らがそれを間に合うようにやっているのを見ることができない。タイミングが鍵となろう。リーダーシップとは、最終的には正しい決定に到達することではなく、その正しい決定に早期に到達することである。デルタ変異体 (B.1.617.2) の到来は、あらゆる場所で伝播を遮断することの重要性を示していた。誰もが安全であるまでは、誰も安全ではない。

　その代わりに、何が起きたかは国際責任の廃止である。おそらく2021 年の SAGE 会議のたびに、精魂尽き果てるまで、そのことを話し続けるつもりだと言ってきた。パトリック・バランスとクリス・ウィッティは、世界へのワクチン接種の必要性を絶対的に理解していた。

　ワクチン・ナショナリズムの驚異は、ツリオや私のような科学者をワクチン活動家に変えてしまった。テドロスと同様に、ワクチン・アパルトヘイトは現在の二重路線型のパンデミックのより正確な記述であると考えている。ツリオは、ワクチン接種に関連した非常にまれな若年者の血栓症のリスクがニュースの見出しに出る一方で、他国の医療従事者がワクチン接種を望みながら死亡してしまうニュースと関連ができてしまうことに恐怖を抱いていた。この議論はまた一方で、他の国々でワクチン接種への躊躇を助長している可能性もあった。

　次回に備えて状況をより良くするためには、ワクチン供給の問題を解決しなければならない。つまり、関係国の幅を広げることである。ワクチン製造がインド、中国、米国、ヨーロッパなどの大規模な国または地域に限定されている場合、世界的な緊急事態においては、他国への供給

契約に基づき、それらの国が取り決めに対して反逆するリスクを常に想定しなければならない。2021年3月、インドは、国内の心配な第二波に対処するために、COVAXの主要契約者であるインドの血清研究所からのワクチン輸出を凍結した。この時インドでは恐ろしい流行が起きていたので、インドの対応を非難することはできないが、他の国々にしてみれば救命介入をもっと待たなければならないことを意味しているのだ。実際にアフリカ疾病対策センターの責任者であるジョン・ンケンガソンは、このような状況がアフリカへのワクチン接種の障害となっていることを確認した。

　私が取り上げた唯一の解決策は、世界にワクチンを供給するために、おそらく数十の人口の少ない国々を選任してルールを動かすことである。それらの国々は、基本的に世界銀行と国際通貨基金といった世界の財政制度によってこれを行うことができる。申請国は、25年間の契約またはリースをめぐって競争することができる。各国は、緊急事態においては直ちに自国における必要数のワクチンを供給し、その後、非常に速やかに輸出を開始できるようにする。そのような国の人口は約2,000万未満である必要があるだろう。私はそのような国の候補は、シンガポール、ノルウェー、デンマーク、コスタリカ、セネガル、ルワンダ、ニュージーランドなどの国々を考える。これらの国々は、グローバルな使命のもとで、製造業のための国連企業地帯のグローバルなネットワークになることができるのではないかと考えているからだ。

　その一方で、英国と米国は、契約を結ぶ権利がある余分なワクチン用量を共有するためのタイムテーブルを作成することで、世界的リーダーシップを示すことができるだろう。このような貴重なワクチンの供給は、「最後の大売り出し」のようなやり方で販売するのではなく、注意深く計画されたスケジュールによって実行されるべきである。全国的なワクチンプログラムを提供するためには、コールドチェーン、輸送ネットワーク、労働力を配置するのに時間を要するからである。

　そのようなことをしないのは、人類が将来のパンデミック、気候変動、

薬剤耐性、その他の世界的課題に対処するための連合体を構築する能力を脅かす、国政術や外交調整能力の失墜を意味する。他国がただ死亡者数を数えることを続ける一方で、西洋諸国が医薬備蓄することは、多くの低・中所得国が、一体われわれが一番困っているときに、西洋はどこで何をしているのか？ という疑問を投げかけるであろう。

第9章

これは世界的なパンデミックに
なる必要はなかった*

2021年5月30日

世界の感染者数 : 169,604,858人
世界の死者 : 3,530,837人
ワクチン投与の総数（5月21日）: 1,448,242,899
英国の感染者 : 4,480,949人、英国の死者 : 127,775人

　テープの送りが異なっていたら、事態はどんなふうになっていただろうか？　中国南部†のコウモリの洞穴から糞を除去した後に、肺炎を起こした6人の鉱山労働者が適切に調査されていたら、その後の展開はどうだっただろうか？　医師らが自分たちの感染症をさかのぼって、コウモリに最もよく見られる新規のSARS関連コロナウイルスにたどりついていたとしたら、何が起きたかを想像してみよう。ウイルスを拾い上げるだけでなく、人類がそのウイルスに対する免疫を持たないことを警告するために、ウイルスサンプルをすぐに世界中で共有し、製造可能なワクチンや考えられる治療法の研究のきっかけとなる世界的なシステムがあらかじめ存在したとしたらどうなっていただろうか？

＊　「今回の新型コロナウイルス感染症は世界的なパンデミックになる必要はなかった。」
　　WHOのマリア・バン・ケルクホーヴの言。
†　これに関する背景については p.77 を参照のこと。

　これらはどれも容易ではない。クラスターを同定し、まったく新しい病原体を仕事の中で解明することは一種の闘いである。だが、同様にどの可能性もわれわれの科学の能力を超えているわけではないのだ。

❄　❄　❄

　私たちが是が非でも必要とするものとは。すなわち人間と動物が共生する土地での感染の監視体制、特に人獣の交流が新しい病気につながるような時である。われわれは次のことを問う必要がある。野生動物と家畜のどのウイルスが、ヒトと動物の間を行き来しているのだろうか。どのようにして、このような周縁にある異種生物間の「穴」を見つけることができ、どのように対応すべきか？

　私が夜間も目を覚ましてないといけないような病原体は、人間の思惑など意に介さない強力な病原体である。したがって、今後5年間では、世界的なヒトの免疫状況におけるこれらのギャップを立証していく必要がある。これまでの10年間、季節性インフルエンザ、つまり冬型インフルエンザが、私たちが考えているような敵となるウイルスではないかもしれないと思っていた。なぜなら、世界の人々はインフルエンザファミリーに属する多くのウイルス株に対して、ある程度の防御能を持っているからである。

　むしろ、致命的なブラックスワン（めったに起こらないが壊滅的被害をもたらす事象のこと）は、動物から直接われわれに届く、根本的に異なるウイルスである可能性がある。その場合には、ヒトの免疫系がこれまで遭遇したことのないタンパク質をウイルスが含むことになる。家禽などの鳥に見られ、2013年に初めてヒトから検出されたH7N9型鳥インフルエンザを取り上げる。大部分が中国で発生して以来、少数のアウトブレイクがあった。合計で1,600人近くが感染しており、そのうち600人以上が死亡している。もし、H7N9が突然、人から人へと伝播する能力を獲得し、その免疫ギャップを利用することができたとしたらどうな

るのだろうか？ 人の間で伝播し、しかもそれが無症状感染者を介して
伝播するとして、死亡率が 30 〜 40% の呼吸器疾患だとしたら、考える
こともおぞましい。死亡率が 3 〜 4% であっても、大破局をもたらすで
あろう。

　ただ、人はそういう可能性を考えなければならない。人類の歴史の中
で、世界のさまざまな動向が噛み合ってしまったために、より頻繁で複
雑な流行を引き起こしている過去 20 年は、人類の歴史上最も顕著な期
間を過ごしていると言える。気候や生態系の変化、都市化、食料生産の
変化、生息地の消失などが、動物と人類との相互作用のあり方を変え、
新たな病気の可能性を高めている。特に伝染性のものが出現すると、都
市化や海外旅行がその蔓延を加速させる。

　これは、オランダのエラスムス大学のマリオン・クープマンズのよう
な人々にとってはもはや常識の範疇で真新しいニュースではない。彼ら
は、病気と生態学（人と動物がどのようにその環境と関係しているか）
との関係がどんどん変わっていくのを知っている研究者であるからだ。
すなわち、「もし動物の密度が大きく増加するような場合、建築のため
の森林の伐採がある場合、そして食料市場に出回る動物の種類にシフト
がある場合、それは、ウイルスのアウトブレイクの契機と見る時と考え
るべきだろう。」

　マリオンは、いわば新たな疫病の温床である、ヒトと他の動物種との
接触面が、試験管の中での研究の盲点になっていることを心配してい
る。「われわれは、未知のあらゆる種類のウイルスを保有するあらゆる
種類の動物種に囲まれていることを理解している。」過去 20 年間の研究
から、外に出て、さまざまな動物のサンプルを採取すれば、複数の新し
いウイルスが発見されることを教えてくれた。これらのウイルスのう
ち、どれがヒトにとって問題となるのかはわかっていない。

　われわれが知っているかぎりでは、最も深刻な病気のアウトブレイク
の多くは、ヒトと動物の接点で生まれてきた。すなわち、チンパンジー
からの HIV-AIDS、コウモリからのエボラ出血熱、SARS、MERS、ニパ

ウイルス感染症（ときに他の種を介して）、鳥からの H5N1 インフルエンザ、蚊によるデング熱、チクングニア熱、ジカ熱の蔓延である。これらを時系列でみると、1998 年のニパウイルス感染症、2002 年の SARS、2004 年の H5N1、2009 年の H1N1、2012 年の MERS、2013 年のエボラ出血熱、2015 年のジカ熱、2019 年の Covid-19 という、執拗かつ規則的な病原体のオンパレードである。他にもある。

　エボラ出血熱は、私たちが 21 世紀の「戦慄の病原体」と呼ぶことができるかもしれない例である。これは、環境的に狭いところに閉じ込められていた病原体の住処を人間がわざわざ削り取って、病原体の繁栄のために削り取って外部に露出したとも考えられるのである。1976 年から 2014 年にかけて、このコウモリ媒介性のウイルスが本当に脅威を与えたのは小規模農村のみであった。集団発生を確認し、村を閉鎖すると、疾患の拡大は収まっていた。西アフリカでの記録的なアウトブレイクが猛威を振るった 2014 年、一体何が変わったのか？ ウイルスは変化しなかったが、人間が変化したのである。人々は農村部と都市部の間でより頻繁に移動しており、都市部がアウトブレイクを増幅することによって大規模な崩壊に繋がったのである *。

　では、都市化、生態系の変化、気候変動などの傾向が今世紀の命運を規定することを考えると、われわれはどうすればよいのか？ プラス面では、私たちがとることのできる行動がある。その処方箋ははっきりしており、長年にわたってきている。世界は、人類にとって差し迫った脅威として、パンデミックを統合的に解決する必要がある。つまり、世界の健康をこれまでにとられてきた以上に深刻に受け止め、軍事安全保障と同じような重大性を持って、今後のパンデミック（および現在の HIV と結核のパンデミック）の計画を立てることを意味する。

＊ Covid-19 は、私たちが「大規模な破壊」とみなしていることを再定義した。
　エボラ出血熱の流行では、約 11,000 人が死亡した。2021 年 5 月時点で公式発表の数倍にあたる 1,100 万人が Covid-19 で死亡した。

　それには、脅威をリアルタイムにスキャンする科学と研究の適切に組織化されたプログラムが必要である。それは、力強くて独立性のある世界保健機関が、公衆衛生基準を設定し、各国を招集し、出現した情報にもとづいて即座に行動することが要求される。検査、治療、ワクチン、酸素、個人防護具を即座に製造できるパイプラインが必要である。われわれは、ウイルスファミリーに対するワクチンプラットフォームの備蓄を準備し、われわれが発見した免疫ギャップを塞ぐ準備を整え、ワクチンを迅速に生産するための戦略と組み合わせるべきである。世界中のすべての保健システムが、急増する病気に対処するのに十分な柔軟性を持つように、真剣な財政策がなければならない。その費用は莫大な額になるだろう。しかし、それでも、これまでのところ、Covid-19の大流行にかかった費用は、数百億ポンドのうちのほんの一部にすぎない。

　また、多国間のアプローチも必要である。各国は、国境を越えて万人の利益のために感染を減らすために協力しなければならない。国境管理、ワクチン接種、検疫・隔離などの医薬品以外の対策を複合的に組み合わせることによってCovid-19を排除した国々は、他国で発生した新しい変異体から依然として危険にさらされていることを理解するべきである（いったん国境を開いた場合には）。ウイルスだけが近視眼的な自国民第一主義への方向転換から利益を得ている。なぜなら、そのような国々ではウイルスは長く循環し続けるからである。分断された世界は病んだ世界である。

＊　＊　＊

　あらゆることは、より賢い監視体制＝サーベイランスの構築から始まる。目を向けなければ、何も見えない。もし正体が見えなければ、いつも反応は遅くなるであろう。英国政府は、ウェルカム・トラスト，WHO, G7, EUなどの組織と提携することによって、グローバル・パンデミック・レーダー（GPR）を立ち上げつつある。これは、疾病のクラス

ターを特定すること、クラスターが流行へと広がるのを防ぐこと、さらに地域的な流行が世界的な大流行に転じるのを防ぐことを明確な目的とした世界規模の監視システムである。

　このシステムは、伝統的な公衆衛生の知識と経験に加えて、ゲノムシークエンシング、データのより賢い利用、人工知能、およびソーシャルメディアなど非伝統的な情報、例えば風評などの情報源を21世紀の技術と結びつけて活用することになるだろう。

　グローバル・パンデミック・レーダー（GPR）の設計図は完成しつつあり、無駄にできる時間はないので、今年中には機能させなければならない。その中心にはWHOが入るはずであり、すべての大陸の人々からの情報の入力を引きつけることになろう。それによって、国際保健の専門家が誰もが知っているこの20年間のギャップを埋めることができるはずである。GPRは少数の基本原理によって運営されることになろう。またゼロから作り直すのではなく、WHOインフルエンザ監視ネットワークのような、すでに稼働しているネットワークや構造物からスタートするべきであろう。ラゴス、デリー、北京、ホーチミン市、モスクワ、リマ、ベルリン、アトランタ、ロンドンなど、あらゆる大陸を監視できるように「眼」となるべきそれぞれの地域に支所がおかれるようにするのがよい。薬物治療や流行性感染症に対する抗菌薬耐性の徴候、ならびに新たな病原体のスポット形成を監視すべきである。軍隊の編成と訓練のために戦争が勃発するまで待たないように、レーダーは平時から継続的に機能しなければならない。

　何より重要なことは、リアルタイムに行動を引き起こすことができなければならないことである。行動とは、隔離・ソーシャル・ディスタンスのような公衆衛生上の対応に加えて、診断、薬剤、ワクチン開発を意味する。

❀　　❀　　❀

　もし、WHO が権限のない機関であると認識されているとしたら、それは、194 の加盟国が、皆でこれはこうしようといった事を投票で決めていたからであろう（そのような認識に反して、WHO は国の誘導、迅速追跡研究、早期加速臨床試験および ACT アクセラレーターなどの設定において重要な役割を果たしてきた）。各加盟国は、世界保健総会に代表を送りこみ、事務総長を選任し、WHO が何をするかを決定する集合体となっていた。

　一方で、WHO はパンデミックの間、多くの人々がそれと感じるような方法で国際保健医療の番人として機能はしなかった。なぜなら、WHO はそのように設計されておらず、何の権限も与えられていなかったからである。時間の経過とともに、WHO は弱体化し、資金が不足し、機能が損なわれ、政治に浸食されていった。そしてそのような弱体化は私たちの誰もがかつてありえなかったと思うような出来事で極大化した。アメリカがパンデミックの極期で WHO を脱退したことである。

　世界保健総会はもうそのような恥ずべきな状況を変えたいと考えている。2020 年 5 月、新しい枠組みが設置され、『Covid-19 を最後のパンデミックに』というメッセージを掲げ、リベリアの元大統領であるエレン・ジョンソン・サーリーフと、ニュージーランドの元首相であるヘレン・クラークが率いる会議体が出来上がった。国際的な保健対応を検討し、そのような危機を再び起こらないように回避するための教訓について考察した。

　その結果、2021 年 5 月に発表された報告書には、Covid-19 の流行の終息を目指した当面の勧告が公表された。すなわち、ワクチン供給の増加（必要であればワクチンに関する特許権の放棄を含む）に加え、隔離や伝播を抑制するためのソーシャル・ディスタンスなどの措置の継続的な利用が含まれていた。

　重要なことは、WHO が今後の世界保健にとってより強力で独立した力とするための提案が含まれていることだった。1 つの考え方は WHO の事務総長の任期を、複数回の再選制ではなく、1 期 7 年の期間とする

というものである。私はこの考えを支持する（本当は 8 年を希望するが）。任期を 7 年とすることで加盟国からの独立性が増し、現職者が再選を求めること（現在テドロスがしているように）から解放されるであろう。WHO の自主独立性と権限を強化することで、各国政府の承認なしに、パンデミック発生の可能性に関する情報をまとめて公開できるようになるだろう。この報告書では、国力にみあった支払能力に基づいて参加登録料を募ることにより WHO の予算を増やし、WHO がその収入に見合った資金を支出として使うことができるようにすることを示唆している。

　WHO は地域の支所に投資しなければならない。元ペルー保健相でリマ大学のグローバル・ヘルスの教授であるパトリシア・ガルシアは、その貢献について述べている。パンアメリカン保健機構＝ WHO の地域事務局は、ペルーの Covid-19 の制御を「重要でない」としていた。それは、特にひどい打撃を受けた南アメリカ大陸にとって、心痛であり悲劇であった。

　意義深いことに、この報告書は、国の代表を中心とした「世界保健脅威協議会」を設置し、パンデミック対策を策定することを提案している。パンデミックへの備えと対応は、国連の管理権限の範囲内にある気候変動と人権をカバーする協定と同様の法的拘束力を持つものである。この報告書では、この新しく結成された高次協議会によって管理された国際緊急パンデミック財政機関の設置を推奨しており、パンデミック宣言が行われた場合、年次寄付金を運用した募金を用いて最大 1,000 億ドルを即座に支払うことができる。いかなる資金提供機関も、ウイルス感染に見舞われた 6 つの資金提供する機関が協力して稼働した新型コロナウイルスに向けたワクチンプラットフォームのようなしくみによって、明白な商業的インセンティブを持たない世界公共財に投資する準備をしておかなければならない。

　その他の勧告には、各国が政府の最上位にホットラインを持つパンデミックコーディネーターを設置すること、そして、研究から診断、治療、ワクチンへの科学的対応を調整する 2020 年に早く設置されたパイプラ

インである ACT アクセラレーターが、世界の健康状況の恒久的な見張り役として稼働することが含まれる。グローバル・パンデミック・レーダーも今後の戦略の一部であり、われわれが実行しようとすることをどのように単純化するのが最善かを戦略的に考えることが、国際保健のコミュニティにとって不可欠であろう。

✳　✳　✳

　私の好みは、国際保健の枠組みを円滑に効率化することである。すなわち、WHO をウェブの中心におき、緊急事態への対応を招集、助言、指導、提供をしていく、すなわち CEPI のように、診断検査、治療、ワクチンなどの対策の研究開発と早期製造のための組織運営、あるいは GAVI や世界基金のような機関、あるいはその対策の調達と提供を扱う2つの機関の合併、そして、パンデミックの進展を監視する真に独立した監視委員会が、当局（それが国連安全保障審議会であろうが世界保健脅威協議会かにかかわらず）にギャップを指摘し、科学の真実を語るようにしなければならない。

　おそらく最大のニーズは、国際保健医療の資金を根本的に見直すことであろう。世界の健康について話し合うとき、多くの人々は、貧しい人々が遠く離れた場所に追いやられる恐ろしさについて考えるだろう。心を揺さぶる資金のルートは、援助と寄付である。

　われわれは、数年ごとに GAVI や世界基金などの組織を通じて政府に寄付をし、その見返りとして国主催の重要な会議を開催している。こういった会議は大統領や首相にとっては政治的な舞台であり、その結果、重要な仕事を提供するべき複数の機関にまばらに原資が使われてしまう。

　この 15 カ月間、私は世界保健総会や国連総会を含むこれらの一連の会合に出席してきたが、そのような会合に強い不満を感じた。大臣が立ち上がり、事前に書かれた声明をシナリオのように読んでいく。率直に言って、彼らはバスの時間表でも読んでいるのかもしれない。

　大臣の言うことすべてに耳を傾けると、ひょっとして世界は素晴らしい場所にあると思うだろうが、彼らの言うことは、現実の世界で起きていることとはほとんど関係がないことが多い。SARS-CoV-2 の起源をめぐる論争で見てきたように、過去に起きたことを論じて地政学的なスコアを稼ぐか、あるいは健康の問題を武器にすることによって政争の具とするかのどちらかに終わっている。

　テーブルから落ちたパンくずのような少額の資金では、パンデミックの時代には役に立たないだろう。Covid-19 が示しているのは、国際保健医療には「パンかご」すなわち巨額の資金が必要であるということだ。相互に結びついた世界の健康を守ることは、われわれが現在生きているような大量破壊の環境から全員を隔離することができよう。そのために、国際保健医療は財政当局や最終的には国家の長の使命として位置付けられなければならないのだ。そうしなければ何も変化しない。世界の保健とパンデミックへの準備に取り組んでいるすべての機関が、世界が求める財政指示に真摯な足掛かりを置く必要がある。

　私の見解では、パンデミックは、われわれが協力を必要とするまさにその時点で起きた、世界外交の破滅的な失敗であった。世界は今、気候変動、薬剤耐性、エネルギー需要、水の不足、紛争・移民など、個々の国だけでは制御が不可能な国境を越える危機に直面している。力のバランスが西から東、北から南へとシフトしていることを認識しつつ、世界的協力の新しい基準を設定しなければならない。中国、インド、アフリカ連合、アメリカス（ペルーのパトリシア・ガルシアは、アフリカ連合をモデルにしたラテンアメリカ連合を想定）の立場が大きくなるなど、新たな世界の秩序がある。この事実は、権限を持つ組織、すなわち G7、G20、世界銀行、国際通貨基金、国連、そしてもちろん WHO によって認められるべきである。共にパンデミックと闘う方法を見つけることができれば、それは、他の重大な解決するべき差し迫った課題の青写真を提供することになるだろう。

　ゴードン・ブラウン元英国首相は、現状を変えなければならないと考

える多くの政治家の一人である。彼は、国際保健のような世界的な公共財がどのように財政によって支えられており、それに対応するべく現在の財政制度がどのように改革されるべきかについて、鋭い関心を持ってきた。英国で 2021 年 6 月に開かれた G7 会議に際して、パンデミックにおけるワクチン分配の不平等について彼は声を上げてきた。

彼は、COVAX に対する資金を増やし、当初想定されていたような 20% というレベルではなく、それぞれの国が人口の約 70% を予防接種できるようにして、集団免疫のレベルを達成したいと考えていた。つまり、不足分を補うワクチンを買うために約 600 億ドル増資することになる。「生死の問題であるものを提供する唯一の賢明な方法は、スポンサー付きの会議や寄付資金提供者に頼るのではなく、人々が同意する支払能力に基づく公正な負担に基づいて作られた「公式」を持つことが、世界の最も豊かな国々に受け入れられていることである」とゴードンは言う。

本質的に、ワクチン接種は負担分配式によって支払われることになる。すなわち、最も豊かな国が最も多くの額を負担するのである。最も支払いが多い国は、大きな肩で負担を負うだけでなく、感染症から解放されて貿易と旅行が再開するときに最も恩恵を受けることになる利点もある。また低・中所得国が自国の基礎的な保健ケア強化へどれくらい貢献しているかを計算し、それを元に得られた高所得国からの信用保証によって裏付けられたローンを元に返済していく計画をするにも、同様の計算式を用いることができるだろう。ゴードンはこのような考えを世界の保険政策と考えている。また彼は、WHO、GAVI、CEPI、グローバルファンドなどの機関を通じ、世界銀行と地域開発バンクが公衆衛生においてより大きな役割を果たすべきだと考えている。

世界の請求書を「割り勘」にした前例がある。1967 年に、WHO の天然痘根絶プログラムの資金を予め保管しておくために負担分担協定が用いられた。このプログラムは 1980 年に、(依然として世界的に根絶された唯一のヒト感染症である)天然痘を撲滅した。

各国は、評価された寄与分に基づいて国際連合 (UN) の平和保持の

ような組織やサービスにメンバーシップ料金を支払っており、これも同様に費用負担ベースで重み付けされている。

　私は、世界保健総会及びG7及びG20によるこの問題（自分も深くかかわってきた）に関する報告書がこの課題をレビューすることを強く希望する。そして最後には、長期間必要とされてきた変革に拍車をかけるはずである。私たちは十分なレビューをこれまで行ってきた。過去に同じボックスにチェックマークを入れすぎて時間を浪費したこともあった。行動を起こすべき時はとっくに過ぎてしまったのである。

❀　　❀　　❀

　このパンデミックの最も際立った結果の一つは、かつてこの規模のアウトブレイクに直面するために最も適切に準備できると考えられた国は、米国と英国であったことである。Covid-19をどのように扱ったか、あるいはどの国がどのような対応をして、どういう結果になったのかについて最終的な判断を下すのはおそらく時期尚早ではあるが、これら2つの富裕国では、これまでのところ死亡率が他国に比べて明らかに高かった。

　米国と英国は、ジョンズ・ホプキンス大学サム・ナン核脅威イニシアティブ、エコノミック・インテリジェンスユニットが共同で構築したグローバルヘルス・セキュリティ・インデックスでそれぞれ1位と2位となっていた。この指標は、疾患サーベイランス、予防接種のレベル、検査室の能力、コミュニケーションインフラ、医療能力、生物学的サンプルの共有や関係当局へのアウトブレイクの報告などの公衆衛生規範がどれだけうまく遵守されているか、国特有の環境リスク、政治的安定性など、対応能力に関連すると考えられる各国の幅広い要因を反映している。驚くほどのことでもなく、高所得民主主義国はこのランクの上位を独占した。

　各国はCovid-19による死亡をさまざまな方法で報告しているため、ア

　ウトカムを各国間で比較するための一つの方法として、(前年の死亡率
によって決定された過去の基準値に対して測定された) 超過死亡の件
数を各国間で比較することがある。エコノミスト誌がまとめた追跡調
査では、すべての死亡者数を数える国からの情報を得ている。これは、
Covid-19 により死亡した数が 50 名になってから現在に至る間に、報告
国のそれぞれで 100,000 人当たり何人の超過死亡が発生したかを推定す
るものである。

　2021 年 5 月 11 日までの数値を見ると、米国の超過死亡者数は 100,000
人当たり 182 人であり、英国では 180 人であった。実はそれらは国家と
しての最悪の数字ではない。アメリカ大陸と東ヨーロッパの国々は、こ
の特別なデータ・ダッシュボードの上位 3 位をペルー (503)、ブルガリ
ア (433)、メキシコ (354) が占めている。驚くべきことは、一部の国では
超過死亡者数が負数であったことであり、パンデミックの間に死亡率
が下がったことを示唆している。その中には、ニュージーランド (-40)、
台湾 (-25)、アイスランド (-14)、韓国 (-9)、シンガポール (-7) などがあり、
その Covid-19 への対応が世界から賞賛された国々が含まれている。スカ
ンジナビアを見ると、英国はスウェーデン (102) よりもノルウェー (-19)
とフィンランド (18) に注目するべきだと考える。

　追跡調査員は、超過死亡に関するデータを発表している欧米以外の国
はほとんどないと述べている。アジアとアフリカの大部分では、多くの
死亡は記録されていない。例えば、中国に関するデータはない。しかし、
ジョンズ・ホプキンス大学コロナウイルスリソースセンターは、2021 年
5 月 30 日現在、中国では約 103,000 例の確定例があり、5,000 例未満の死
亡例があると推定している。米国でもこれらの数値は患者数で 3,300 万
例であり、600,000 例近くが死亡している。英国については、患者数が
450 万例に近く、そのうち 128,000 例が死亡している。米国の 4 倍にあ
たる人口を持つ中国では、その症例数を 20 倍も過小報告していたとし
ても、米国と英国のどちらよりもはるかに優れていることになる。この
パンデミックはまだ長い道のりの途上にある。注目すべき 1 つの傾向は、

厳格な国境管理と厳格な国内対策を適用することによって、アウトブレイクにうまく対処したと考えられる国が、パンデミックからスムーズに離脱するための旅程を続けるのには、十分かつ迅速にワクチンを接種できるかどうかということに尽きるであろう。パンデミックに対する準備の指標は、国が現実にどのように反応したかを単純には反映しているわけではないと、WHOの健康緊急事態プログラムのマリア・バン・ケルクホーヴは言う。「準備と対応には大きな違いがある。準備が始まって終わるものであるという考えは、誤った考え方である。準備をすることといつでも実行できる状態というのは平時にも絶えず求められるものであり、社会を織りなす線維の一部である必要がある。もはやわれわれに平和な時間はない。それは、ロックダウンにとどまったり、恐怖心でじっと暮らしたりすることを意味するものではない。それは投資に投入することを意味するので、アウトブレイクが発生した場合、各国は積極的かつ包括的に行動することによって、悪影響を最小限に抑えることができるはずだ。私たちは今回のレベルのようなパンデミックに身を置く必要はなかった。こんなに酷い状態になる必要もなかったのだ。」

WHOは、2020年2月4日に、基本的に各国が従うべき公衆衛生対策の計画である世界戦略を発表した。「この世界戦略は、感染制御がうまくいった多くの国ではよく実行ができていた」とマリアは語った。「そこにはむずかしい論理や秘密、魔法のような一発正解の解決策は存在しない。これらの行動はすべて公衆衛生学的な試行錯誤の行動の賜物であった。これらの行動をせずにただ待っていると事態は悪化するのだ。」

❋　❋　❋

リスク登録はもはや不十分である。われわれは、市民の危機管理運動（パンデミック戦闘）を通じて、自立した現実的な能力を厳格に評価する必要がある。このためには、今回の危機の大半（そして一部の閣僚の

間で）を通じて英国に欠けていた政治的・構造的能力に関する判断が含まれるべきである。ある段階において、視野狭窄に陥った政治家たちは、検査がなぜ行われているのかを考えるのをやめることなく、どうして1日に 100,000 回の PCR 検査が必要なのかを再検討することなく、ただその数値目標に到達したかどうかのみに焦点を当てた。もし間違った場所で、間違ったやり方で、間違った対象者に検査が行われている場合には百害あって一利なしなのである。新型コロナの迅速検査キットを販売している企業との首相官邸での会議で、私はボリス・ジョンソン首相に戦略的思考が欠如しているのを目撃した。ジョンソン首相はテーブルの中央に座って大げさに腕を振り、周囲の者が品質の検査が明らかに必要と感じているのをよそに、業者からまだ承認も受けていない検査キットを大量に購入するような有様であった。

　真っ先に必要とされた別の事は、確実な行動が政府間で迅速かつ首尾一貫して行われるような指揮・統制構造であった。パンデミックの初期においては政府は組織的な混乱状態にあった。首相は不在の上に、国家統制および複数の省庁の機能破綻が組み合わさっていた。多くの優れた公務員の最善の努力にもかかわらず、責任の系統は不明瞭であり、目に見えない状態であった。

　私は、これを、しばしばドミニック・カミングまたはベン・ワーナーに直接、メールまたは WhatsApp を使って強調しようと試みた。2020 年4 月、私は次のようなメッセージを首相官邸に送信した：

英国政府は、報告を受けてから後手後手に反応するのではなく、戦略をたてよ！ …しかし私にはまだその中心となるべき政府内の協調体制が見えていない。大臣たちは、何か別の告知のように考え、まるで選挙のキャンペーンであるかのようにふるまっている。それはしかたない。しかし向こう 12 カ月の戦略を立てるためには、大人が必要だ。

　マット・ハンコックは、介護施設や病院での恐ろしい感染の流行をも

たらした個人防護具の不足や検査キットの調達不足やその他いろいろな失敗のために責任を取った。彼の主張に反して、無症候性伝播は2月中旬までに（ダイヤモンド・プリンセス号のおかげで）ようやく理解された。しかし、内閣官房は調整能力を発揮せず、マイケル・ゴーブ内閣府大臣の仕事振りは、パンデミックの間、際立って低水準で推移した。つまりこれは単なる健康上の危機ではなく、公的介護、学校、職業、ホスピタリティ、旅行、輸送、経済などありとあらゆる社会の側面が影響を受けるのである＊。

　また、首相官邸へのホットラインを通じて、政府外に必要に応じて速やかに設置すべき事柄にも力を入れてきた。特に、このような巨大な危機には、官僚主義に邪魔されずに決まった仕事に従事する有能な人々が必要である。パンデミックの間の英国の最大の成功例の多くは、政府の正式な構造や機関以外で働くチームによって達成された。ケイト・ビンガムが主導したワクチンタスクフォース、マーチン・ランドレイとピーター・ホービイによってたった数日間で設置された RECOVERY 試験、そして COG-UK はシャロン・ピーコックによって立ち上がり、変異体に関する情報を保管する体制が構築され、さらに国家統計感染研究事務局の設置などが顕著な成功例であった。

　パトリック・バランスとクリス・ウィッティは、これらのイニシアチブを動かした功績で大きな賞賛に値する。私は、クリスがコロナウイルスの大流行の重大性を把握するのに1月と2月頃は少し反応が遅いと思ったが、どちらもこの危機を通じて、とてつもないプレッシャーの中で国家を動かす助けとなり、SAGE のアドバイスがどのように政策決定に吸収されたかについては明確になっていないことは別として、目覚しい仕事をしてきた。彼らはまた、不当かつ狂暴な個人攻撃を切り抜けてきた。2020年4月以降、クリスとパトリックは素晴らしい協調関係で職

＊　パンデミックから得られた教訓は、政府研究所（Institute for Government）からの報告書によく要約されており、ウェルカム・トラストがこのテーマに取り組む予定である。

務を全うし、SAGE に集中して、現在何が起こっているかを明確かつ透明性を保って把握してきた。防衛省の主任科学顧問であるアンジェラ・マックリーンと英国副主任医務官であるジョナサン・バン・タム氏も、公衆に対して、プロフェッショナリズムと誠実と公正性を持って務めた。

　この歴史的危機の完全な物語、特に差し迫った災害を指摘するデータが豊富であるにもかかわらず、2 回目のロックダウンに先立つ遅れは、直ちに公的な調査を要求するものである。本書は、これらの政府の対応の遅れをさらに明らかにしようとする試みである＊。英国の Covid-19 による死亡の多くは 2021 年の 1 月、2 月および 3 月に起こっており、回避可能であった。2020 年後半に行われた政治的決定、あるいは行われなかった決定は許されざるものであった。

　この章の冒頭で紹介した 127,775 人の失われた命の統計に無感覚になってはならない。それぞれが、家族、友人、希望、野望、そして、おそらくは弱点と後悔を持った大切な人である。そしてまた母親、父親、娘、息子、姉妹、兄弟、叔母、叔父、祖母、祖父、隣人、友人、同僚であった。すべての犠牲者は人間であったのだ。それぞれの人生の充実と、その消滅という独特の恐怖は、数字では捉えがたいものである。それらは政治的にやむを得ない死とか、統計として書き殴ってはいけないものである。

　ボリス・ジョンソン首相は、2022 年に公式調査を開始すると発表したが、このような重要な検証にそんなに時間がかかるのは恥ずべきことである。「待つこと」†には、政治的な策略以外、まったく理由がない。

＊ また、サンデー・タイムズのジャーナリスト、ジョナサン・カルバートとジョージ・アーバスノットの著書『Failures of State 国家の失敗 (HarperCollins, 2021)』でも、詳細に取り上げられている。

† ジョンソン首相は、「この病気に対するわれわれの闘いの真っ最中に依存している人々を不注意に転用したり、注意をそらせたりしないようにするために決断を遅らせたのだ。 …生命を救っている人々の時間を調査のために割くのは適切なことではないだろう」と主張した。

Covid-19 の世界的流行に対する英国の対応についての調査は、国の安全保障を考慮したイラク戦争に対するチルコットの調査ほど複雑ではないであろう。これは公衆衛生である。調査は、今から始めて、6 カ月で中間報告を出し、すぐに確定できるようにし、12 カ月後には完全に報告できるようにするべきだ。すべての人は、教訓を学ぶ必要がある。そこには研究者も含まれている。われわれが死者に報いることができるとすれば、間違った政策のために命を落とした人々が払った代償から何を学んで、未来のために何を誓約をするかによってのみである。

　英国と世界は、何が起こったのかを調査する必要がある。なぜなら、私たち全員は、次の機会が来たときにはそれがいつであっても準備しなければならないからだ。人生、そしてわれわれの人生のあり方を守ることは、評判を守ることよりもはるかに重要である。次のアウトブレイクがいつ到来するのか、それに誰が影響されるのか、そしてそれがどのように破局的になるかを決定する自然法則はない。ウイルスは、世界のどこかで動物からヒトへと伝播し、明日、あるいは今年後半、あるいは 2024 年に広がり始める可能性がある。私たちの都市化され相互接続された世界は、まるでパンデミックが起きるかのようにオーダーメードで構築されている。

　私が仲間に送付している回覧では良く触れているが、アフリカの状況についての私の心配はまだ報われていない。アフリカにおける Covid-19 の影響は、思ったより小さかった。しかし、特に感染力の強い新しい変異株が蔓延した場合には、アフリカ大陸の保健システムは脆弱なままであり、このウイルスに対抗して戦うワクチン配布の人道的不平等のために公平には共有されていない状況が、より大きな悪影響をもたらすことを否定するものではない。

　アフリカ疾病予防管理センターのジョン・ンケンガソン所長は、決して満足をしていない。「これは戦争であり、勝利する前に戦闘があるだろう。アフリカは、最初の戦闘には耐えた。しかし、二度目の戦闘があったときにどうなるかは予想がつかない。」彼は、中央値が 20 歳であるア

フリカ大陸の若い人口が、感染症の打撃を受け、より広範な年齢層への
ウイルスの循環に抗う緩衝剤や楔の役割をしたと考えている。しかしな
がら、比較的穏やかな第一波のあとに起こった 2021 年初頭のインドで
の荒廃によって彼は苦痛に苛まれている。

　彼の恐怖は、ワクチン供給の不確実性と、事前に複雑な方針を計画す
ることが困難であることが、2 つの深刻な結果をもたらすかもしれない
ということである。すなわち、世界のグローバル・ノース（北の先進国）
にいるワクチン接種者が、他国との貿易と旅行を再開するためにワクチ
ン証明書を要求し、そのために世界におけるワクチンを保有する者と保
有していない者の間の不平等を悪化させるということである。第二に、
HIV（エイズウイルス）に感染した免疫不全の人々の間で大量のウイル
スが体内で長期間循環し続けることにより、思ってもいないような怪物
のような新変異株が現れる環境を醸成してしまうことである。

　G7 へのジョンのメッセージは明らかである。既存のワクチン用量を
再配分し、現在 500 億ドルを放出することによって、来年のワクチン製
造能力を向上させるように世界を刺激する。「われわれは、パンデミッ
クに対するこの戦争に勝つためのツールを持っているのだ。まず、各国
が抑えているワクチンを再配布しなければならない。ワクチンの不足は
アフリカにとって深刻な負担であるが、他国が共有しなければ、それは
彼らにとって深刻な人道的な重荷となるであろう。」

　「第二に、必要な時には、能力を強化することに資金を費やさなけれ
ばならない。もし、このパンデミックの間、私たちが大胆に発想し、人
類を月に送り込むことに相当するような挑戦ができなければ、このパン
デミックを真剣に受け止めていることにはならないだろう。」

＊　＊　＊

　私はもっと異なる方法でできなかったのだろうかと思うことがいくつ
もあった。旅行禁止と国境管理についての広範囲な議論（WHO がそれ

らに反対すると主張していたにもかかわらず、おそらく 2020 年 1 月に）
がそのような例である。全く無駄な時間となってしまったが 2020 年 2
月には、できるだけ早く 3 月にはロックダウンができるよう、より良い
準備のために精力的に議論した。なぜなら、第 1 波の 1 週間でも早くロッ
クダウンしていれば、何千もの命を救うことができたからである。中国
を含む他の国々から、より多くのことを学んだ。中国は、西側の民主主
義諸国でどのような感染管理措置が受け入れられるかという私の持って
いた偏見に挑戦したのだ。主張を信用するのではなく、英国の病院と介
護施設における流行が、制御されているという証拠を探求した。首相官
邸の人々が集団免疫を考えていた、あるいはそれに耐えようとしていた
ことを、私はもっと早く理解していればよかった。この考え方は科学的
に根拠がなく、絶対に SAGE からきた議論ではなかった。私はまだそれ
がどこから来たのかわからない。

　私は、より強固な検査の欠如に異議を唱え、なぜ市中感染の検査が初
めから放棄されているのかを疑問に思った。世界有数の経済力を持った
英国という国家が、病院や介護施設での検査体制を確立するのに、なぜ
それほど長い時間がかかったのだろうか？ 壊滅的なアウトブレイクを
起こした世界の他の地域でのウェルカム・トラストの仕事、私たちが働
いているコミュニティの理解について学んできた教訓を考えると、英国
の新型コロナウイルス対応に最初から倫理的な配慮が組み込まれている
べきだったと考えた。大まかに言えば、SAGE は政策提言ではうまくいっ
たと思うが、おそらく、国家権力に対して真摯に真実を語ることで、もっ
とうまくやることができたのかもしれないと思った。おそらく、われわ
れは、流行の根底にある単純な数学をより明確に伝え、楽観主義的なバ
イアスおよび確認バイアスに対して、より強く警告することができたの
だろう。ただ議事録に残すのではなく、将来の SAGE 会議の記録をしっ
かり残していきたいと考える。政府の主任科学者やメディカルアドバイ
ザーは、何をするか政策のレバーを引っ張るために自由裁量を与えられ
るべきであろう。

　現在、私たちは以下のようなことには着手できるであろう。健康のための人材、研究、建物に資金を供給すること、今日の健康の問題や他の不平等を是正すること、Covid-19 で起こったような明日にでも来る危機には、不平等を拡大しないこと、公衆衛生のデータフローを改善して、時宜を得た決定を下すこと、政府における意思決定を調整・迅速化すること、地方および地域当局を中央政府に結合させること（オーストラリアでうまくいっているように）、内閣府において危機対応のプレイブックを策定すること、サプライチェーンを回復力のあるものにすること、危機に際して、従前の枠を超えてどんなに素早く行うべきことがあるのかを知ること、ガバナンスとマネージメントについて、他の国のよいものは積極的に取り入れることである。

　科学は、どのように義務を果たしたのだろうか？　パンデミックは科学者たちをその限界まで圧迫し、できるだけ速く感染症の克服ができるように行動させた。研究者らは自分の通常の研究を中断し、国際的な取り組みに参加した。ジャーナルやプレプリント・サーバーは、信頼できる情報を必要最小量まとめ上げ、迅速にかつ自由に利用できるようにするのに全力で臨んだ。ウイルス自体についてのわれわれの知識は、ウイルス自体と共に進化はしたが、その不確実性は、誤った情報および歪曲された情報をはびこらせる結果になった。人類にワクチンを与えた素晴らしい科学が存在した。一方で臨床試験のように、ほとんどがバラバラで協調がない（RECOVERY と Solidarity* 試験は特筆すべき例外である）、もっとより良くなる可能性のあった科学もあった。また、根拠のない憶測を含んだ、Covid-19 の第 2 波がないという悪しき科学もあった。今でも、ロックダウンに伝播を抑制する効力はなく、ワクチンは利益よりも害が大きいと真剣に信じている人々がいる。

　私たちが行うすべてのことの核心であり、私たちがこのパンデミックから脱却する手段を与えてきた科学的方法を市民が拒絶すれば、気候変

＊　Solidarity は、WHO が運営する Covid-19 治療薬の国際共同治験である。

動、水不足、疾病に対する私たちの将来の闘いは今よりさらにずっと厳しくなるだろう。私たちは、何をするか、科学的なプロセスがどのように働くか、科学的な研究と分析が政策立案にどのように影響するか、そしてその利点をどのようにして公平に共有できるかについて、もっとオープンに、議論に参加する必要がある。

　人類にとって Covid-19 はある意味幸運だった。若年者は比較的保護されているが、これはおそらく季節性コロナウイルスへの曝露によって作り出された交差免疫のおかげかもしれない。この保護的な「免疫記憶」は年齢とともに弱まる。私たちは安全で効果的なワクチンを持っている。将来開発されるであろう、「汎コロナウイルスワクチン」は、あらゆる形の SARS 様コロナウイルスから私たちを十分に守る可能性があるだろう。たとえワクチンの利用が国家間で不均等になり、トンネルが必要以上に長くなっていても、トンネルの端に光が見えることは間違いない。

　しかし、マリア・バン・ケルクホーヴが言うように、「今回の［Covid-19 パンデミック］は悪いものではありません。容易に広がりますが、死亡率は比較的低い。われわれはもっと悪い経験をするかもしれなかったのです。」もし年齢スペクトルが入れ替わったとすると、若者が多数死に、高齢者が生き残ったのかもしれないのだ。それがどのような恐怖感なのかを考えてみよう。重篤な状態に陥っている子どもと十代の若者を診察するのだ。病院が保健システムが損なわれて人工呼吸器を装着できないまま命を落とす若者をただ見守る。世界の労働力が崩壊するにつれて無力感に苛まれる。実はそういったシナリオには前例がある。1920 年まで世界中に波及した 1918 年のスペイン風邪は、特に乳児、若年成人および高齢者にとって致命的であった。私たちは単純に最善を望むことはできない。

　その代わり、われわれは最悪のものを想定し計画しなければならない。今私たちは、何をすべきかを知るに至った。ウイルスと人との永続的な闘いの中で、われわれは、すべての人に有利な結果をもたらすだけの知識と力を持っているのだ。

第 10 章
オミクロン　エピローグ

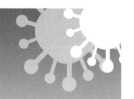

2022 年 2 月 11 日

世界の感染者数：404,910,528 人
世界の死者数：5,783,776 人
ワクチン投与総数：10,095,615,243
英国の感染者数：18,220,515 人、英国の死者 159,531 人

　2021 年 11 月 25 日、真夜中にクワズール・ナタール大学の遺伝学者で、デルタ変異株を特定したツリオ・デ・オリベイラからメールが届いた。南アフリカのガウテン州の病院にはコロナウイルス患者が殺到し、ウイルスのゲノム配列を把握していたツリオは、データの中から気になる問題点を見つけた。デルタ株とは全く異なる新しいウイルス変異株が出現し、過去の感染とワクチン接種によって獲得した高いレベルの免疫を獲得しているはずと思われていた人々が、感染し入院していたのだった。それは急速に広まっていた。

件名 新しい変異株が南アフリカで広まる可能性 — それを阻止し世界を守るための積極的行動が必要

ジェレミーへ
私たちは週末までに数百のゲノムを公開する予定ですが、この変異株は

アルファ株と同様にS遺伝子が脱落しているので追跡が容易です。2週間前に出現したばかりで、新しい大きな波（1日1,000人の感染者）の始まりとともに流行が増加しているため、非常に懸念されます。11月11日以前のサンプル。火曜日にこの変異株を発見し、政府に報告したため、メディアには掲載されていません.

　ツリオは、もし新たに現地でロックダウンが必要になったとき、貧困者支援のための資金が必要になると要求した。彼は12月1日の世界エイズデーにネイチャー誌に発表される論文についても教えてくれた。がん患者やHIV患者など免疫抑制者がパンデミックコロナウイルスの進化を促進しているのではないか、という彼のチームの疑念を強調するものだった。ウイルスを排除できない免疫システムは、感染を長引かせ、その間、ウイルスは絶えず複製される。スロットマシンを長くやればやるほど、チェリーが3つ並ぶ確率が高くなる。それと同じように、感染したウイルスを排除できない人の体内でウイルス感染が長引けば長引くほど、より人に対する適合性の高い（すなわち、感染力が強い、免疫回避性が高い、重症度が高い、あるいはその3つすべて）ウイルスが偶然に出現する可能性が高くなるのである。

　新しい変異株が最終的に名付けられた「オミクロン株」*は、確かにSARS-CoV-2ウイルスの適合バージョンで、自然再生産数が8以上と推定されたデルタ株を駆逐し、そしてデルタ株よりも感染力が強い。一方、デルタは2019年末に出現した祖先の武漢ウイルス（自然再生産数が約3と推定されるもの）よりはるかに感染力が強いのだ。

　オミクロンは、感染力を驚異的な強さにまで高めた。世界保健機関によって懸念される変異株と命名されてから約30日以内に、オミクロン

---

　* ギリシャ文字のNuとXi（クサイ）は、前者は「new」との混同を避けるため、後者はXiが一般的な姓として使われているため、省略されている。WHOは「文化的、社会的、国家的、地域的、職業的、民族的なグループに対して不快感を与えること」を避けるという方針をとっている。

はすべての大陸に存在し、指数関数的に増加していた。感染数の増加を
示すグラフは、信じられないようなものだった。増加曲線は指数関数的
というよりは、ほとんど垂直に上昇していた。この原稿を書いている
2022 年 2 月時点では、オミクロン株が主流となっていた。しかし、Ba.2
と呼ばれるオミクロンの亜系統は、すでにいくつかの領域でオミクロン
を駆逐しつつあり、その継続的な進化に対する驚異的な感染能力が浮き
彫りになっている。

　オミクロンの起源はよくわかっていないが 3 つの説がある。1 つ目は、
1 人の慢性疾患患者が長期間にわたって感染したことに由来する説、2
つ目は、ヒトのウイルスが動物の集団に飛び込み、そこで突然変異の大
部分を獲得し、再びヒトに渡ったという「逆人獣共通感染症」の好まし
くない産物である可能性、3 つ目は、人から人へウイルスが広がるにつ
れ突然変異が静かに蓄積し、この過程では緩やかな進化は起こらなかっ
たという説である。どちらが真実に近いのか、あるいは他の経路で発生
したのか、まだわかっていない。

　オミクロン変異株には約 50 の変異があり、そのうち 30 以上がスパイ
クタンパク質にあるのだが、二つの注目すべき重要な要素がある。まず
第一に、この変異株は突然にやってきたということである。すなわちオ
ミクロン変異株はデルタ変異株の子孫ではなく、むしろ武漢で生まれた
オリジナルのウイルスに近い。その最も近い既知の遺伝的祖先は、2020
年半ばにさかのぼることがわかった。ウイルスの進化は直線的なプロセ
スではなく、新しい亜種はいつでもどこからでも出現する可能性がある
ということだ。

　第二に、オミクロンはデルタよりも重症度が低いように見えるが、こ
れはまったくの偶然である。この高度に可塑的なウイルスは、誕生か
らわずか 2 年で進化を遂げたが、これはウイルスの進化の中では短時間
である。インフルエンザは何千年も前から存在している。したがって
SARS-CoV-2 が必然的に重症化しないという議論は誤りである。... な
ぜなら、重症化するのは感染後かなり時間が経ってからだからだ。よく、

「ウイルスは宿主を殺したくない、なぜならウイルス自身も死んでしまうから」というが、感染して1ヵ月後に人が死んでしまうのであれば、重症度は感染とは無関係になる。

　オミクロン変異株の流行の速度と規模は、G7のパンデミック対策イニシアチブである「100日ミッション」（病原体の特定と配列決定からわずか100日後にワクチンを投入できるようにする）に疑問を投げかけた。今ならそれに近いことが達成できるかもしれないのであるが、オミクロンが1ヵ月で世界を席巻したことを考えると、配列決定から世界的に公平なワクチン接種までをその期間で行うこと、あるいは、ゲノム配列決定から例えば7日以内にヒトで試験できるワクチンを準備し、1ヵ月以内に公衆衛生用に展開することこそがまさに特大ホームランとなるのであろう。パンデミックのダイナミックさに比べて遅ければ、何かを以前より速く成し遂げたからといって賞賛に値することはほとんどないに等しいのであった。

❀　❀　❀

　オミクロン変異株の流行の頃には、すでに私はSAGEを退任していた。2021年9月、18ヵ月間メンバーとして活動していたアドバイザリーグループを離れた。SAGEは、13年の歴史の中で、コロナウイルスのパンデミックのために、他のどの危機よりも長く召集された—困難な課題のためである。2020年1月に参加したとき、私は他の多くの人が持っていないような疫病の最前線での経験を持っていたが、2021年秋までにそれは変わった。もはや誰もがパンデミックを経験したのであった。科学的なアドバイスに対する挑戦は、もはやジェネラリストからではなく、数学的モデリングに関するジョン・エドモンズや、インペリアル・カレッジ・ロンドンでCovid-19とインフルエンザを研究する世界トップレベルのウイルス学者ウェンディ・バークレーなど深く詳しい専門家の協力が必要であった。

　私が参加し続けることによって SAGE が得られるものは少なくなって
きたのであった。そして、政府内の専門知識も向上した。2020 年 3 月に
ロックダウンのタイミングについて原則的な介入をしたスティーブン・
ライリー＊のような人々が、今ではシステムの一部になっている。ONS
（国家統計局）と REACT の研究、ゲノムサーベイランス、臨床疾患に
関する知識、臨床試験、NHS のモニタリング、ワクチンの影響、高齢
者介護施設での研究、感染と集団免疫の研究などが政府の Covid-19 対応
システムに組み込まれた。

　パンデミックの期間中、SAGE は非常に重要な役割を果たしたが、こ
の時期の間、ウェルカム・トラストという 500 億ドルの大組織で、私は
非常に多くの時間を費やした。発見科学や気候、感染症、メンタルヘル
スといったテーマに注力してきた。私は、科学的助言の面でかなり有利
な立場にあった英国を越えて、ワクチン、検査、医薬品を世界中に届け
るといった世界的な難題に焦点を当てることで、より大きな成果を上げ
られると感じた。ウェルカムは、治療薬やワクチンに関する ACT アク
セラレーターで主導的な役割を担っており、これには注意が必要だっ
た。ある時、私は臨時の議長に就任したが、これは大変な仕事であっ
た。検査、ゲノム監視、医薬品、ワクチンへのアクセスを拡大すること
が重要な目標だったが、これらを実現することができた。2022 年の 1 月、
COVAX は 10 億回のワクチン接種というマイルストーン（里程）を達成
することができた。

　そして、そう、正直なところ私は SAGE にうんざりしていた。1 年半
働いた後では誰もが消耗していた。この会議体はちょっと長く続きすぎ
て、大きくなりすぎたのであった。このことでパトリック・バランスと
話し合った。私は、SAGE はスリム化する必要があると感じ、私が退任
することにした。自分が辞めることによって他の人たちに SAGE での機

＊ インペリアル・カレッジ・ロンドンの感染症動態学教授であるスティーブン・ライリー
　は、データ・分析局長として英国保健安全保障庁に入庁した。

会を与えることになるかもしれないとパトリックと私は感じていた。後にキングス・カレッジ・ロンドン校のジェームス・ルビンと冗談で話したことであるが、彼は私より先にSAGEを辞めたが、誰も気づいていなかった。私が辞職したことがリークされると、大ニュースとなり、ジャーナリストは私の知り合いに手当たり次第電話をかけ始めた（私はその時、休暇中だったが）。でも、それは前向きな一歩だと感じていた。

　SAGEを辞めたことで、私は自由を手に入れることができた。特に、より率直な意見を述べることができるようになったのである。グループに閉じこもっていると、政府に対してはともかく、仲間に対してはある程度の会議体としての連帯責任を感じるものである。私や他のメンバーは、それを極限にまで高め、クリス・ウィッティやパトリックがミーティングを始めると、立ち上がり、私たちが発言できる限界について注意を促した。私や他のメンバーは、もし制限されていたら、決して委員会付託条項には署名しなかったであろう。

　クリスとはしばらく話をしていないが、パトリックとは今でも定期的に話をしているし、SAGEにフィードバックされる仕事への貢献もやめていない。木曜日の夜には、公務員を中心としたグループがONS（国家統計局）やREACTなどの調査データを検討する電話会議に出席している。

　参考までに、私ならプランBを選ぶ。すなわち在宅勤務、公共交通機関でのマスク着用義務化、そして政府より1〜2週間早いプランである(2021年12月10日からの期間から)。しかし、プランB以上のことはしなかっただろうし、これ以上の閉鎖的な生活を勧めることもなかっただろう。オミクロンはそれほど厳しくないように見えた。クリスマス前はとにかく静かで、職場は一段落し、学校や大学は閉鎖され、人々はすでに来るべき「波」に対応するために目に見えて行動を変化させていた。プランBは必要だが、それ以上の制限は必要ないのであった。

　自発的な行動変容に加えて、英国は2021年の秋と冬に高い感染率で過ごし、ヨーロッパの比較可能な多くの国よりも高い感染率だったため、高いレベルの集団免疫を獲得するに至った（入院や死亡が続いたた

め、私はむしろワクチン接種によってそれを達成したかったのである
が）。1日に150〜300人の死者が出るのは仕方がないことだと、社会的
に受け入れられているようであった。もちろん、自分や自分の愛する人
がそれで死ななければの話であるが。

　SAGEは、緊急事態に対処するためのものだが、今、私たちには、長
期的な戦略的思考に焦点を当てた、何か別の「しくみ」が必要だと考え
る。危機の渦に巻き込まれたとき、次に何が起こるかを考えるのは非常
に困難である。当然のことながら、人々が死に、病院が溢れるという「今、
ここ」に集中する傾向があるからだ。

　しかし、次に起こることへの軌道を考えることは極めて重要である。
今、私たちはここにいるのだが、来年の冬までに、あるいは10年後ま
でに、私たちはどこにいなければならないのかを考える人々が必要なの
だ。そこに到達するために、2023年、2024年、2025年に何を達成しな
ければならないかを考える必要がある。

＊　＊　＊

　元に戻ろうと急ぐあまり、私たちはこのパンデミックは100年に一度
の出来事で、Covid-19は風土病になりつつある、とごまかそうとしてき
た―まあ、それほど悪いものではなかったのだが。これは「風土病は
軽い」という意味では決してない。結核やマラリアといった風土病で今
でも命を落とす人はいるのだ。また、ワクチンだけで、いつでも状況を
打開できると思うのは、私たち自身の怠慢である。現在、私が最も懸念
しているのは、SARS-CoV-2を過小評価した結果、（世界のどこででも）
重症化し、免疫を回避してしまう新型の亜種に見舞われることではない
かと考える。あるいは、風土病が蔓延することで混乱が生じ、病気や死
亡が発生することをそのまま受け入れてしまうようになることである。

　では、このウイルスがどのように進化していくのか、どのようなシナ
リオが考えられるのだろうか。大きく分けて、5つのシナリオがある。

*シナリオ1*では、SARS-CoV-2 は、SARS-CoV-1 が 2002-4 年の大流行の後、自然消滅したように（感染者が症状のある間だけ感染し、公衆衛生管理が容易だったおかげで）、自然消滅する。しかし SARS-CoV-2 が消滅する可能性はゼロに近いと思う。*シナリオ2*では、Covid-19 は風土病となり、伝染病やパンデミックの特徴である急増や急変とは異なり、一定の定常状態で感染が繰り返されるようになる。この場合インフルエンザのような季節的流行が起こり、インフルエンザと同じように季節ごとにワクチン接種をすることになるかもしれない。現在、私たちはこのシナリオに向かっているかもしれないが、まだその状態に到達していないことは間違いない。

*シナリオ3*では、パンデミックウイルスは進化を続け、今後数年間、重症化、入院、死亡の新たな波を引き起こす新型を生み出し、免疫が低下すると、特に脆弱と考えられていない人々も含め、より多くの人々にウイルスが影響を与える可能性がある。

*シナリオ4*では、突然変異や 2 つ以上の変異体の組換えによって進化が続き、免疫を回避する能力のはるかに高い、より危険な変異株が生み出されると考えられている。例えば、以前感染した人が再感染するとより重症化する、臨床症状が新しく変化する、罹患者の年齢分布が変化する、例えば、若年層へのリスクが高まる、より長期化し衰弱する慢性 COVID 症候群が発生する、などである。

*シナリオ5*は、SARS-CoV-2 が引き続き流行する一方で、別の病原体が全国的、地域的、世界的に出現または再出現し、2 つの流行（おそらく 2 つのパンデミック）が発生するという、二重苦をもたらすものだ。Covid が進行中だからといって、別の事象が発生するのを止めることはできず、この 2 つは互いに完全に独立している。

*シナリオ2*のような楽観的なシナリオに焦点を当てたいという、世論や政治家の強い希望的観測がある。少なくとも英国や類似の国では、これが最も可能性の高いシナリオだ。しかし、他の可能性も十分にあり得るのだ。科学者と政治家はそれらに備えなければならない。この先、何

か恐ろしいことが起こる可能性があるのに（ゼロではない小さな可能性でも）、フリーダムデイズ（ボリス・ジョンソン英首相の「フリーダム・デイ（自由の日）」は 7 月 19 日）を発表し、すべて終わったことにして、指をくわえてこの 2 年間を悪い夢だったことにするのは悲劇である。2020 年初頭のような状態に戻ることを許すのは間違っている。

　では、どうすればいいのだろうか。ワクチンは、素晴らしいものではあるが（これがなければオミクロンの猛威は凄まじいものになっていただろう）、これで終わりというわけではない。現在のワクチンが永遠に私たちのためにすべてをやってくれると思い込んではいけないのである。私たちは今、粘膜ワクチンを含む、より高い予防効果を発揮し、感染を阻止できる次世代ワクチンに投資する必要がある。新しい変異株を推進するのは、結局のところ、感染なのだから。第 2 世代のワクチンは、複数の株から保護する混合ワクチンで、おそらくインフルエンザワクチンと一緒に提供されるかもしれない。このワクチンは、SARS-CoV-2 の過去および将来のすべての変異型に対して感染を阻止し、保護することができるものだ。

　今がチャンスの時だ。現在のワクチンの 4 回目の接種が本当に必要なのか、また最近承認された Novavax ワクチンのように、RNA ワクチンと一緒に免疫システムを補完的に高めることができるかもしれないことを考えると、異なるワクチンをどのように混合し組み合わせることができるかを 2022 年の間に研究すべきなのである。イスラエルや韓国のように、ある国が 4 回目の RNA ワクチン接種を始めると、臨床的に正当かどうかにかかわらず、他の国もそれに追随するのではないかと危惧している。

　すなわち、利用可能な治療法を拡大し、単一の治療法ではなく、複数の治療法を併用できるようにすることで、ウイルスが単一の治療法から逃れる可能性を減らすこと、個人用防護具と酸素の製造能力を確保すること、2022 年以降に起こりうる再流行に備え、病院の能力を十分に確保すること、などである。

＊　＊　＊

　世界では、多くの国で、あらゆる年齢の人々が、受け入れがたいほど多くの死を迎えている。2022 年の第 1 四半期には、Covid-19 による米国の死亡者数は 100 万人に達するだろう。—そしてこれはワクチン接種率が高い国で起きていることなのである。それに比べて、ベトナム戦争では 58,000 人の米国人が亡くなり、何十年にもわたってアメリカの外交政策と政治を変えた。

　私は、英国の精神に何が起きているのかに惹かれている。英国はオーストラリアなどでは全く考えられないような死者数を常態化させてしまっているのである（オーストラリアではこれまで死者は 5,000 人未満であった）。英国では 2021 年初頭、1 日 1,000 人以上の死者が出ていたが、その状況を考えると、現在の 1 日約 200 人のレベルはそれほど悪いとは思えない。そのうえ、「このウイルスはもうたくさんだ、先に進みたい」と考えるのが人間の性である。「自分のリスクはわかっているし、祖母に会いに行く前に検査すればリスクは軽減できる」と考えるのが人間である。「ウイルスとの付き合い方を学ぶ」という物語の中にも、それが見て取れる。

　いまだに、人々の苦しみを軽視しようとする試みがなされ、自然免疫が構築されるように人々が感染することを許容すべきだと主張する人々がいる。自然集団免疫の擁護者はその意味するところを決して明言しないが、それは「感染者の 200 人に 1 人が死に、さらに長い間 Covid を受け入れる」と言っているのも同然である。どの地域でも、癌や HIV と共存している人々の数は少なくなく、また、免疫のない赤ちゃんが毎年生まれている。これは、暗黒時代に属する無慈悲なアプローチと言わざるを得ない。

　このようなレベルの死や病気を常態化することは危険であり、行動を起こすことを止めてしまうからである。人々は、Covid-19 を世界の多くの地域で流行しているマラリアと比較することがある。マラリアは年間

約 50 万人の命を奪い、そのほとんどが 5 歳未満と妊婦であるため、この比較は安心できるものではない。しかし、「風土病」の定義が示唆するように、マラリアの感染率には定常性がある。

　また、マラリアに関する研究は、コロナウイルスの大量感染を言い逃れるためによく使われる、「Covid に感染している人が」死亡したのであって「Covid が原因で」死亡したのではないという議論は無意味である。マラリア流行地では、例えば足の骨折で入院してくる人の多くがマラリア原虫を持っているはずである。寄生虫がいるということは、貧血や低体重の可能性が高いということであり、その両方が足の骨折の重症度に直接影響する。このことは、集中治療室のスタッフがすでに知っているように、Covid でも同じことが言える。Covid に罹患すると、心臓発作や脳卒中からの回復度に影響を及ぼすのである。Covid-19 に罹患していると、化学療法や手術を受けることができないのだ。

　このパンデミックウイルスの長期的な影響が不明であることを指摘することは、恐怖を煽ることを意図するものではない。長期にわたりなぜCovid-19 が続くのか、その原因も意味もわかっていない。長期にわたるCovid-19 の後遺症の範囲も、本当に疲れて息切れを感じるのが 1 ヵ月なのか、6 ヵ月後あるいは 1 年後も息切れしているのか、全くわからない。また、将来のある時点で、私たちがまだ予測していない Covid-19 のさらなる影響がないとも限らないのである。

　2022 年 1 月に発表された論文によると、エプスタイン・バー・ウイルスへの感染が、その後の人生における多発性硬化症に関連することが非常に強く示唆されている。現在、私たちが純粋に遺伝的なもの、あるいは何らかのランダムなものだと考えている疾患の多くは、感染症や毒素に起源があることが後で判明することがある。喫煙が肺癌を引き起こすことは、リチャード・ドールが証明した。子宮頸癌は、ヒト乳頭腫ウイルスの先行感染と関係がある。

　ひょっとすると Covid-19 の感染には、他にも厄介なことが待ち受けているかもしれない？

＊　＊　＊

　2021 年 12 月 15 日、24 時間以内に報告されたコロナウイルス感染者数（78,000 人）で英国新記録が達成された日、首相のボリス・ジョンソンは、次のように発表した。「政府のパンデミック対応に関する公開調査委員会の委員長であり、7 月 7 日に起きたロンドンでの爆破事件に関する調査の繊細な対応で称賛を得たヘザー・ハレット男爵夫人（DBE：大英帝国勲章）が、今度はこの調査の条件と範囲を決めなければならなくなった。」しかし、歯車はゆっくりと回転し、私は、調査が政治的な理由で長い茂みに足をとられそうになることを恐れている。もし調査が通常の期間（2 年、3 年、4 年）かかったら、総選挙の時期を過ぎてしまうかもしれない。一方でうまくいけば、Covid の最悪の事態を回避することもできるかもしれない。

　反ワクチン運動家は、ワクチン政策はあまりにも押しつけがましいと主張するだろうし、「自由主義」右派の人たちは、専門家は信頼できないと主張するだろう。私は、中間的な調査を行うべきだと思う。そうすることで、何がうまくいったかを把握し、次の段階に反映させることができる。公的な調査は、例えば、大臣が繰り返し行動を起こさず、後にロックダウンなどはるかに強硬な行動を取らざるを得なかったことを検証しなければならないが、これは避けることができるし、避けなければならない。

　このままでは、調査がいつまでも長引き、誰もが次に進みたがるために改革を行う意志を失ってしまう恐れがあるため、私は期限付きのアプローチを提唱したいと思う。

　重要なのは、調査から何を得たいかということである。私たちは、パンデミックの前、急性期、回復期から教訓を学びたいと考えている。私たちは、政府内の制度や構造をどのように改革していくのかを、科学や公衆衛生システムに対する政府の投資、あるいは教育、サプライチェーン、経済システムにおける回復力を根本的に理解する必要がある。

　私たちは国際的な状況にも目を向ける必要がある。これは、英国の例外主義のおかげで、パンデミックの初期に行うことができなかった。例えば、ノルウェー、フィンランド、デンマークは比較的うまくいったのに、スウェーデンは人口動態が似ているにもかかわらず、なぜあれほどひどい結果になったのか？感染を抑え、ワクチンを接種し、そして開放するというオーストラリアのアプローチから学ぶことはできるのだろうか？オーストラリアのモデルは、他の国も見習うべきものだと思う。トランプ政権が米国疾病管理予防センター（CDC）を弱体化させたことで、国家的なアプローチが非常に難しくなった。シンガポール、ベトナム、台湾から何を学べるか？あるいは、中国のゼロ・コロナ・アプローチとその出口戦略から何を学ぶことができるだろうか？

　この調査はまた、パンデミックの中でほとんど声を聞くことができなかった人々、すなわち家族を失った人たち、現場の労働者や医療スタッフ、保護が必要な臨床的弱者、若者、そして社会から疎外されたコミュニティにとって重要な瞬間である。家族を失った人たちは英国政府から見放され、ほとんど厄介者と見なされてきた。大臣やボリス・ジョンソンが彼らに会うのは2021年9月までかかった。医療従事者の士気は信じられないほど低く、心的外傷後ストレス障害のレベルは恐ろしく高い。彼らは人間であり、ロボットではない。これ以上同じことを繰り返すことができないため、多くの人が退職したり、早期退職したり、追加の仕事を引き受けない。EU離脱（ブレグジット）後の英国は、ヨーロッパからその穴を埋めることができなくなり、低・中所得国から採用しなければならないかも知れない。これは、独自の倫理問題を引き起こした。

　脆弱なコミュニティの声は届かなかった。特に隔離されている人々は、隔離しなければならないことを知っているからか、あるいは隔離されるべきかどうかわからないから、そうしているのだ。この国の何百万人もの人々が、当然ながら恐怖心を抱いている。オミクロンのピーク時には、英国で報告された感染者が1日20万人を超えていたことを考えれば、彼らを責めることはできない。

　学校閉鎖中にパブの営業が許可されたことに代表されるように、英国は決して教育に高い優先順位をつけてはいなかった。学校とカレッジの開校を維持することが最優先であるべきであった。例えば、十分な換気を行い、適切な検査を実施するべきであった。19世紀に建てられた多くの学校は、新鮮な空気を取り入れるためではなく、冷気を遮断するために建てられたのである。もっと早く子どもたちにワクチンを接種すべきであった。本人や家族を守るためにインフルエンザワクチンを接種しているのに、なぜCovid-19のワクチン接種ではダメなのだろうか？

　最後に、言語や文化によって疎外されたコミュニティもまた、被害を受けた。そうしたいわゆる手が届きにくいコミュニティ、特に少数民族のコミュニティは、最悪の健康被害に耐えており、ワクチンの接種率も低くなってしまった。パンデミックは、社会の亀裂を拡大させた。今回のパンデミックでも、今後発生するパンデミックでも、私たちは皆、一緒に行動しているわけではない。世界的に見ても、私たちはあまりにも早く忘れ、先に進みすぎているのではないか。

　世界銀行やIMFのような金融機関は、世界経済を不安定にしかねない病気の発生を防ぎ、より迅速に対応できるよう、その体質を改革すべきなのである。WHOは慢性的財政難に苛まれ、国際政治の将棋の一駒として翻弄されてきた。しかし、国境を越えた機関の中では、パンデミックからよく立ち直った方だと思う。多くの国が耳を傾けようとしなかったにもかかわらず、率直で証拠に基づく技術的なガイダンスを提供し、研究者コミュニティをまとめ、ワクチンの公平な分配を強く主張したのである。テドロスが事務総長として当然再選されるべきであると考える。

　しかし、地政学は混乱したままである。G7とG20は、結束して行動することができず、もどかしさを見せている。われわれは、国際問題に関しては、説明責任は国家にあり、その国家が公共の利益のために行動するものと考えてきた。しかし、ナショナリズムと偏狭さが増す中、国境を越えた問題に対する説明責任はどこにあるのだろうか。私は、次の

パンデミック、あるいは気候変動や抗生物質耐性などの国境を越えた諸
問題に対して、今回のパンデミック以上に世界が対処できる確信が持て
ないのだ。

　Covid-19 の発生がパンデミックと宣言されてから 2 年、私たちはまだ
その終息を宣言する準備ができていない。そして、次の危機に対して恐
ろしいほど準備ができていないままなのだ。

❋　❋　❋

原著注
Notes

CHAPTER 1

p. 7 '症例報告数：4 Known cases: 4'
ProMED-mail post, 'Undiagnosed Pneumonia - China (hubei): Request for Information', archive number: 20191230.6864153, 30 December 2019. https://promedmail.org/promed-post/?id=6864153%20 #COVID19

p. 8 'SARS は 2002 年に出現した。その犠牲者の一人、私の親友であったカルロ・ウルバーニ医師は It first appeared in 2002 - and one of its victims, Carlo Urbani, was a good friend of mine.'
www.who.int/csr/sars/urbani/en/

p. 11 'ProMED とは "Program for Monitoring Emerging Diseases" の略であり "PROMed" stands for…'
International Society for Infectious Diseases, 'About ISID'. https://isid.org/about-the-international-society-for-infectious-diseases/

p. 13 'ProMED のモデレーターはマージョリー・ポラックであった。 The moderator turned out to be Marjorie Pollack…'
Debora Mackenzie, COVID-19: The Pandemic That Should Never have happened, and how to Stop the Next One, London, Bridge Street Press/ Little, Brown, 2020.

p. 14 '新型肺炎はさらに広がっており、武漢では患者数が 27 名から 44 名に増加、うち 11 名は呼吸困難や肺病変あるいは The unexplained disease was spreading: 44 patients in Wuhan, up from 27 …'
www.who.int/csr/don/05-january-2020-pneumonia-of-unkown-cause-china/en/

p. 18 '張教授は、政府に報告する傍ら、 While Zhang informed Beijing'
Y.-Z. Zhang et al., 'Wuhan Seafood Market Pneumonia Virus Isolate Wuhan-hu-1, Complete Genome'. National Center for Biotechnology Information (NCBI). www.ncbi.nlm. nih.gov/nuccore/MN908947.1

p. 19 '新型肺炎の警笛をいち早く鳴らした眼科医であった李文亮医師は One of the earliest whistleblowers, ophthalmologist Dr Li Wenliang…'
Andrew Green, 'Li Wenliang: Obituary', *Lancet*, 18 January 2020.

p. 20 'エディは、中国のウィーチャット（微信 WeChat）Eddie had screenshots of messages on WeChat …'
Private communication, Eddie Holmes.

p. 21 'SARS は中国人民の集団意識としても SARS is a painful memory in the collective Chinese consciousness...'
Yanzhong huang, 'The SARS Epidemic and its Aftermath in China: A Political Perspective', in Institute of Medicine (US) Forum on Microbial Threats and S. Knobler et al. (eds), Learning from SARS: Preparing for the Next Disease Outbreak: Workshop Summary. Washington DC, National Academies Press, 2004. www.ncbi.nlm.nih.gov/books/ NBK92479/

p. 25 'アンドリューはデータを virological. org に投稿し Andrew immediately uploaded it to virological.org …'
Eddie holmes, 'Novel 2019 Coronavirus Genome'. https:// virological.org/t/novel-2019-coronavirus-genome/319

*p.26 '1月11日、中国 CDC はウイルスゲ
ノム情報を内々に On 11 January, China CDC
sent the genetic sequence privately to WHO...'*
World Health Organization, Twitter, 11
January 2020. https://twitter.com/WHO/
status/1216108498188230657

*p.27 '1月11日の土曜日、新型コロナウイ
ルスに罹患した患者から最初の死者が出た
のである。 On Saturday 11 January came the
first reported death …'*
Andrew Jospeh, 'First Death from the Wuhan
Pneumonia Outbreak reported as Scientists
Release DNA Sequence of Virus. Stat, 11 January
2020. www.statnews.com/2020/01/11/first-death-
from-wuhan-pneumonia-outbreak- reported-as-
scientists-release-dna-sequence-of-virus/

*p.28 '張教授の研究室が閉鎖された日 On
the day that Zhang's laboratory was shuttered,
the WHO released a news update …'*
WHO | Novel Coronavirus - China

*p.29 'ランセット誌からティイスに送られ
てきた香港大学の研究チームによる The
Lancet paper set out, in early January …'*
Jasper Fuk-Woo Chan et al., 'A Familial
Cluster of Pneumonia Associated with the
2019 Novel Coronavirus Indicating Person-
to-Person Transmission: A Study of a Family
Cluster'. Lancet, 24 January 2020. www.
thelancet.com/journals/lancet/article/PIIS0140-
6736(20)30154-9/fulltext#%20

*p. 37 '2020年の12月末、英国を荒廃に陥れ
た SARS-CoV-2 の B.1.1.7 変異株を Look
what happened with the SARS-CoV-2 variant
B.1.1.7 …'*
Grinch (Global report Investigating Novel
Coronavirus haplotypes, 'B.1.1.7'. https://cov-
lineages.org/global_report_B.1.1.7.html

p. 37 '英国は WHO に12月に報告した The

UK reported it to the WHO in December …'
WHO | SARS-CoV-2 Variant - United Kingdom
of Great Britain and Northern Ireland

*p. 37 '流行早期に投稿された中国からの
論文には悲惨な臨床症状の経過が Early
scientific papers from China were spelling out its
grim clinical consequences …'*
Chaolin huang et al., 'Clinical Features of
Patients Infected with Coronavirus in Wuhan,
China'. Lancet, 24 January 2020. www.
thelancet.com/journals/lancet/article/PIIS0140-
6736(20)30183-5/fulltext

CHAPTER 2

p. 38 '感染者数：282人 Known cases: 282'
World Health Organization, 'Novel Coronavirus
(2019-nCoV): Situation report - 1, 21 January
2020'. www.who.int/docs/default-source/
coronaviruse/situation-reports/20200121-sitrep-
1-2019-ncov.pdf

*p. 38 'テドロスは予定を変更し、1月22、
23日に WHO He had changed his plans …'*
World Health Organization, 'WHO Director-
General's statement on the advice of the IHR
Emergency Committee on Novel Coronavirus'.
www.who.int/director-general/speeches/detail/
who-director-general- s-statement-on-the-
advice-of-the-ihr-emergency-committee-on-
novel-coronavirus

*p. 38 'PHEIC は国際保健規則（The
International Health Regulations）の下に、
A PHEIC is defined …'*
World Health Organization, 'International
health regulations Governing the Declaration of
a Public health Emergency of International
Concern (PHEIC)'. WHO | IHR Procedures
concerning public health emergencies of
international concern (PHEIC)

*p. 40 'テドロスの前任者のマーガレット・
チャン Margaret Chan, Tedros's predecessor, is
believed by many …'*
Clare Wenham, 'What We have Learnt about
the World Health Organization from the
Ebola Outbreak'. Philosophical Transactions
of the Royal Society B: Biological Sciences,
372(1721), 26 May 2017. www.ncbi.nlm.nih.
gov/pmc/articles/PMC5394645/

*p. 40 '2019 年のエボラ出血熱　The Ebola
PHEIC in 2019 …'*
'Ebola Outbreak in the Democratic republic of
the CongoDeclared a Public health Emergency
of International Concern'. www.who.int/
news/item/17-07-2019-ebola-outbreak-in-the-
democratic-republic-of-the-congo-declared-
a-public-health-emergency-of-international-
concern

*p.41 'そこにちょうど、中国政府が過去に例
のないような大規模なロックダウン　And
then came a dramatic update…'*
Lily Kuo, 'Coronavirus: Panic and Anger in
Wuhan as China Orders City into Lockdown'.
Guardian. www.theguardian.com/world/2020/
jan/23/coronavirus-panic-and-anger-in-wuhan-
as-china-orders-city-into-lockdown

*p. 43 '2020 年 1 月 23 日、私はダボス会議の
記者会見場に　I appeared at a press conference
at Davos …'*
'Press Conference: Coronavirus (COVID-19)/
DAVOS 2020'. *YouTube.* www.youtube.com/
watch?v=BDQtXzu6z08

*p. 44 '彼の会社であるモデルナは 1 週間以
上前の 1 月 13 日にウイルスゲノム配列を拾
い上げ　His company had quietly picked up the
genetic sequence …'*
'Moderna Announces First Participant Dosed
in NIH-led Phase 1 Study of mRNA Vaccine
(mRNA-1273) Against Novel Coronavirus'.

Moderna. https://investors. modernatx.com/
news-releases/news-release-details/moderna-
announces-first-participant-dosed-nih-led-
phase-1-study

*p.45 'リチャードは 2007 年に発表された研
究を引用　He was referring to a 2007 study on
how 43 US cities …'*
Howard Markel et al., 'Nonpharmaceutical
Interventions Implemented by US Cities During
the 1918-1919 Influenza Pandemic'. *JAMA
Network.* https://jamanetwork.com/journals/
jama/fullarticle/208354

*p. 49 'モデルナは投資をもっと増やすべくこ
の成果を売り込んだ。　Moderna was about
to tout for more investment …'*
Drew Singer, 'Moderna Prices Its $1.3
Billion Share Sale to Fund Virus Vaccine'.
Bloomberg. www.bloomberg.com/news/
articles/2020-05-19/moderna-stock- offering-is-
said-to-price-at-76-per-share?sref=VCvLK5dI

*p.53 '唯一この病原体は BSL-4 という最もバ
イオの封じ込め規制が厳しい施設 Except that
this pathogen had surfaced in Wuhan …'*
David Cyranoski, 'Inside the Chinese Lab
Poised to Study World's Most Dangerous
Pathogens'. Nature, 542, 23 February 2017, pp.
399-400. www.nature.com/articles/

*p. 62 '数多くのそのような論文はプレプリ
ントとしてバイオアーカイブ（BioRxiv）
Among a bunch of preprints on BioRxiv …'
Peng Zhou et al., 'Discovery of a Novel
Coronavirus Associated with the Recent
Pneumonia Outbreak in humans and its Potential
Bat Origin'. *BioRxiv: The Preprint server for
Biiology.* www.nature.com/articles/ s41586-
020-2012-7

*p. 63 'さらにクリスチャンは、とどめの情報
を伝えたのだ。　And then Kristian delivered*

his denouement …'
Kathryn E. Follis, Joanne York and Jack H. Nunberg, 'Furin Cleavage of the SARS Coronavirus Spike Glycoprotein Enhances Cell-Cell Fusion but Does not Affect Virion Entry'. *Virology*, 350(2), 5 July 2006, pp. 358-369.

CHAPTER 3

p.64 '感染者数：7,834 人 *Known cases: 7,834*'
World Health Organization, 'WHO Director-General's Statement on IHR Emergency Committee on Novel Coronavirus (2019-nCoV)', 30 January 2020. www.who.int/director-general/speeches/detail/who-director-general-s-statement-on-ihr-emergency-committee-on-novel-coronavirus-(2019-ncov)

p. 64 'ドイツは 1 月 27 日現在まだ感染者はゼロで　*Germany's Patient Zero* …'
Michelle Martin, 'Man in Germany Contracts Coronavirus in One of First Cases Outside China'. *Reuters*, 28 January 2020. www.reuters. com/article/china-health-germany-idINKBN1Zr04Y

p. 64 'ついに緊急事態委員会は　*At last, the Emergency Committee was unanimous* …'
World Health Organization, 'Statement on the Second Meeting of the International health regulations (2005) Emergency Committee regarding the Outbreak of Novel Coronavirus (2019-nCoV)'. www.who.int/news/ item/30-01-2020-statement-on-the- second-meeting-of-the-international-health-regulations-(2005)-emergency-committee-regarding-the-outbreak-of-novel-coronavirus-(2019-ncov)

p.73 '2020 年 3 月 17 日、"The Proximal Origin of SARS-CoV-2" という題名の明確な短報として、*On 17 March 2020, in a clear, short paper* …'

Kristian G. Andersen et al., 'The Proximal Origins of SARS-CoV-2'. Nature Medicine, 17 March 2020. www.nature.com/articles/S41591-020-0820-9

p.77 '中国のウイルス学者、「バットウーマン」として知られる石 正麗博士の研究に集中してきた。　*There has been intense focus on the work of Shi Zhengli* …'
Jonathan Calvert and George Arbuthnott, *Failures of State: The Inside Story of Britain's Battle with Coronavirus*, London, Mudlark/HarperCollins, 2020.

p.78 '*SARS-CoV-2* の起源について 2021 年 3 月に発表された WHO と中国の合同報告 *A joint WHO/China report* …'
World Health Organization, 'WHO-Convened Global Study of Origins of SARS-CoV-2: China Part', 30 March 2021. www.who.int/publications/i/item/who-convened-global-study-of-origins-of-sars-cov-2-china-part

p 79 'マリオンが加わった中国への WHO 代表団には　*One reason why rumours persist* …'
Nidhi Subbaraman, 'Heinous! Coronavirus researcher Shut Down for Wuhan-Lab Link Slams New Funding restrictions'. *Nature*, 21 August 2020. www.nature.com/articles/d41586-020-02473-4

p 79 '2021 年 5 月、ノースカロライナ大学の世界有数の　*In May 2021, several scientists including Ralph Baric* …'
Jesse D. Bloom et al., 'Investigate the Origins of COVID-19'. *Science*, 372(6543), 14 May 2021. https://science.sciencemag.org/content/372/6543/694.1

p.81 '2020 年 2 月 5 日、日本の横浜港で *On 5 February 2020, the Diamond Princess* …'
Kenji Mizumoto et al., 'Estimating the Asymptotic Proportion of Coronavirus

Disease 2019 (COVID-19) Cases on Board the *Diamond Princess* Cruise Ship, Yokohama, Japan, 2020'. Eurosurveillance, 25(10), 12 March 2020. www.eurosurveillance. org/content/10.2807/1560-7917. ES.2020.25.10.2000180

p. 89 '後に研究者らは、このウイルスが2月から3月にかけて、 Researchers would later count more than 1,300 separate occasions ..
Hannah Devlin, 'No "Patient Zero" as Covid-19 Came into UK at Least 1,300 Times'. *Guardian*, 11 June 2020. www.theguardian. com/ world/2020/jun/11/british-clampdown-on-non-essential-travel-came-a-week-too-late

CHAPTER 4

p.90 '感染者数 : 80,239 人　Known cases: 80,239'
World Health Organization, 'Coronavirus Disease 2019 (COVID-19): Situation Report-36', 25 February 2020. www.who.int/ docs/default-source/coronaviruse/situation-reports/20200225-sitrep-36-Covid-19.pdf

p.90 '私は最初の非常時科学諮問委員会　SAGE (Scientific Advisory Group for Emergencies) に参加した。The Scientific Advisory Group for Emergencies is an ad hoc group of scientist and experts …'
Institute for Government, 'Scientific Advisory Group on Emergencies (SAGE)'. www. instituteforgovernment.org.uk/explainers/sage

p.92 '初期の WHO の対応にも携わっていたニールは　Neil, who had also been involved in the early WHO response, had been quick off the mark …'
Kate Hodel et al., 'Coronavirus: More Cases and Second Death Reported in China'. *Guardian*, 18 January 2020. www.theguardian.

com/world/2020/jan/17/corona-second-death-in-china-after-sars-like-outbreak

p. 93 '一方、英国では 2020 年 1 月に新型コロナの症例が確認された。 The UK, meanwhile, was clocking up its first known cases …'
Chris Tighe et al., 'First UK Cases of Coronavirus as Pair Treated in a Newcastle hospital'. *Financial Times*, 31 January 2020. www.ft.com/content/353b0438-441e-11ea-abea-0c7a29cd66fe

p. 102 '3 月 5 日、イギリスで 115 例の既知の症例が報告され A SAGE meeting on 5 March brought news of 115 known cases in the UK
'Coronavirus: UK Moving Towards "Delay" Phase of Virus Plan as Cases Hit 115'. *BBC News*, 5 March 2020. www.bbc.co.uk/news/uk-51749352

p.102 'SARS-CoV-2 がイタリアに来襲したのであった。SARS-CoV-2 had arrived in Italy with a vengeance.'
Vincent Wood, 'Coronavirus: Italy Planning to Quarantine Entire Lombardy Region, as UK Cases Hit 209 and New York Declares Emergency'. *Independent*, 7 March 2020. www.independent.co.uk/news/world/europe/coronavirus-italy-quarantine-lombardy-milan-venice-outbreak- latest-draft-decree-a9385011. html

p.107 '自然感染を介した集団免疫は　Herd immunity by natural infection is a possible consequence'
Secunder Kermani, 'Coronavirus: Whitty and Vallance Faced "Herd Immunity" Backlash, Emails Show'. *BBC News*, 23 September 2020. www.bbc.co.uk/news/uk-politics-54252272

CHAPTER 5

p.110 '世界の感染者数：113,702人　Known global cases: 113,702'
World Health Organization, 'Coronavirus Disease 2019 (COVID-19): Situation Report-50', 10 March 2020. www.who.int/docs/default-source/coronaviruse/situation-reports/20200310-sitrep-50-Covid-19.pdf?sfvrsn=55e904fb_2

p.130 'ジェレミーの後任のマーク・セドウィルは，私にはリーダーシップを発揮する役割が　Jeremy's successor, Mark Sedwill, seemed to me, absent...'
George Parker et al., 'Inside Westminster's coronavirus blame game'. *Financial Times*, 16 July 2020. www.ft.com/content/aa53173b-eb39-4055-b112-0001c1f6de1b

p.133 '論争をひき起こしている科学の問題に関して，かつてのカミングスの意見には驚きを禁じえなかった　Cummings's opinions on controversial scientific issues have raised eyebrows.'
'Dominic Cummings criticised over 'designer babies' post' www.theguardian.com/politics/2020/feb/19/sabisky-row-dominic-cummings-criticised-over-designer-babies-post

p.136 'もし実行するためにさらに別の説得力のある理由が必要な場合に備えて，「レポート9」が必要条件となった。　If we needed yet another compelling reason to act, Report 9 fitted the bill.'
Mark Landler and Stephen Castle, 'Behind the Virus Report that Jarred the UK and US to Action'. *New York Times*, 17 March 2020. www.nytimes.com/2020/03/17/world/europe/coronavirus-imperial-college-johnson.html

p.138 'しかし，ボリス・ジョンソンがテレビに登場し　Instead, when Boris Johnson appeared on TV …'
'Coronavirus: PM Says Everyone Should Avoid Office, Pubs and Travelling'. *BBC News*, 16 March 2020. www.bbc.co.uk/news/uk-51917562

CHAPTER 6

p.140 '世界の感染者数：167,515人　Known global cases: 167,515'
'Coronavirus Disease 2019 (COVID-19): Situation Report - 56', 16 March 2020. www.who.int/docs/default-source/coronaviruse/situation-reports/20200316-sitrep-56-Covid-19.pdf?sfvrsn=9fda7db2_6

p.141 '行動疲労は，何らかのメリットまたはエビデンスのない領域　Behavioural fatigue seems to have been a peripheral idea …'
Elisabeth Mahase, 'COVID-19: Was the Decision to Delay the UK's Lockdown Over Fears of "Behavioural Fatigue" Based on Evidence?' *British Medical Journal*, 7 August 2020. www.bmj.com/content/370/bmj.m3166

p.142 'ロンドンでは他の地域に先駆けて感染数が急増し　As London was ahead of other regions in its number of infections …'
George Parker et al., 'Inside Westminster's Coronavirus Blame Game'. Financial Times, 16 July 2020. www.ft.com/content/aa53173b-eb39-4055-b112-0001c1f6de1b

p.145 '食料や医薬品への消費支出はうなぎのぼりとなり，　Consumer spending on food and medicines was rocketing …'
Helen Pidd, 'UK Supermarkets Ration Toilet Paper to Prevent Stockpiling'. *Guardian*, 8 March 2020. www.theguardian.com/world/2020/mar/08/coronavirus-stockpiling-supermarkets-toilet-paper-hand-gel

p.147 '4 月 6 日、首相は集中治療に救急搬送され、 *On 6 April, the PM was rushed to intensive care* …'
'Coronavirus: Boris Johnson Admitted to Hospital over Virus Symptoms'. *BBC News*, 6 April 2020. www.bbc.co.uk/news/uk-52177125

p.150 '*深刻な誤りであった。 It was a grave error.*'
Gabriel Pogrund and Hannah Al-Othman, 'Test and Waste: Dido Harding, Boss of £12bn Tracing Scheme, Says it Was Never a Silver Bullet'. *Sunday Times*, 18 October 2020. www.thetimes.co.uk/article/test-and-waste-dido-harding-boss-of-12bn-tracing-scheme-says-it-was-never-a-silver-bullet-s5n66rnjc

p.151 '*この頃の関連した問題は、TTI の取り組みに不可欠だった NHSX アプリ A related problem around that time was the NHSX app* …'
Simon Murphy, Dan Sabbagh and Alex Hern, 'Piloted in May, Ditched in June: The Failure of England's Covid-19 App'. *Guardian*, 18 June 2020. www.theguardian.com/world/2020/jun/18/piloted-in-may-ditched-in-june-the-failure-of-englands-Covid-19-app

p.153 '*2020 年 3 月 27 日、ボリス・ジョンソン首相主席補佐官であるドミニク・カミングスは On 27 March 2020, against lockdown rules, Dominic Cummings*'
Stephen Castle and Mark Landle, 'Dominic Cummings Offers a Sorry-not-Sorry for UK Lockdown Breach'. *New York Times*, 25 May 2020. www.nytimes.com/2020/05/25/world/europe/dominic-cummings-boris-johnson-coronavirus.html

p.154 '*2020 年 5 月 5 日、ニールがロックダウンの規則 On 5 May 2020, it was revealed that Neil had broken lockdown rules.*'
Anna Mikhailova et al., 'Exclusive: Government

Scientist Neil Ferguson Resigns After Breaking Lockdown Rules to Meet his Married Lover'. *Daily Telegraph*, 5 May 2020. www.telegraph.co.uk/news/2020/05/05/exclusive-government-scientist-neil-ferguson-resigns-breaking/

p.159 '*これらは陰鬱な出来事ばかりの中にあって素晴らしい出来事であった。特に RECOVERY 試験は These were high points amid the gathering gloom, particularly the RECOVERY Trial* …'
James Gallagher, 'Covid: The London Bus Trip that Saved Maybe a Million Lives'. *BBC News*, 25 March 2021. www.bbc.co.uk/news/health-56508369

CHAPTER 7

p.163 '*世界の感染者数：24,854,140 人 Global known cases: 24,854,140*'
World Health Organization, 'Coronavirus Disease (COVID-19): Weekly Epidemiological Update', 30 August 2020. www.who.int/docs/default-source/coronaviruse/ situation-reports/20200831-weekly-epi-update-3.pdf?sfvrsn=d7032a2a_4

p.165 '*2020 年 8 月、ロシアは自国製の Covid-19 ワクチン「スプートニク -V」 In August 2020, Russia approved its home-grown Covid-19 vaccine, Sputnik V* …'
Ewen Callaway, 'Russia Announces Positive COVID-Vaccine Results from Controversial Trial'. *Nature*, 11 November 2020. www.nature.com/articles/d41586-020-03209-0

p.165 '*一方、オックスフォード／アストラゼネカワクチン A cloud, meanwhile, was gathering over the Oxford- AstraZeneca vaccine* …'
'AstraZeneca Pauses Coronavirus Vaccine Trial, Rollout Doubts Dent Shares'. *Reuters*, 15 September 2020. www.reuters.com/article/health-

coronavirus-astrazeneca-idUSKBN260187

p.179 '官邸の扉の陰で何が起こっていよう と、 Whatever happened behind the doors of Number 10 …'
'Insight Investigation: 48 Hours in September When Ministers and Scientists Split over Covid Lockdown'. *Sunday Times*, 13 December 2020. www.thetimes.co.uk/article/48-hours-in-september- when-ministers-and-scientists-split-over-covid-lockdown-vg5xbpsfx

p.194 'そのような英国の戦略は、経済的、公衆衛生上の失敗により生み出されたと思われた。 The UK strategy, such as it was, seemed doomed …'
Anjana Ahuja, 'The Pandemic's Darkest hour is Yet to Come'. *Financial Times*, 4 January 2021. www.ft.com/content/0d519265-60ea-483e-87fb-9f7f94037031

CHAPTER 8

p.195 '世界の感染者数：79,231,893 人 Known global cases: 79,231,893'
World Health Organization, 'COVID-19 Weekly Epidemiological Update - 29 December 2020', 29 December 2020. www.who.int/publications/m/item/weekly- epidemiological-update---29-december-2020

p.206 '英国の科学者たちは変異種探索の最前線に立ったが、 Scientists in the UK have been at the forefront of looking for new variants …'
Sarah Zhang, 'Now We Can See a Virus Mutate as Never Before'. *The Atlantic*, 9 March 2021. www.theatlantic.com/science/archive/2021/03/massive-global-hunt-variants-under-way/618230/

p.212 'ツリオが説明するように、ウイルスが変化している様子 As Tulio explains, there

looks be an apparent convergence …'
Vaughn Cooper, 'The Coronavirus Variants Don't Seem to Be Highly Variable So Far'. *Scientific American*, 24 March 2021. www.scientificamerican.com/article/the-coronavirus-variants-dont-seem-to-be-highly-variable-so-far/

p.215 'ワクチン・ナショナリズムの驚異は The spectre of vaccine nationalism …'
Lynsey Chutel and Marc Santora, 'As Virus Variants Spread, "No One is Safe Until Everyone Is Safe"'. *New York Times*, 31 January 2021.www.nytimes.com/2021/01/31/world/africa/coronavirus-south-africa-variant.html

CHAPTER 9

p.218 '世界の感染者数 :169,604,858 人 Known global cases: 165,158,285'
World Health Organization, 'Weekly Epidemiological Update on COVID-19: Edition 42', 1 June 2021. www.who.int/publications/m/item/weekly-epidemiological-update-on-Covid-19---1-june-2021

p.219 'むしろ、致命的なブラックスワンは、動物から直接われわれに届く、 Rather, the deadly black swan could be a radically different flu …'
Marc-Alain Widdowson, Joseph S. Bresee and Daniel B. Jernigan, 'The Global Threat of Animal Influenza Viruses of Zoonotic Concern: Then and Now'. *Journal of Infectious Diseases*, Supplement 4, 15 September 2017, pp. S493-S498.

p.220 'われわれが知っているかぎりでは、最も深刻な病気のアウトブレイク Many of the most serious disease outbreaks within living memory …'

David Quammen, *Spillover: Animal Infections and the Next Human Pandemic*. London, W. W. Norton & Co, 2012.

p.222 '*あらゆることは，より賢い監視体制＝サーベイランスの構築から始まる Everything starts with smarter surveillance.*' 'Britain to Work with WHO on "Pandemic Radar" to Track Diseases'. Reuters, 20 May 2021. www.reuters.com/world/uk/britain-work-with-who-pandemic-radar- track-diseases-2021-05-20/

p.224 '*「Covid-19 を最後のパンデミックに」 COVID-19: Make it the Last Pandemic*', press statement, 12 May2021. www.unaids.org/en/ resources/presscentre/ pressreleaseandstatementarchive/2021/ may/20210512_independent-panel-pandemic-preparedness-response

p. 229 '*このパンデミックの最も際立った結果の一つは One of the most striking outcomes of the pandemic …*' Amy Maxmen and Jeff Tollefson, 'Two Decades of Pandemic War Games Failed to Account for Donald Trump'. *Nature*, 4 August 2020. www.nature.com/articles/d41586-020-02277-6

用語集
Glossary

ACT-accelerator
Access to Covid Tools-Accelerator
ACT アクセラレーター

Asymptomatic
病原体に感染して他人に移す能力があるものの自身には症状のない状態

Avian influenza, bird flu
いわゆる鳥インフルエンザ。A, B, C の 3 種類知られている。H5N1 や H7N9 などの流行は A 型によるもので、ヒトにも感染した。

BSI
Behavioural and social interventions

BSL
Biosafety level

CEPI
感染症流行対策イノベーション Coalition for Epidemic Preparedness Innovations

CFR
"Case fatality Rate" あるいは "Case Fatarity Ratio"
致死率。ある疾患の確定診断を受けた数に対する、その疾患による死亡者の割合。もし 50 人の Covid-19 の確定診断者があり、1 例が発症から 28 日以内に死亡したとすると、CFR は 2 ％という計算になる。CFR はヘルスケアがどれくらい利用できるかによって値が異なってくる。

China CDC
中国 CDC。Chinese Center for Disease Control and Prevention

Containment
市中感染を押さえるために感染者の接触の追跡することによって感染を制御する戦略を指す。

Coronavirus
らくだやコウモリなど多くの動物に寄生している巨大なファミリーを形成するウイルス。ヒトに感染するものは 7 種類知られている。4 つは比較的軽症の疾患を引き起こすが、SARS，MARS，Covid-19 の 3 つは重症の呼吸器疾患を引き起こす。コロナウイルスは高性能の顕微鏡で見た時に観察されるスパイクと呼ばれるタンパク質の突起が表面にある形態にちなんで名づけられた。

COVAX
Covid-19 Vaccine Global Access Facility

Covid-19
Coronavirus disease 2019 の略。SARS-CoV-2 によって引き起こされる疾患のこと。

Dexamethasone
重症の Covid-19 患者に使用することによって生存のチャンスが増加する安価なステロイド製剤。

DHSC
英国保健省 Department of Health and Social Care

Ebola
ウイルス病原体を指す場合も、エボラウイルスによって引き起こされる疾患を指す場合もある。1976 年に発見され、コウモリや非ヒト霊長類からヒトに感染し、体液接触

によってヒトからヒトにも感染する。

Elimination
ある地域から特定の疾患を完全に排除すること。ニュージーランドの Zero-Covid のような政策を指す。

Endemic
ある特定の地域のみで流行する疾患。例えばデング熱は媒介する蚊が生息する領域でのみ流行する。

Epidemic
ある疾患にかかった患者がある地域で、想定される数よりも多く、突然増加する現象。（アウトブレイクは地域的な epidemics ともいえる）

Eradication
地球上からワクチンなどの方法によって特定のウイルスを消滅させること。天然痘は感染症の中で唯一そのような方法で絶滅させたものである。

Exponential
感染が広がる際、感染者の数にしたがって伝播する率が増加していく様子。指数関数的にという意味。指数関数のカーブは、最初はゆっくりと上昇するが、その後急激に上昇する。感染症の流行が突然始まるのはそういう理由からである。

Furin cleavage site
フーリン切断部位。SARS-CoV-2 のスパイクタンパク質に見られる奇妙な部位で、ヒト由来の細胞に感染する能力を規定している。フーリンは「酵素」と呼ばれるタンパク質の一種であり、ほかのタンパク質を分解して活性型にする作用を持つ。

FBI
Federation Bureau of Investigation

GAVI
Global Alliance for Vaccines and Immunization
Gavi アライアンス

Genome
いわゆるゲノム。生物体が保有する遺伝物質の全体。

Genome sequencing
ゲノムに包含させている暗号を解読すること。SARS-CoV-2 は RNA ウイルスで 30,000 文字の長さでできている。これに対して、ヒトのゲノムは DNA でできており、30 億文字で構成されている。一定期間でウイルスゲノムには変異が入るため、ゲノム配列情報を解析することによって、ウイルスがどのように広がっていったかを追跡することができる。

Herd immunity
いわゆる集団免疫のこと。特定の感染症に対する免疫を保有している人が十分な数に達した際に、その感染症の伝播が止まること。通常はワクチン接種を広めることによって成立する。

Herd immunity threshold
集団免疫閾値。集団免疫を成立する際に、人口の何パーセントの人々が免疫を持っていなければならないかを示す値。

HIV
ヒト免疫不全ウイルス。ヒトの免疫システムを攻撃する。完治はできないが、服薬で制御が可能になった。未治療のままだと後天性免疫不全症候群となり、生命の危機を招来する。

IMF
国際通貨基金　International Monetary Fund

ISARIC
International Severe Acute Respiratory and

Emerging Infection Consortium

JBC
Joint Biosecurity Center

MERS
中東呼吸器症候群　Middle East Respiratory
Syndrome
2012年にサウジアラビアで最初に確認され
たコロナウイルスによって起こる重篤な疾
患。コウモリに寄生し、ラクダを介して人
に感染する。

Mitigation
感染の伝播が封じ込めを上回るときに選択
される手段に「緩和」がある。薬やワクチ
ンがない時に「緩和」では薬を使わない介
入が行われ、例えばソーシャル・ディスタ
ンスや休校などをする。それによって感染
の伝播が遅くなり、感染者ピークを押さえ
たり、医療のキャパシティを超えないよう
にする。

mRNA vaccine
メッセンジャーRNAを含有するワクチ
ン。標的にするウイルスの遺伝情報の断片
を含んでいる。接種することによりmRN
Aが体内に取り込まれると、摂取された人
の細胞でその遺伝情報で生成されるタンパ
ク質粒子が増えるため、病気そのものは引
き起こさないが、免疫が活性化され抗体が
産生される。

Mutation
遺伝情報に変異が入ること。SARS－CoV
－2のようなRNAウイルスではウイルス
粒子が複製される時にランダムに変異が起
こる。ほとんどの変異では顕著な生物作用
は出現しないが、ある変異はウイルスの選
択・進化に利益が生じるようになり、例え
ば伝播性が高くなる。ウイルスの流行に際
して特定の変異を持った「変異株」が優勢
になるのはこのような理由による。

NERVTAG
New and Emerging Respiratory Virus Threats
Advisory Group
新型および新しい呼吸器ウイルス脅威諮問
グループ

NHS
National Health Service
国民保健サービス

NIAID
National Institute of Allergy and Infectious
Diseases
アレルギー・感染研究所

NIH
National Institutes of Health
米国国立衛生研究所

Nipah
ニパウイルス、またはそれによって引き起
こされる病気。コウモリや豚を介して人間
に感染する。1998年にマレーシアで見いだ
された。無症候性のものから重篤な脳炎に
なるものまで臨床症状はさまざま。

NPI
非薬学的介入 Non-pharmaceutical intervention

Pandemic
多数の大陸にまたがって大勢の人が世界中
で感染する状態

Pathogen
病原体。疾患を引き起こす病原体で、細菌、
ウイルス、真菌などがある。

Pre-symptomatic
潜伏期。人が感染してから症状が出るまで
の期間。Covid‐19に罹った保因者は他者
に感染うつす可能性がある。

PHE
英国公衆衛生庁　Public Health England

PHEIC
国際的に懸念される公衆衛生上の緊急事態　Public Health Emergency of International Concern

ProMED
新興感染症を監視するためのプログラム　Program for Monitoring Emerging Diseases

R
Effective Reproduction Number
実効再生産数のこと。ある時刻における一定の対策下での、1人の感染者による2次感染者数として定義される。対策とは、ソーシャル・ディスタンスやワクチンなどを指す。通常感染の抑制はRを1未満に抑え込むことを目標にするが、1より大きくなれば感染拡大ということになる。

RECOVERY Trial
Randomised Evaluation of COVID-19 Therapy Trial の略称を持つ臨床試験のこと。

RNA
リボ核酸、DNA によく似ているが、2本鎖の DNA と違い、単純な1本鎖構造を持つ。SARS-CoV-2 もエボラウイルスも RNA でできている。

SAGE
非常時科学諮問委員会　Scientific Advisory Group for Emergencies

SARS
Severe acute respiratory syndrome。SARS-CoV-1 ウイルスにより引き起こされる重篤な疾患

SARS-CoV-1
SARS を引き起こすコロナウイルスで、SARS-CoV-2 と近い関係にある。

SARS-CoV-2
Covid-19 を引き起こすコロナウイルス。この命名の前は WN-CoV（武漢で発生したコロナウイルス）とか 2019-nCoV（2019 年に発生した新型コロナウイルス）と呼ばれていた。

Spike protein
S protein とも呼ばれる。SARS-CoV-2 のウイルス粒子の周りにある特徴的なスパイク状の突起物から命名された。このスパイクが人の細胞に足がかりをつけて、感染症の発端となり、細胞をハイジャックすることにより、細胞内で自分の複製を新規に作りだす。ヒトの免疫システムはこのタンパク質を認識できるので、ワクチンはこのタンパク質を標的として開発されている。

Suppression
過激な方法による緩和。ほぼロックダウンの状態。ウイルスの伝播を完全に抑え込む手段。

Variant
一つないしは複数の変異が入った新しいウイルスの株のこと（変異株）。先祖にあたるウイルスの振る舞いとは異なる場合には新しい株として認識され分類する。

Virus
ウイルス。寄生する感染体であり、それ自体では複製されず、宿主の細胞内に侵入することによってのみ、複製ができる（したがって科学者の間ではウイルスが生物なのか非生物なのかという議論がある）。ウイルスは通常カプシドと呼ばれる殻に当たる構造に覆われたゲノムでできている。

VOC
Variant of concern　懸念される変異株

VOI
Variant of interest 注目される変異株

VUI
Variant under investigation　調査中の変異株

WEF
世界経済フォーラム　World Economic Forum

Wellcome Trust
ウェルカム・トラスト。世界規模の寄付金に基づいて設立された医学医療の振興を目的とする財団。薬業界の巨人であったヘンリー・ウェルカムによって1936年に設立された。2020年には290億ポンドを保有し、世界の財団で4番目に大きい。2013年にジェレミー・ファラーがディレクターとなった。

WHO
世界保健機関　World Health Organization

WIV
武漢ウイルス研究所　Wuhan Institute of Virology

Zika
蚊によって媒介されるジカウイルスはジカ熱を引き起こす。1947年ウガンダにあるジカという名の森で猿から見つかったことにちなみ名づけられた。2007年まではめったに起こらない感染症であったが、2015年にブラジルで記録的な流行となった。

Zoonotic
Zoonosis とも言うが、ある動物から異なる動物に病気がうつること。人獣共通感染症はその一部ということになる。

登場人物
Dramatis personae

Tedros Adhanom Ghebreyesus
（文中　テドロス）
WHO の事務総長（2017 年より）。WHO の緊急事態委員会が 2020 年 1 月 30 日に、中国における新型コロナウイルスの流行に対して「公衆衛生上の国際的懸念（Public Health Emergency of International Concern）」を宣言した。この宣言によって加盟各国は国際保健規則に則って WHO に感染者数を調べて申告する必要があることを知らしめた。彼は ACT アクセラレーターの設立の立役者であり、パンデミックが終焉を迎えるまでの間あらゆる必要な資源を調達する責務を負っている。

Kristian Andersen
（クリスチャン・アンデルセン）
デンマーク生まれ。英国のケンブリッジ大学で理学博士取得。現在カリフォルニアのスクリプス研究所の免疫学の教授を務める。SARS-CoV-2 ウイルスが人為的に作られたものではないかと最初に疑問を唱えた人物。そしてこのウイルスが自然界で発生したものであるらしいと結論付けた重要な論文の共著者でもある。

Stéphane Bansel
（ステファン・バンセル）
フランスの億万長者で米国のバイオ企業であるモデルナの共同オーナーである。バンセルは CEPI（後述）に交渉して資金を獲得し、新型コロナの遺伝情報が解読されて間もなく、このウイルスに対する mRNA ワクチンを開発した。

Kate Bingham
（ケイト・ビンガム）
英国のベンチャー出資者で、2020 年 5 月に英国ワクチンタスクフォースの責任者として任命された。ワクチンの調達に多大の貢献をし、臨床試験で終了前で効能が明確になる前にもかかわらず、7 種のワクチンを合計 3 億 6 千 7 百万回分購入した。

Brown、Gordon
（ブラウン、ゴードン）
英国の首相（2007~2010）。2008 年の財務危機の際に手腕を発揮して国際的な賞賛に浴した。今日問題となっている健康とワクチン分配の不平等に対するキャンペーンを行い、COVAX に富裕な国々が資金を拠出することによって世界銀行をはじめとする国際的な資金の拠出機能を強化する運動に貢献している。

Bin Cao
（曹　彬）
中国の医師、北京の中日友好病院・呼吸器・集中治療医学部門の副所長。武漢の新興感染症に関する臨床研究を立ち上げ、後に中国におけるワクチンの治験に参画。新型コロナに関する重要な論文をランセット誌に 2 報発表した。

Chen Zhu
（陳　竺）
毛沢東が中国の農村部で行った「はだしの医師」制度の一人として活躍した。2007 年から 2013 年まで中国の保健相を務める。上海交通大学の教授として、中国と世界中の国々との共同研究の推進に貢献。

Christiane Dolecek
（クリスティアーネ・ドレセック）
オーストリア生まれ。オックスフォード大学の熱帯医学教室の教授。細菌性感染症の

薬剤耐性を専門とする。彼女は 1998 年にジェレミー・ファラーと結婚。2011 年には共同でベトナムとネパールの若者のための教育、健康、科学やレクリエーションを支援することを目的としてファラー財団を設立した。

Francis Collins
（フランシス・コリンズ）
医師、遺伝学者、臨床遺伝学の専門家。ヒトゲノム計画を主導したのち、米国国立衛生研究所（NIH）の長官となる。科学とキリスト教の信仰の宥和を追究・促進を目的としたバイオロゴス財団を設立した。彼はSARS-CoV-2 の起源に関する議論に早くから関与した。（2021 年 12 月に長官を退任。）

Tim Cook
（ティム・クック）
バースのロイヤル・ユナイテッド病院の麻酔科・集中治療部の教授、相談役。ジェレミー・ファラーの古くからの親友であり、新型コロナウイルスの由来に関する疑念を打ち明けた。

Dominic Cummings
（ドミニク・カミングス）
政治戦略家。マイケル・グーブの特別顧問を経て、Vote Leave（欧州連合離脱の是非を問う国民投票）の主席となり、2019 年にボリス・ジョンソン首相の主席補佐官となる。2020 年 3 月に Covid-19 の症状がある状態で、ロックダウン下にもかかわらずデューラムに旅行したことによって、彼の評判は凋落した。カミングスは公にジョンソンの指導力に問題がある旨批判したためその年の 11 月に辞任した。

Richard Danzig
（リチャード・ダンジグ）
米国のビル・クリントン大統領の下で海軍長官を務めたあと、バラク・オバマ大統領の顧問となる。彼は、パンデミックを終わらせるための最も重大な障害はワクチンの供給であると考え、ワクチンのマンハッタン計画が必要であると唱えた。彼のアイデアは、オペレーション・ワープスピードとして立ち上がり、米国は 3 億回分のワクチン接種を 2021 年 1 月までに調達することを目標とした。

Peter Daszak
（ピーター・ダスザック）
英国の動物学者。人獣共通感染症の専門家で助言者。彼がプレジデントを務める NPOであるエコヘルス・アライアンスは武漢ウイルス研究所における研究活動に研究資金を供与した。WHO の中国調査団のメンバーにもなった。

Tulio de Oliveira
（ツリオ・デ・オリベイラ）
WHO のウイルス進化に関するワーキンググループの一員。ツリオは現在南アフリカ株と呼ばれている変異株を検出し、このウイルスが中和抗体に抵抗する性質を持つ複数の変異を持つことを警告した。日々進化するウイルスの出現を警告することによって、彼は最善の策は感染の伝播を消滅させることであると考えている。

Ian Diamond
（イアン・ダイアモンド）
ダイアモンド教授は英国国家統計局（ONS）の終身長官であり、英国統計専門家ボードメンバーの主査を務めている。英国国家統計局の感染症サーベイランスが英国の国民のランダムな検体採取と解析を担う。

Christian Drosten
（クリスチャン・ドロステン）
ドロステン教授はベルリンのシャリテ病院のウイルス研究所長を務める。彼は、新型コロナウイルスが研究室で作られたウイルスであるという考えを最初に議論したメンバーの一人である。

John Edmunds
（ジョン・エドモンズ）

ロンドン大学衛生熱帯医学校の疫学・公衆衛生の教授を務める。エドモンズは SAGE と SPI-M のメンバーであり、英国におけるコロナウイルスの反応を知るために重要なモデル計算を専門としている。

Michael Farzan
（マイケル・ファルザン）

ファルザン教授はスクリプス研究所のフロリダキャンパスの免疫学教室の主任教授である。彼は SARS-CoV-1 がどのようにして人間の細胞に入り込むかを発見した。SARS-CoV-2 の起源について早期から議論に参加し、重要な貢献をした。

Anthony Fauci
（アンソニー・ファウチ）

感染症における患者のマネジメントについて重要な進歩となる貢献をした免疫学者である。NIH の中のアレルギー・感染症研究所の所長を長期にわたり務めている。トランプ政権のコロナウイルスのタスクフォースの主要メンバー。現在はバイデン大統領の主席医務顧問を務めている。SARS-CoV-2 の起源に関して初めて議論を行ったメンバーの一人でもある。

Mike Ferguson
（マイク・ファーガソン）

ダンディ大学生命科学科の教授で原虫研究の専門家。2018 年よりウェルカム・トラストの副主席。SARS-CoV-2 の起源に関して初めて議論を行ったメンバーの一人でもある。

Neil Ferguson
（ニール・ファーガソン）

英国の疫学者、インペリアル・カレッジの数理生物学・免疫学的モデル科学の教授を務める。SAGE の一員だったが 2020 年 5 月にロックダウン規則を破ったために辞任。彼のモデル研究は英国におけるコロナウイルスの反応を見極めるのに重要であった。

Ronald Fouchier
（ロナルド・フーシェ）

オランダのロッテルダムにあるエラスムス医学センターの分子ウイルス学教授。彼は機能獲得型のウイルス研究を行っている。彼の研究は鳥インフルエンザの H5N1 型ウイルスが少数の変異が入ることによってフェレットに空気感染することを明らかにした。SARS-CoV-2 の起源に関して初めて議論を行ったメンバーの一人でもある。

George F Gao
（ジョージ・ガオ　中国名　高　福）

中国のウイルス学・免疫学者。2004 年に中国に戻る前はオックスフォード大学とハーバード大学、およびハーバード大学で研究をした。2015 年、中国科学アカデミー大学のサベイド医学校の学長になり、2017 年から中国 CDC のディレクターに就任。

Robert（Bob）Garry
（ロバート・（ボブ）ギャリー）

ルイジアナ州のチュレーン大学に本拠を置き、SARS-CoV-2 の起源に関して初めて議論を行ったメンバーの一人でもある。2020 年 3 月に Nature Medicine に掲載された The proximal origin of SARS-CoV-2 という論文を、クリスチャン・アンデルセン、アンドリュー・ランバート、イアン・リプキン、エディ・ホルムズとともに共著者となった。

Michael Gove
（マイケル・ゴーヴ）

元ジャーナリストで 2005 年より保健領域の下院議員を歴任し、2020 年より内閣官房の大臣を務める。本書では彼に関してはほとんど触れられていない。内閣官房は省庁間の調整に機能を発揮するのが本務であるが、パンデミックになってからは彼の存在はほとんど目立っていない。

Timothy Gowers
（ティモシー・ガワーズ）
英国の数学者で、フィールズ賞の受賞者。彼は Covid-19 の危機に際して首相補佐官であるドミニク・カミングスが求めていた見解を持っていた3人の外部研究者の一人であった。彼はカミングスに対して何通ものメールを送って、新型コロナウイルスの指数関数的な感染者数の増加に鑑みて、できるだけ早く厳しいロックダウン政策を取るのが最善策であると進言した。

Sunetra Gupta
（スネトラ・グプタ）
オックスフォード大学の理論疫学教授。グレート・バーリントン宣言に関わった3人の科学者のうちの一人。この宣言では新型ウイルス対策は、一部の感染しやすい人々を隔離した上で、国民全体にウイルスをあまねく伝播させて集団免疫状態を作ることが最善の策とされる。

David Halpern
（デイヴィッド・ハルペン）
英国政府の行動科学チームの責任者（この部署は「肘鉄ユニット」としばしば呼ばれていた）。彼は最初に集団免疫に言及があった聴聞会を行った。

Matt Hancock
（マット・ハンコック）
2010年より西サフォークの下院議員。2018年から保健・社会保障の長官。2020年3月19日、彼はコロナ法案を上程し、英国議会に警察排除権限を与えた。2020年3月27日、ハンコックとボリス・ジョンソンは新型コロナ陽性となり、ハンコックは軽い症状も出ていたことが判明した。首相補佐官のドミニク・カミングスはハンコックの能力を酷評し続けていた。

Baroness Diana 'Dido' Harding
（バロネス・ダイアナ‘ディド’ハーディング）
NIH Improvement の前長官で、2020年5月7日に NIH Test and Trace の責任者に任命され、検査の中央化を進めた。精彩を欠いた仕事振りにも関わらず、彼女は後に英国公衆衛生局の改廃により設立された国立健康保護研究所の所長に任命された。

Jenny Harries
（ジェニー・ハリーズ）
英国の副医務総監。ハリーズは、「一にも二にも検査を！」という WHO のアドバイスは英国のような高所得国には当てはまらないと公言した。2021年に彼女は英国健康保全局の責任者に指名された。

Demis Hassabis
（デミス・ハッサビス）
子供のころ、チェスの神童と呼ばれた。神経科学者。ゲームの設計者でありアントレプレナー。人工知能のスタートアップ企業であるディープマインドを設立する。ハッサビスは2020年3月18日に SAGE 会議に出席し、すでに新型コロナの感染は広がりつつあると警告を発した。

Richard Hatchett
（リチャード・ハチェット）
CEPI（The coalition for Epidemic Preparedness Innovations）の CEO。2009年の鳥インフルエンザ H1N1 のアウトブレイクの際のホワイトハウスのアドバイザー。2020年1月、モデルナ社のステファン・バンセルと融資の同意を得る。その後直ちに新興感染症などの脅威とワクチン開発に関する彼らのメール通信にジェレミー・ファラーを加えるようになった。

Eddie Holmes
（エディ・ホルムズ）
英国生まれの進化生物学者、ウイルス学。シドニー大学の教授。2012年より上海の

復旦大学の張永振教授と動物に寄生する新規ウイルスを同定するために緊密に共同研究を行った。中国政府が新型コロナウイルスのゲノム配列を科学論文として投稿することに対して気が進まない状況にあったとき、彼はそのデータを virological.org に公開をした。彼はまたウイルスの起源に関する Nature Medicine に公開された論文の共著者でもある。

Peter Horby
（ピーター・ホービイ）
WHO のハノイ支局で働いていたことがある疫学者。現在はオックスフォード大学の研究者。彼は NERVTAG（New and Emerging Respiratory Virus Threats Advisory Group：新興呼吸器ウイルスの脅威に関するアドバイザリーグループ）の主査を務め、マーチン・ランドレイとともに、RECOVERY 試験（Randamised Evaluation of Covid-19 Therapies）という薬の治験を実施し、Covid-19 患者の救命に多大の貢献をするパイオニアとなった。彼は ISARIC（The International Severe and Acute Respiratory and Emerging Infection Consortium：国際新興重症急性呼吸器疾患コンソーシアム）のディレクターでもある。

Boris Johnson
（ボリス・ジョンソン）
イートン・カレッジとオックスフォードに学ぶ。ジャーナリストでデイリーテレグラフやスペクテイターなどのコラムニストから政治家に転身。2001 年から 2008 年まで、および 2015 年より下院議員。2008 年から 2016 年までロンドン市長。EU 離脱に関する国民投票に関する離脱支持側のキャンペーンの中心人物である。2019 年に首相となり、Covid-19 のパンデミック下の英国を主導している。2020 年 4 月、彼自身が Covid-19 に罹患し入院した。彼のパンデミックに対する対応、特に重要な意思決定のタイミングの悪さによって英国は何度となく危機にさらされた。

Maria Van Kerkhove
（マリア・バン・ケルクホーヴ）
WHO の健康緊急事態プログラムの責任者であり、Covid-19 がヒト—ヒト感染を引き起こす情報に関してジェレミー・ファラーと接触した。彼女はパンデミックに際しての英国政府の「特異体質的」なアプローチに驚きを隠さず、世界の一員としてたゆまずに準備を怠らない姿勢を求めた。

Marion Koopmans
（マリオン・クープマンズ）
オランダのエラスムス大学のウイルス学者。彼女は Covid-19 緊急事態委員会のメンバーであり、ウイルスの起源に関する調査で重要な役割を果たした。WHO からの中国調査団の一員も務めた。彼女は、疾患と環境科学の関係、すなわち人と動物が環境の中でどのように関わり合いを持つかに関する研究を専門としており、新型コロナ以外に動物の持っている未知のウイルスが人に対して影響がないかを心配している。

Martin Landray
（マーチン・ランドレイ）
疫学者、医学部教授で、ピーター・ホービイが指揮している NERVTAG の構成員。彼はホービーと共に新型コロナ感染症の治療薬の治験である RECOVERY を主導した。

Eliza Manningham-Buller
（イライザ・マニンガム＝ブラー）
2015 年 10 月から 2021 年 4 月まで、ウェルカム・トラストの議長を務める。英国諜報部 MI5 の前長官。彼女は著者（Jeremy Farrar）に、SAGE 会議に参加することに関しての心配事や安全保障上の問題をアドバイスしてくれた。彼女の後任としてジュリア・ジラールがウェルカム・トラストの議長になった。

Carter Mecher
（カーター・メッチャー）

医師であり、米国退役軍人省のアドバイザー。ジョージ・W・ブッシュ大統領の下でパンデミックに備えての準備に関する政策立案を行った。彼は、ProMED メールや多数のブログの記載を通じて把握できる Covid-19 の症例数の推移を分析、彼は SARS に比べて新型コロナの方が早く伝播すること、無症候性感染があり得ることなどを明らかにした。また彼は「標的層別化隔離政策」を提案した。

John Nkengasong
（ジョン・ンケンガソン）

カメルーンのウイルス学者。アフリカ疾患予防制御センターの長官。新型コロナの流行早期に感染者数がアフリカで非常に低かったことは、自己満足の理由にはならないと指摘した。それはアフリカ大陸の若い年齢層の感染症に対する感受性は低く鈍いことによってこの感染症が広がらない「緩衝地帯」になったのではないかと信じられているからである。彼はアフリカにおける将来のワクチンの供給とワクチン接種をしない人々、さらには持続感染の存在が、新しい変異株の出現に悪影響があるのではないかと懸念している。

Andrew Parker
（アンドリュー・パーカー）

エリザ・マニンガム・ブラーの後任の英国諜報部MI5の長官。ウェルカム・トラストがノース・キヴ村でのエボラ熱との闘いに臨んだ際にジェレミー・ファラーと会って協力した。ウェルカム・トラストは、ノイズの中に埋もれたわずかなシグナルを特定するという点で安全保障と感染症流行のマネジメントは非常によく似ていることを理解している。

Sharon Peacock
（シャロン・ピーコック）

ケンブリッジ大学の細菌学教授であり、病原体のゲノム解析の専門家で SAGE 会議のメンバー。英国公衆衛生局に二年に渡り出向、全国感染サービス（National Infection Service）の責任者を務め、その後首席科学官となる。彼女は新型コロナウイルスのゲノム解析を統合的に進める COG-UK（Covid-19 Genomics UK Consortium）を立ち上げ、2020 年 4 月より英国におけるコロナウイルスの試料を包括的にゲノム解析を開始した。彼女は新しい変異株の出現がワクチンの効果を減弱させるのではないかと懸念している。

Andrew Rambaut
（アンドリュー・ランバート）

エジンバラ大学の分子進化学の教授。ランバートは研究に必要な情報をオープンに提供するウェブサイトである virological.org を運営している。ここには病原体のゲノム配列を含む各種の情報が統合的に集積されている。2020 年 1 月には、エディ・ホルムズによって投稿された新型コロナウイルスのゲノム情報をこのサイトに公開した。彼は新型コロナウイルスのスパイクタンパク質の遺伝子にあるフーリン開裂部位（Furin cleavage site）が、ヒトの前にいた中間宿主となる動物に寄生した際に新たにできたのではないかと疑っている。彼もまたウイルスの起源に関する早期の議論に参加し、上述の Nature Medicine に公開された論文の共著者でもある。

Steven Riley
（スティーブン・ライリー）

インペリアルカレッジ・ロンドンのニール・ファーガソンの研究室の仲間。SPI-M のメンバーであり、モデル計算を担当した。彼は、武漢で行われた中国政府による厳格なロックダウンを決断する以外に、その他の世界の国々にチャンスはないと指摘した。

3月10日、中国式の予防原則に基づいたロックダウンの有用性をSPI－Mに知らしめて、「緩和」から「抑制」に政策を転換するように主張した。

Patrick Vallance
（パトリック・バランス）

医師として訓練を受け、ユニバーシティ・カレッジ・ロンドンの臨床科学者となる。その後グラクソ・スミスクラインの研究開発に転職した。2018年より英国政府の主席科学顧問となり、SAGEの議長を兼務した。彼のSAGEのメンバーに対する貴重な支援とCOG-UKに対するイニシアチブを推進した姿勢は賞賛に値する。

Jonathan Van-Tam
（ジョナサン・バン・タム）

呼吸器疾患を起こすウイルスの専門家。ジェリー・ハリスとともにバン・タムは英国の副医務技監として活躍。首席首相補佐官のカミングスがデューラムに出かけたことに関して、規則はすべての人間に当てはめるべきもので、忠実な公的業務はこの原則に従うものであるとコメントした。

Ben Warner
（ベン・ワーナー）

ユニバーシティ・カレッジ・ロンドンで学位を取得したデータサイエンティスト。ワーナーはカミングスと共に、欧州連合離脱の国民投票の際に仕事をした。彼は首相官邸のオブザーバーとしてSAGE会議に出席し、英国における新型コロナウイルスの反応に関して早くから懸念を表明した。

Chris Whitty
（クリス・ウィッティ）

英国政府の主席医務アドバイザー。ウィッティは感染症学の修練を積み、ベトナムでしばらくの間研究をした。SAGE会議においては最初は注意深い振る舞いを好んでいたが、後にモデルで予測されていたシナリオが本当に起こるであろうことを確信するようになった。彼とパトリック・バランスはSAGEに執拗な圧力をかける勢力と、多くの個人攻撃を切り抜けた。

Yong-Zhen Zhang
（中国名　張永振）

上海の復旦大学の教授。動物を宿主とするウイルスの専門家。2020年1月3日に彼は武漢ウイルスの試料を入手し、1月5日にはゲノム配列の解析を完了した。彼は、エディ・ホルムズと連携して、中国保健省に同日報告した。しかしその情報を外部に出すことを妨害された。その結果、二人はゲノム情報を1月10日にvirologycal.orgに公開するに至った。

謝　辞
Acknowledgements

　われわれ著者は、この書を自分に書いてみてはどうかと勧めてくれたイライザ・マニンガム＝ブラー、そして一緒にこの緊急性がある大切なプロジェクトを進めてくれたプロファイル・ブック社のアンドリュー・フランクリンに深甚なる感謝を表します。また、この著書を創るにあたり最初のおぼつかない状況から素晴らしい完成に至るまで、穏やかにわれわれのチームを活性化してくれた編集長のマーク・エリンハムにも感謝します。

　さらに以下に挙げる皆さんにも深謝します。校正と原著注をまとめてくれたニッキー・ティーマン、索引と登場人物をまとめてくれ、締め切り間際の修正にも応じてくれたビル・ジョンコック、素晴らしいカバーデザインを作ってくれたジャック・スミスとピーター・ダイヤ―、文章のデザインを担当してくれたヘンリー・アイルズ、原稿を丁寧に確認をしてくれたセシリー・エングル、そして出版のキャンペーンをしてくれたルース・キリック。

　素晴らしい編集者であり注意深く事実確認をしてくれた、ムン・キート・ローイ、彼のおかげでこのプロジェクトの多くの人々が恥じるような間違いが激減したと思います。ピーター・ホービイ、アンジェラ・セイニ、イライザ・マニンガム＝ブラーに出来立ての草稿に注意深くコメントを入れてくれたことにも感謝します。最終版で完成した書物にもし間違いがあれば、それはわれわれの責任です。

　この書は、文中に出てくる個人個人とのコミュニケーション、そして彼らからの援助、協力、導きがなければ完成しませんでした。インタビューに応じるために喜んで時間を割いてくれた皆さんは、資料やデータを掘り出し、難しい内容の概念を咀嚼し、誤った仮定などが含まれていれば注意深く修正を施してくれました。名前を挙げた人々、そうでない人々も含めてインタビューに応じたり、資料を提供したりしてくれた

すべての方々からいただいた協力と信頼と支援に感謝します。そして皆さんががっかりさせないプロジェクトになったのではないかと切に思います。

　われわれはこの書をヘルスケアの領域で働く人々、生活に必須の労働をしている人々、世界中で厳しい制約の中で Covid-19 のパンデミックを終わらせようと休む暇もなく仕事をし続けてきたすべての研究者に捧げます。あまりにも多くの人々が究極の犠牲を払ってきました。

ジェレミーより

　アンジェイ、ありがとう。あなたとこの仕事ができてすばらしかった。あなたの知恵、挑戦、明確な目的意識は自分にもいろいろなひらめきをもたらしました。ディナーとワインを楽しむ機会を楽しみにしています。

　このような厳しい状況の中でも、われわれのミッションを貫徹するべくあらゆる角度から専門知識と経験を発揮してくれたウェルカム・トラストの仲間にも心から感謝します。

　さらにパンデミックを脱出するために必要な研究の知識や技術に関して共有をしてくれた英国および海外にいる研究者の皆さんにも深甚なる敬意と感謝を申し上げます。科学者はこの状況を脱出する戦略を提供しました。今やそれらを世界中誰でも、どこでも恩恵を受けられるようにするのは政治家の使命です。

　私はパトリック・バランスとクリス・ウィッティが率いてきた SAGE 会議のすべてのメンバーにも敬意を表したいと思います。そして公僕として休みなく働き、他人に知られることもなく、賞賛もされず、信じがたいプレッシャーの中で黙々と働いてきた官僚の方々にも敬意を表します。さらに WHO の ACT-A を支援者すべての方々が、パンデミックを終息させるのに必要な道具（ワクチン）が不平等なく世界中にいきわたるように努力を重ねていることにも感謝したいと思います。

　愛する妻のクリスティアーネ、子供たち、親族、親友にも感謝します。

このような暗澹たる世界において、週末を過ごしたスコットランドの西岸でのひとときは大きなサポートになりました。そして時々日曜の午後にクリケットクラブを楽しむ機会を与えてくれたスティープル・アストンにも感謝します。

アニヤナより

　ジェレミー、スパイクの刊行であなたと一緒に仕事ができたのは大きな喜びで名誉でした。これは勇気ある、そして重要な書です。自分がこの書に関与できたことを誇りに思います。話の内容は重く悲劇的ではありますが、その中でも一貫してユーモアのセンスを感じることができました。

　この本の出版を採用してくれたサイエンス・ファクトリのピーター・タラックにも深甚なる感謝を表します。

　ファイナンシャル・タイムズの私の仲間達にも感謝します。彼らは、私が指摘した 2020 年 1 月に「謎の肺炎」を信用してくれ、その後も終わりの見えない Covid-19 の案件を報道するために支援をしてくれました。「オピニオンと分析」欄を担当しているブルック・マスターズをはじめとする素晴らしいスタッフ、クリーブ・クックソン、ドナト・パオロ・マンシーニ、アレック・ラッセル、アリス・フィッシュバーンのみんなに感謝します。

　トム、ローザ、セス、沢山の本と書類を処理し、混乱状態の Zoom 会議のスケジュールをしてくれてありがとう。この 17 カ月、非現実的ではあったけれども、この日々を自分は誰よりも共有できたように思います。ローザとセス、若い世代はパンデミックでひどく傷ついたはずであるのに、あなた方のしなやかさには驚くばかりでした。

　ママ、あなたのすべてに感謝します。パパ、いなくなって辛いです。スパイクについて一緒に議論したかったです。

索 引
Index

スパイク
ウイルス VS 人類　インサイドストーリー

2022 年 6 月 30 日　　発　行

訳　者　末松　誠

発行所　株式会社アドスリー
　　　　〒162-0814　東京都新宿区新小川町 5-20
　　　　TEL：03-3528-9841　FAX：03-3528-9842
　　　　principle@adthree.com
　　　　https://www.adthree.com

発売所　丸善出版株式会社
　　　　〒101-0051　東京都千代田区神田神保町 2-17
　　　　TEL：03-3512-3256　FAX：03-3512-3270
　　　　https://www.maruzen.publishing.co.jp

©Makoto Suematsu, 2022

デザイン・DTP 吉田佳里 ／ 印刷・製本 日経印刷株式会社

ISBN 978-4-910513-08-9　C3047　Printed in Japan